临床常见病温通刮痧疗法

LIN CHUANG CHANG JIAN BING WEN TONG GUA SHA LIAO FA

黎小霞 李巧萍 王 蓓 主编

广东科技出版社
全国优秀出版社
广州

图书在版编目（CIP）数据

临床常见病温通刮痧疗法 / 黎小霞，李巧萍，王蓓主编． -- 广州：广东科技出版社，2025. 7. -- ISBN 978-7-5359-8458-6

Ⅰ．R244.4

中国国家版本馆CIP数据核字第2025MB0513号

临床常见病温通刮痧疗法
Linchuang Changjianbing Wentong Guasha Liaofa

出 版 人：	严奉强
责任编辑：	何钰怡　李　旻
装帧设计：	友间文化
责任校对：	廖婷婷
责任印制：	彭海波　林记松
出版发行：	广东科技出版社
	（广州市环市东路水荫路11号　邮政编码：510075）
销售热线：	020-37607413
	https://www.gdstp.com.cn
	E-mail: gdkjbw@nfcb.com.cn
经　　销：	广东新华发行集团股份有限公司
印　　刷：	广州市彩源印刷有限公司
	（广州市黄埔区百合三路8号　邮政编码：510700）
规　　格：	787 mm×1 092 mm　1/16　印张14.5　字数290千
版　　次：	2025年7月第1版
	2025年7月第1次印刷
定　　价：	98.00元

如发现因印装质量问题影响阅读，请与广东科技出版社印制室联系调换（电话：020-37607272）。

编委会

主　编　黎小霞　李巧萍　王　蓓
副主编　许晓丽　梁月娇　梁开枝

编　委（按姓氏音序排列）

岑肖丽	广州中医药大学第三附属医院
陈丽娜	广州中医药大学第三附属医院
陈晓林	广州中医药大学第三附属医院
成晶晶	江苏省中西医结合医院
樊君娜	广州中医药大学第三附属医院
奉　丹	广州中医药大学第三附属医院
高雷鸣	南京中医药大学
何翠青	广州中医药大学第三附属医院
何丽金	广州医科大学附属中医医院
何美容	广州中医药大学第三附属医院
胡超燕	广州中医药大学第三附属医院
胡艳萍	广州中医药大学第三附属医院
黄铭茹	广州市荔湾区骨伤科医院
黄晓媚	广州中医药大学第三附属医院
柯翠菊	广州中医药大学第三附属医院
赖春秀	广州中医药大学第三附属医院
赖美秀	广州中医药大学第三附属医院
黎小霞	广州中医药大学第三附属医院
李佳凝	江苏省中西医结合医院
李洁葵	广州中医药大学第三附属医院
李巧萍	广州中医药大学第三附属医院
梁开枝	广州中医药大学第三附属医院
梁月娇	广州中医药大学第三附属医院

林丽婷	广州中医药大学第三附属医院
刘杜娟	广州中医药大学第三附属医院
刘　红	广州中医药大学第三附属医院
刘茜宁	江苏省中西医结合医院
卯　业	南京中医药大学
欧秀敏	广州市荔湾区骨伤科医院
欧艳冰	广州中医药大学第三附属医院
彭小苑	广州泰康粤园医院
施瑞欣	南京中医药大学
苏毅棠	广州中医药大学第三附属医院
孙嘉泽	广州医科大学附属中医医院
谭森文	广州中医药大学第三附属医院
唐平方	广州中医药大学第三附属医院
唐新芳	广州中医药大学第三附属医院
王　蓓	江苏省中西医结合医院
王　琳	广州中医药大学第三附属医院
王校宇	广州中医药大学第三附属医院
吴均媛	江苏省中西医结合医院
许春梅	广州中医药大学第三附属医院
许晓丽	广州中医药大学第三附属医院
薛穗慧	广州中医药大学第三附属医院
严　靖	广州中医药大学第三附属医院
杨利聪	广州医科大学附属中医医院
杨燕卿	广州中医药大学第三附属医院
张虹霞	广州中医药大学第三附属医院
张节贞	广州中医药大学第三附属医院
张培彦	广州中医药大学第三附属医院
张晓婉	广州市荔湾区第三附属医院
张智怡	广州中医药大学第三附属医院
钟　文	广州中医药大学第三附属医院
周　健	江苏省中西医结合医院
朱琳萍	广州中医药大学第三附属医院

图片和视频拍摄　李有才

主 编 简 介

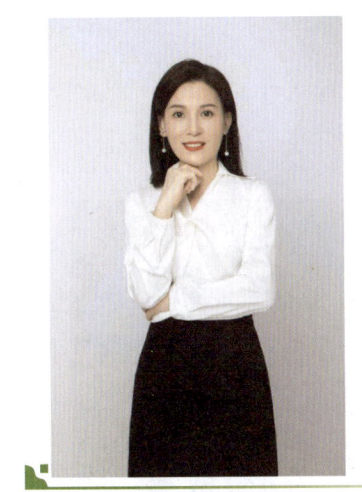

黎小霞　副主任护师，广州中医药大学第三附属医院骨二科（关节中心运动医学科、筋伤科）二病区护士长兼大外科护士长，广东省护士协会温通刮痧分会会长，全国中医护理骨干人才。从事临床护理工作21年，擅长中医护理、骨科护理、护理管理，精通温通刮痧疗法、黄金火龙灸、脐灸、平衡火罐、易罐、揿针、腕踝针、杵针、火疗技术、耳穴埋豆等中医适宜技术。主持课题3项，参与课题10余项。主编《实用温通刮痧疗法》，任《中医疼痛护理学》《临床实用护理操作掌中宝》副主编。发表学术论文20余篇，获国家实用新型专利6项、国家外观设计专利2项、国家实用新型专利转化1项，参加省级各类比赛获奖达15项，荣获"广东省中医系统优秀护士""广州百佳护士""南粤中医好护士""中医护理技术创新能手""创新工作先进个人"等称号。

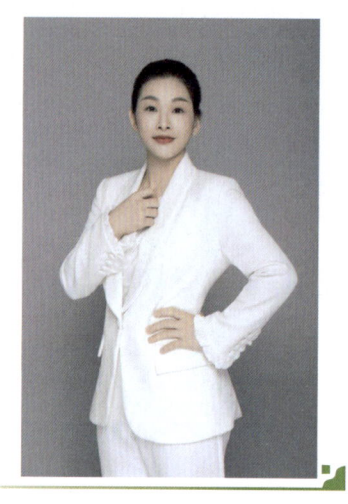

李巧萍 主管护师，广州中医药大学第三附属医院关节骨科三病区护士长，广州中医药大学第三附属医院团委副书记，广东省护士协会温通刮痧分会副会长，广东省首届教育专科护士，广东省首届研究护士。从事临床护理工作13年，熟悉膝骨关节炎、痛风等常见疾病的护理、功能康复训练及饮食指导，擅长运用温通刮痧疗法、黄金火龙灸、督脉灸、火龙罐等中医适宜技术缓解腰背痛、颈肩腰腿痛等，同时能对亚健康人群进行体质调理与保健指导。主持课题2项，参与课题5项。任《实用温通刮痧疗法》副主编、《临床实用护理操作掌中宝》编委。发表学术论文27篇，获国家实用新型专利1项，获首届"广东省护士协会专利转化大赛"一等奖、广东省中医药学会慢病管理专业委员会第三届"中医特色技术展示大赛"二等奖，荣获"广东省中医系统优秀护士"称号。

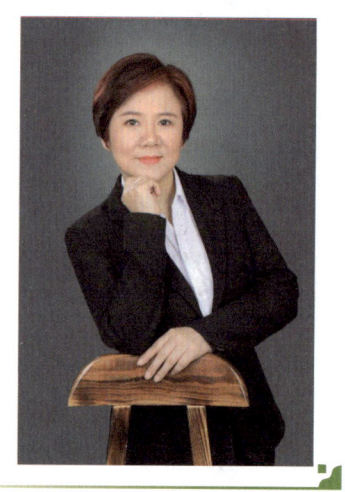

王蓓 主任护师，南京中医药大学硕士研究生导师，江苏联合职业技术学院产业教授，江苏省中西医结合医院护理部副主任，江苏省中医养生学会中医养生护理分会主任委员，广东省护士协会温通刮痧分会副会长，中华护理学会京外临床教学建设基地、江苏省中医护理专业护士培训基地、南京市中医康复护理培训基地负责人，中国中医药研究促进会南丁格尔分会副会长。从事临床护理、教学、科研工作36年，擅长乳腺相关疾病护理、护理管理、护理培训、中西医结合护理及中医养生护理等。主持国家中医临床研究基地开放课题重点项目1项，省级以上科研课题9项。任国家高等学校"十四五"医学规划新形态教材《护理伦理学》编委，共参编图书6本。任《中西医结合护理》副主编、专栏主编。发表SCI及中文学术论文70余篇，获国家发明专利3项、国家实用新型专利23项，获2015年第四届中华护理学会科技奖三等奖、2016年江苏省卫生和计划生育委员会妇幼健康引进新技术二等奖、2017年中国研究型医院学会护理分会临床护理研究优秀临床研究课题、2023年第一届江苏省护理学会科技奖三等奖等。

前言

温通刮痧疗法是一种将刮痧、艾灸、推拿、热疗结合在一起的中医适宜技术。该技术以经络腧穴理论为基础，利用温通刮痧杯为工具，通过经络的传导，实现温经散寒、祛风除湿、扶阳固脱、舒筋活络、疏通脏腑、平衡阴阳的功效，从而达到防病保健与治疗疾病的目的。作为一种绿色健康疗法，温通刮痧疗法有着一学就会、简便易行、疗效显著的特点，受到大众的喜爱和认可。

自《实用温通刮痧疗法》出版以来，因其实用性和可操作性而深受读者喜爱。然而，在临床实际应用过程中，该疗法尚需进一步融入系统的中医辨证思维，以提升治疗的精准性和有效性。为此，在继承前书精髓的基础上，本书第一部分除概述温通刮痧疗法及其应用与操作方法外，还新增了详细的温通刮痧疗法中医辨证思路解析，明确阐述了温通刮痧疗法辨证与操作中应重点关注的内容（舌象、痧象、经络异常表现），同时指导读者准确辨识这些内容的具体特征，解读其临床意义。本书第二部分聚焦于临床常见病的温通刮痧治疗，总结了各类常见病在不同证型下的温通刮痧基础治疗方案，并通过丰富的典型案例，结合清晰的真人操作示范图和视频解说的方式，展示了疾病辨证施治的全过程。

本书一看就懂、一学就会，实用性、指导性和可操作性强，是防病治病的必备工具书。愿此书能帮助读者正确应用温通刮痧疗法，防病保健，实现健康生活。

目录

第一部分 温通刮痧疗法总论

第一章 温通刮痧疗法的概述
一、什么是温通刮痧疗法　　2
二、温通刮痧疗法的理论依据　　2
三、温通刮痧疗法的功效　　2
四、温通刮痧疗法的适应证　　3
五、温通刮痧疗法的禁忌证　　4
六、温通刮痧疗法的注意事项　　4
七、温通刮痧疗法的意义　　4

第二章 温通刮痧疗法的中医辨证
一、温通刮痧疗法的辨证思路　　6
二、温通刮痧疗法辨证与操作中应重点关注的内容　　7

第三章 温通刮痧疗法的应用与操作详解
一、温通刮痧疗法的工具　　19
二、温通刮痧疗法的常用介质　　19
三、温通刮痧疗法的常用体位　　20
四、温通刮痧疗法的刮拭方法　　21

五、温通刮痧疗法的补泻手法　　23
六、温通刮痧疗法的操作要领与技巧　　23
七、温通刮痧疗法的操作步骤　　24
八、温通刮痧疗法的操作流程　　25
九、温通刮痧疗法的操作记录表　　26

第二部分
临床常见病的温通刮痧治疗

第四章　内科疾病
一、感冒　　32
二、咳嗽　　38
三、肺胀　　47
四、风温肺热病　　54
五、眩晕　　58
六、不寐　　65
七、胸痹　　73
八、腹胀　　77
九、腹痛　　83
十、腹泻　　86
十一、便秘　　90
十二、头痛　　95
十三、中风后遗症　　100
十四、面瘫　　107

第五章　外科疾病
一、项痹　　111
二、落枕　　115
三、肘劳　　118
四、肩痹　　123
五、膝痹　　127
六、腰痛　　138
七、精癃　　143
八、乳癖　　147

第六章　五官科疾病
一、耳鸣　　159
二、近视　　167
三、黧黑斑　　178

第七章　妇科疾病
一、月经不调　　194
二、痛经　　202
三、盆腔炎　　210
四、绝经前后诸证　　215

参考文献　　220

第一部分 温通刮痧疗法总论

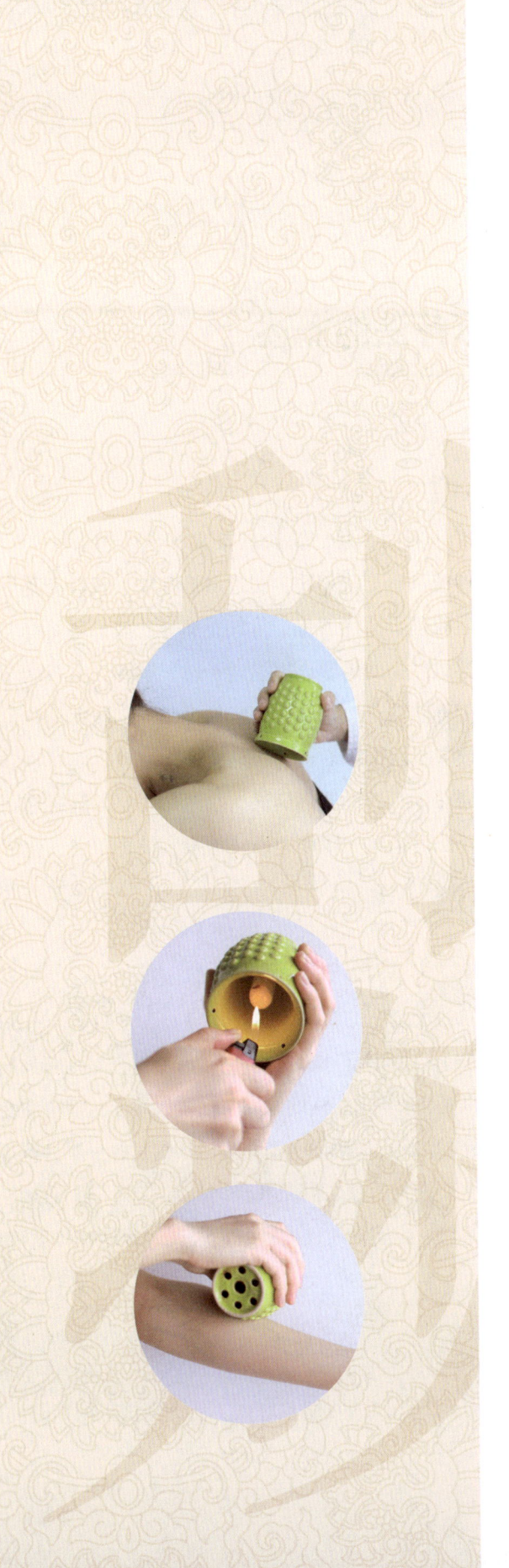

第一章
温通刮痧疗法的概述

一、什么是温通刮痧疗法

温通刮痧疗法是一种将刮痧、艾灸、推拿、热疗这几种中医传统疗法结合在一起的中医适宜技术。与传统刮痧疗法相比,温通刮痧疗法不仅具有刮痧法的疏通经络、解表祛邪、开窍醒脑、疏通腠理、清热解毒、行气止痛等功效,还具有艾灸法中灸火的温和热力及艾的药理作用,通过经络的传导,以温通经脉、调和气血、调理阴阳、扶正祛邪,达到治疗疾病、防病保健等功效;按摩和热疗能松弛肌肉、缓解精神紧张、刺激血液循环、促进毒气排出,同时改善淋巴循环,从而加速新陈代谢。

中医认为,血遇热则行,经遇热则通,寒遇热则温,湿遇热则散,风遇热则出,虚遇热则壮。温通刮痧疗法可以最大限度地以热治寒、鼓舞阳气、化解瘀堵,起到软坚散结、调整阴阳的作用。

二、温通刮痧疗法的理论依据

中医认为人体是一个统一的整体,内外相应,表里相连,中医将病因及人体的气血津液、经络、脏腑都进行了阴阳属性的划分。中医诊断首先是判断致病因素的阴阳属性,然后根据阴阳对立消长的观点来探求疾病的原因、性质、病变的部位和变化发展趋势,并以阴阳对立统一的观点来指导治疗,以阴阳平衡作为治疗的目标,制订调理阴阳的治疗方案。

温通刮痧疗法主要根据舌象、痧象和经络异常表现,进行经络、脏腑定位诊断,判断经络、脏腑失调的寒热、虚实性质,以及气血失调的程度和体质特点。

三、温通刮痧疗法的功效

1. 活血化瘀

温通刮痧疗法可调节肌肉的收缩和舒张,促进刮拭组织周围的血液循环,从而起到活血化瘀的作用。

2．调整阴阳

温通刮痧疗法对脏腑功能有明显的调理作用，可改善和调整脏腑功能，使脏腑阴阳得到平衡。

3．温经通络

肌肉附着点、筋膜、关节囊等受损的软组织可发出疼痛的信号，通过神经的反射作用，使有关组织处于警觉状态，肌肉收缩、紧张及痉挛等。温通刮痧疗法是刮痧法结合艾灸法中灸火的温和热力及艾的药理作用，通过经络的传导，以温通经脉、缓解疼痛，达到通则不痛的目的。

4．排出毒素

温通刮痧疗法可使局部组织高度充血，血管神经受到刺激后血管扩张、血流增快，加速排出体内废物、毒素，使组织细胞得到净化，增强机体抵抗力。

5．行气活血

温通刮痧疗法作用于机表，可通畅经络、通达气血，减轻或消除局部疼痛。

总之，温通刮痧疗法的作用部位是体表皮肤，容易操作。健康人做温通刮痧治疗，可增强卫气，使外邪不易侵袭。若外邪侵表，出现恶寒、发热、鼻塞等症状，及时应用温通刮痧疗法，可将表邪祛除。因此，温通刮痧疗法主要有防病保健和治疗疾病的作用。

四、温通刮痧疗法的适应证

1．内科疾病

感冒、咳嗽、眩晕、头痛、不寐、腹胀、腹泻、便秘、中风后遗症等。

2．外科疾病

项痹、落枕、肘劳、肩痹、膝痹、腰痛、精癃、乳癖等。

3．五官科疾病

耳鸣、近视、黧黑斑等。

4．妇科疾病

月经不调、痛经、盆腔炎、绝经前后诸证等。

适用于以上疾病的风寒痹阻、气滞血瘀、气血亏虚、肝肾不足、痰湿阻络等证型。

五、温通刮痧疗法的禁忌证

（1）出血性疾病。

（2）相应药物过敏。

（3）重度骨质疏松症。

（4）操作部位皮肤破损。

（5）崩漏、怀孕。

（6）既往有严重头颈部外伤病史，颈椎结核，颈椎脱位、半脱位，骨折，以及其他骨关节器质性疾病。

（7）合并有严重心、脑、肺、肾疾病。

（8）精神疾病。

六、温通刮痧疗法的注意事项

（1）操作前对患者做好充分的评估。

（2）充分暴露治疗部位，注意保暖。

（3）治疗过程中应观察刮痧部位皮肤颜色变化，询问患者有无不适，并调整刮痧手法。

（4）治疗时应保持室内温度适宜。冬季应避免伤风受寒；夏季应避免风扇、过堂风及空调直吹刮拭部位。

（5）治疗时刮拭力度要均匀，手法由轻到重，以局部皮肤潮红或出现痧斑、痧点为度。

（6）痛处或结节处出痧较多，可能需要3~5天才能消退，等痧消退后才能进行下一次治疗。

（7）温通刮痧治疗结束后，宜饮用温开水，不宜即刻食用生冷食物。

（8）每次做完温通刮痧治疗，因毛孔张开，故需要保暖，治疗后4小时内不宜洗冷水澡；避免伤风受寒，避免风扇、过堂风及空调直吹刮拭部位。

七、温通刮痧疗法的意义

1. 指导正确应用温通刮痧之长

温通刮痧疗法通过温热之力开泄毛孔，排出毒素，最适合治疗具有寒证、虚证、血瘀证特点的疼痛性疾病和血管神经功能失调的疾病。治疗具备寒证、虚证、血瘀证特点的疑难杂症时，也可以尝试应用温通刮痧疗法。

2. 进行个体化保健

运用刮痧的方法可以很快发现每个人的体质特点，找到容易发病的脏腑。在此基础上，正确运用温通刮痧疗法，制订个性化的调理保健方案。

第二章
温通刮痧疗法的中医辨证

一、温通刮痧疗法的辨证思路

温通刮痧疗法，作为中医传统疗法的结合体，其精髓在于辨证施治，即根据患者的具体病情、体质及环境等因素，制订个性化的治疗方案。这一疗法不仅强调对疾病本身的认识，还注重对人体内在平衡状态的调整。以下是对温通刮痧疗法辨证思路的详细阐述。

（一）四诊合参，识病辨证

在中医理论中，四诊合参是识别疾病和辨证施治的重要方法。四诊包括望、闻、问、切等4种诊断方法。通过望诊，观察患者的神志、面色、形态、舌象等，可以了解病情，测知脏腑病变。通过闻诊，从患者的语言、呼吸等声音及患者体内排出的气味，可以辨别内在的病情。通过问诊，详细询问患者的症状、病史、饮食、睡眠、大小便等情况，可以得知病情的发生、发展和演变的过程，了解疾病的潜在原因，判断患者平时的健康状况和脏腑功能状态。通过切诊，诊察患者的脉象，可以判断气血盛衰、脏腑虚实；按压患者的腹部、背部等部位，检查是否有疼痛、肿块等异常，可以进一步判断病情的虚实、寒热、表里等属性。四诊合参，全面收集患者的信息，了解患者的临床表现后，综合运用八纲辨证、病因辨证、气血津液辨证、脏腑辨证、经络辨证、六经辨证、卫气营血辨证、三焦辨证等中医辨证方法，对患者进行深入的辨证分析，以确定疾病的性质和类型。这一过程既是对证候的辨识，也是认识疾病、明确疾病本质及其变化规律的体现，为制订有效的温通刮痧治疗方案提供了依据。

（二）诊察经络，辨经选穴

经络是人体气血运行的通道，也是温通刮痧疗法治疗的关键。在四诊合参，识病辨证的基础上，根据中医经络理论，运用审、切、扪、循、按的方法，诊察人体经络循行部位有无异常表现，如结块、结节、疼痛、麻木等，以及检查经络的走向、张力等，判断经络的虚实、寒热等状况，即为经络诊察。经络诊察是对中医传统四诊方法的有效补充，也是其理论与实践的延伸和发展。通过经络诊察获取信息，然后进行分析和处理，并结合患者的四诊资料，分析经络病变与脏腑功能的关系，方进入辨经、选经、选穴的温通刮痧治疗环节。

（三）观察痧象，辨证施治

在刮痧过程中，由于刮痧工具的刺激和摩擦，皮肤局部充血、毛细血管破裂，形成红色、紫色或黑色的斑点、斑块，称为痧象。痧象是温通刮痧疗法治疗过程中的一种重要体表征象，反映了经络瘀滞和气血不畅的程度，是体内病理变化的直观表现。痧象的颜色、形态、分布等可以反映病情的轻重、虚实、寒热等属性。通过观察痧象的变化，操作者不仅可以判断治疗的效果，还可以进一步辨证，以便及时调整治疗方案。

二、温通刮痧疗法辨证与操作中应重点关注的内容

除患者的主诉症状外，舌象、痧象、经络异常表现等也是温通刮痧疗法辨证与操作过程中应重点关注的内容。掌握这些内容，通过观察它们在治疗前、治疗中、治疗后的动态变化，可以判断温通刮痧疗法的治疗效果，进一步指导后续的治疗。

（一）舌象

1. 常见舌质

1）淡红舌

【舌象特征】舌色淡红明润（图2-1）。

【临床意义】健康人，或主病情轻浅，胃气旺盛，气血未伤。

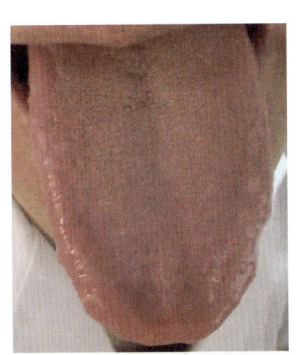

图2-1 淡红舌

2）淡白舌

【舌象特征】舌色较淡红舌浅淡，白色偏多，红色偏少，甚至全无血色（枯白舌）（图2-2）。

【临床意义】主气血两虚、阳虚。气血两虚，血不荣舌，或阳气不足，无力推动血液运行，致使血液不能充分营运于舌质中，故舌色浅淡。淡白湿润，舌体胖嫩，为阳虚水湿内停；淡白光莹，舌体瘦薄，为气血两虚；枯白舌，为脱血夺气，病情危重。

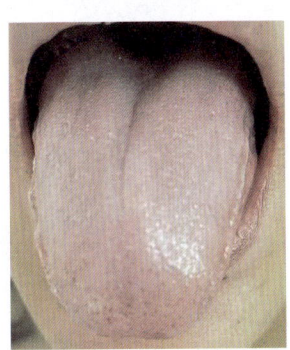

图2-2 淡白舌

3）红舌

【舌象特征】舌色较淡红舌深，甚至呈鲜红色（图2-3）。红色既可见于整个舌体，亦可只见于舌尖。

【临床意义】主实热、阴虚。血得热则行，热盛则气血沸涌，舌体脉络充盈，或阴液亏虚，虚火上炎，故舌色鲜红。舌色稍红，或舌边尖略红，多属外感风热初期；舌色鲜红，舌体不小，或兼黄苔，多属实热；舌尖红，多为心火上炎；舌两边红，多为肝经有热；舌鲜红少苔或光红无苔，舌体小，或有裂纹，属虚热。

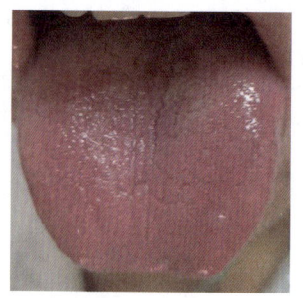

图2-3　红舌

4）紫舌

【舌象特征】舌色发紫（图2-4）。

【临床意义】主寒证、热证、血瘀证。主要由血液运行不畅引起。舌色紫，主病有寒热之分。绛紫而干枯少津，属热盛伤津，气血壅滞；淡紫或青紫湿润，多为寒凝血瘀。舌上有紫色斑点，称为瘀点或瘀斑，多为血瘀之证。

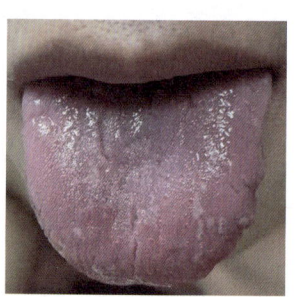

图2-4　紫舌

5）绛舌

【舌象特征】舌色较红舌更深，或略带暗红色（图2-5）。

【临床意义】主里热亢盛、阴虚火旺。舌绛有苔，为温病热入营血，或脏腑内热炽盛；舌绛少苔或无苔，或有裂纹，为久病阴虚火旺，或热病后期阴液耗损。

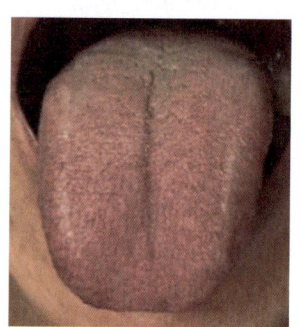

图2-5　绛舌

6）老舌

【舌象特征】舌质纹理粗糙或皱缩，舌体坚敛苍老，舌面津液缺乏，舌色较暗（图2-6）。

【临床意义】主实证。实邪亢盛，充斥体内，而正气未衰，邪正交争，邪气壅滞于上，故舌质苍老。

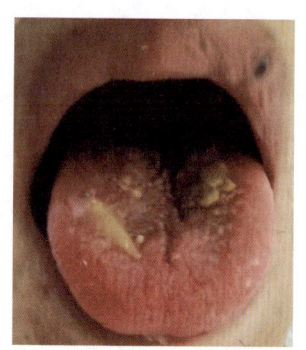

图2-6　老舌

7）嫩舌

【舌象特征】舌质纹理细腻，舌体浮胖娇嫩，舌面上津液比较充盛，舌色浅淡（图2-7）。

【临床意义】主虚证、寒证、湿证。气血不足，或阳气亏虚，运血无力，以致舌嫩色浅淡。

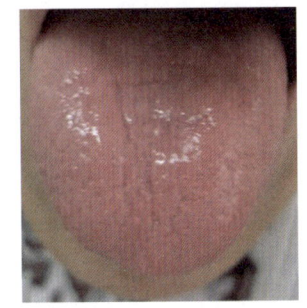

图2-7　嫩舌

8）胖大舌

【舌象特征】舌体较正常舌大而厚，伸舌满口（图2-8）。

【临床意义】主水湿内停、湿热、痰饮上泛。舌淡胖大，多为脾肾阳虚，水湿内停；舌红胖大，多属脾胃湿热或痰热内蕴。

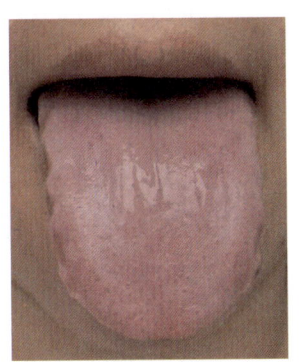

图2-8　胖大舌

9）肿胀舌

【舌象特征】舌体肿大，盈口满嘴，甚者不能闭口，不能缩回（图2-9）。

【临床意义】主热毒、酒毒、中毒。舌红绛肿胀，伴疼痛，多属心脾热盛，热毒上壅；舌紫肿胀，是素善饮酒，又病温热，邪热挟酒毒上壅；舌青紫晦暗肿胀，为中毒致血液凝滞。先天性舌血管瘤患者，舌络郁闭，以致舌体青紫肿胀。

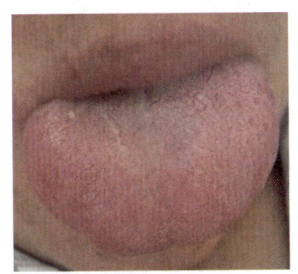

图2-9　肿胀舌

10）齿痕舌

【舌象特征】舌体边缘见牙齿压迫的痕迹（图2-10）。

【临床意义】主脾虚、水湿内停。多因舌体胖大而受齿缘压迫所致，常与胖大舌同见。舌淡胖润，边有齿痕，多属寒湿壅盛，或阳虚水湿内停；舌淡红，边有齿痕，多是脾虚或气虚；舌红肿胀，边有齿痕，为内有湿热、痰浊壅滞。

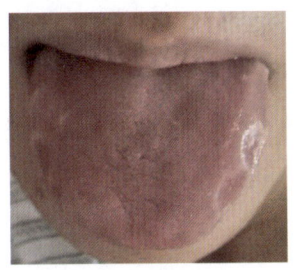

图2-10　齿痕舌

11）瘦薄舌

【舌象特征】舌体瘦小而薄（图2-11）。

【临床意义】主气血两虚、阴虚火旺。由气血阴液不足，不能充盈舌体所致。瘦薄而色淡，多是气血两虚；瘦薄而色红绛干燥，多是阴虚火旺，津液耗伤。

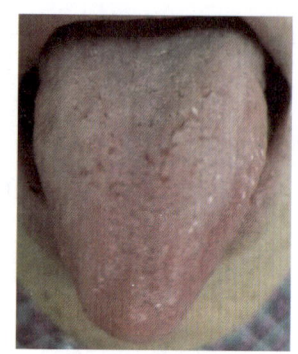

图2-11　瘦薄舌

12）点刺舌

【舌象特征】点是指鼓起于舌面的红色或紫红色星点。大者为星，称红星舌；小者为点，称红点舌。刺是指舌乳头突起如刺，摸之棘手的红色或黄黑色点刺，称为芒刺舌。点、刺相似，时常并见，故合称之（图2-12）。

【临床意义】主脏腑热极、血分热盛。点、刺是由蕈状乳头增生，数目增多，充血肿大而形成。一般点、刺越多，邪热越盛。舌红而起点刺，多为气分热盛；舌红而点刺色鲜红，多为血热内盛，或阴虚火旺；舌红而点刺色绛紫，多为热入营血，气血壅滞。根据点刺出现的部位，可区分热在何脏：舌尖生点刺，多为心火亢盛；舌边有点刺，多属肝胆火盛；舌中生点刺，多为胃肠热盛。

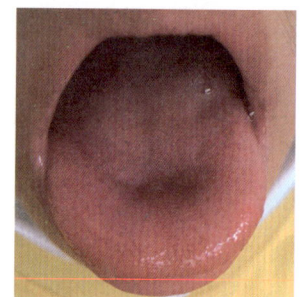

图2-12　点刺舌

13）裂纹舌

【舌象特征】舌面出现各种多少不等、深浅不一、形态各异的裂沟，有深如刀割剪碎的，有横直皱纹而短小的，有呈纵形、横形、井字形、爻字形，以及辐射状、脑回状、鹅卵石状的等（图2-13）。

【临床意义】主热盛伤津、血虚不润、脾虚湿侵。舌红绛而有裂纹，多是热盛伤津，或阴液虚损；舌淡白而有裂纹，多为血虚不润；舌淡白胖嫩，边有齿痕而又有裂纹，属脾虚湿侵。健康人舌面上出现裂纹、裂沟，裂纹中一般有舌苔覆盖，且无不适感觉者，为先天性舌裂，应与病理性裂纹舌相鉴别。

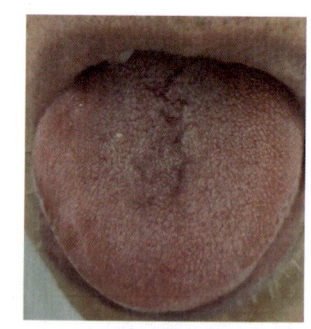

图2-13　裂纹舌

14）舌下络脉

【舌象特征】舌系带两侧纵行的络脉（图2-14）。

【临床意义】在正常情况下，舌下络脉不粗，为淡紫色，无分支和瘀点。若舌下络脉细短，色淡红，小络不显，为气血不足；若舌下络脉曲张，色青紫黑，小络暗紫，为血脉瘀阻。

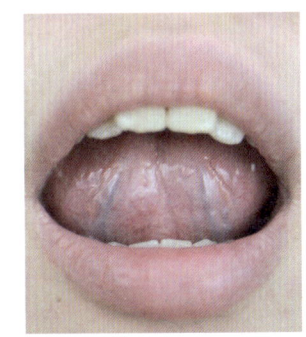

图2-14 舌下络脉

2. 常见舌苔

1）薄苔

【舌象特征】透过舌苔能隐隐见到舌体（图2-15）。

【临床意义】健康人或主外感表证、内伤轻病。舌淡红，苔薄白，见于健康人或风寒表证；舌淡，苔薄白，多为气血两虚；舌红，苔薄黄，为气分热证初起。

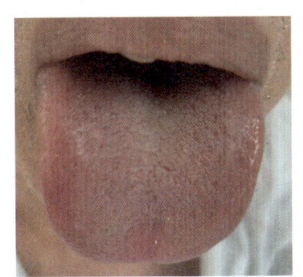

图2-15 薄苔

2）厚苔

【舌象特征】由于舌苔遮盖而不能看到舌质，为"不见底"苔（图2-16）。

【临床意义】主邪盛入里，或内有痰饮、湿食、积滞。由胃气夹湿浊、痰浊、食积等秽浊之气熏蒸舌面所致。在外感病中提示邪盛入里，内伤病中提示胃肠有宿食或痰饮，湿浊停滞。

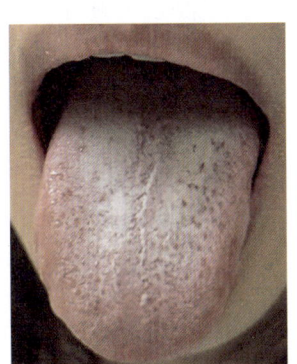

图2-16 厚苔

3）燥苔

【舌象特征】舌苔望之干燥，扪之无津，甚则干裂（图2-17）。

【临床意义】主津液已伤，或津液气化、输布障碍，后者有阳虚气不布津和阳气被阴邪（痰饮、水湿、瘀血）所阻之别。舌苔干燥偏白，表示身体水液循环不佳；舌苔干燥色黄，为胃热炽盛，津液受损；舌苔干燥色黑，为热极阴伤。

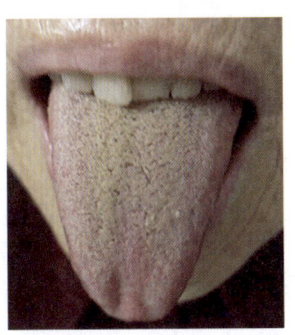

图2-17 燥苔

4）糙苔

【舌象特征】苔质颗粒粗糙，扪之糙手，糙苔多由燥苔进一步发展而成（图2-18）。

【临床意义】主津伤更甚。舌苔由润变燥，表示热甚伤津，或津失输布；反之，舌苔由糙转润，主热退津复，或饮邪始化。舌苔干结，津液全无，多见于热盛伤津之重证。

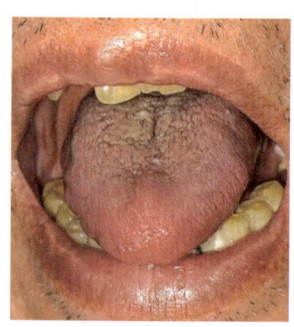

图2-18　糙苔

5）滑苔

【舌象特征】舌面水分过多，伸舌欲滴，扪之湿滑（图2-19）。

【临床意义】主水湿内停。多见于脾阳不振，寒湿内生或痰饮内停等病证。

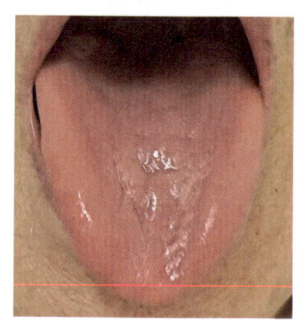

图2-19　滑苔

6）腻苔

【舌象特征】苔质颗粒细腻致密，融合成片，中间厚，边缘薄，紧贴于舌面，揩之不去，刮之不易脱落（图2-20）。

【临床意义】主湿浊、痰饮、食积。多由湿浊内蕴，阳气被遏，湿浊、痰饮停聚于舌面所致。舌苔薄腻，或腻而不板滞，多为食积，或脾虚湿困；舌苔白腻而滑，为痰浊、寒湿内阻；舌苔黏腻而厚，口中发甜，为脾胃湿热；舌苔黄腻而厚，为痰热、湿热、暑湿等邪内蕴。

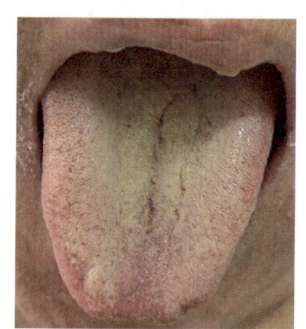

图2-20　腻苔

7）腐苔

【舌象特征】苔质颗粒疏松，粗大而厚，形如豆腐渣堆积舌面，根底浮松，揩之可去或成片脱落，舌底光滑（图2-21）。

【临床意义】主痰浊、食积。多因阳热有余，蒸腾胃中腐浊之邪上泛，聚积舌面而成，故有"厚腐之苔无寒证"的说法。

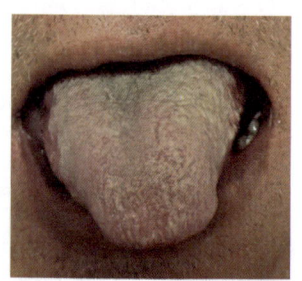

图2-21　腐苔

8）白苔

【舌象特征】舌苔呈白色（图2-22）。

【临床意义】健康人，或主表证、寒证、湿证。在特定情况下，白苔也可见于热证。正常的舌苔也呈白色，但薄白而干净，乃胃气所生。病理性白苔：苔薄白而滑，多因内有寒，或外感风寒；苔薄白而干，多因津液不足，如见于外感病，多为外邪开始化热伤津；苔厚白而滑，多因湿浊内盛，如兼有表证，是外寒引动内湿；苔厚白而干，为热伤津液而湿浊不化；苔白滑黏腻，多属内有痰饮、湿浊。

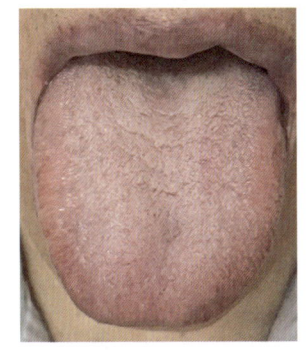

图2-22 白苔

9）黄苔

【舌象特征】舌苔呈黄色（图2-23）。

【临床意义】主里证、热证。淡黄苔，主热轻；深黄苔，主热重；焦黄苔，主热极。黄滑苔，主痰饮聚久化热，或气血亏虚，感受湿热之邪；黄腻苔，主湿热或痰热内蕴。

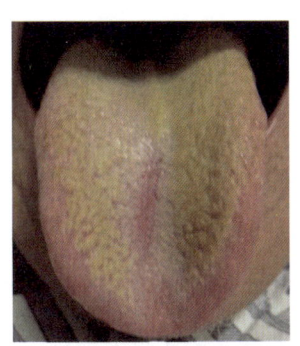

图2-23 黄苔

10）灰苔

【舌象特征】舌苔呈浅黑色，多由白苔或黄苔转变而来（图2-24）。

【临床意义】主热证、寒湿证。灰而干燥，为热甚伤津；灰而滑润，为内有寒湿。

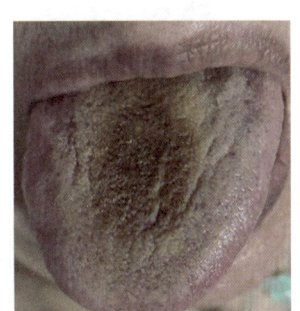

图2-24 灰苔

11）黑苔

【舌象特征】舌苔呈深黑色，多由灰苔或焦黄苔发展而来（图2-25）。

【临床意义】主热极、寒极。黑而干燥，为热极津枯；黑而滑润，为寒湿内盛。

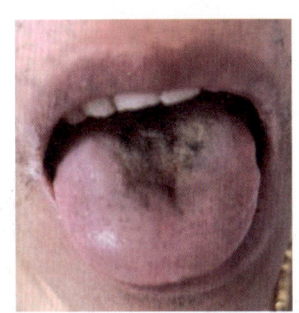

图2-25 黑苔

3. 望舌象的意义

治疗前观察舌象，可以初步判断患者的体质状况、寒热虚实及病邪所在。随着温通刮痧治疗的进行，舌象会发生相应变化，如舌尖红减轻表示心火得到平复，舌苔变薄表示体内湿气减少等，这些变化可作为评估治疗效果的依据。治疗结束后至下次治疗前，根据舌象的最新变化，调整刮痧手法，重新辨证选择治疗经络与穴位，可以更好地调和气血、平衡阴阳。

（二）痧象

1. 常见痧象

1）红色痧

【痧象特征】痧呈红色（图2-26）。

【临床意义】痧色粉红，主身体健康；痧色鲜红，主表证、热证、实证。

2）紫色痧

【痧象特征】痧呈紫色（图2-27）。

【临床意义】痧色紫红，主气血瘀滞；痧色紫黑，主寒证。

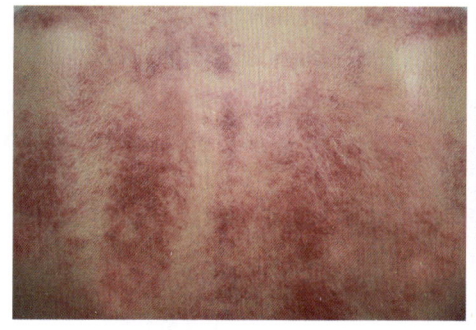

图2-26 红色痧　　　　图2-27 紫色痧

3）黑色痧

【痧象特征】痧呈黑色（图2-28）。

【临床意义】主寒凝血瘀。表示体内不仅有寒，还有瘀。

图2-28 黑色痧

4）点状痧

【痧象特征】痧呈点状（图2-29）。

【临床意义】主表证。病程短，病情轻，预后良好。

5）片状痧

【痧象特征】痧呈片状或有瘀块（图2-30）。

【临床意义】主里证。病程长，病情较重，预后不良。

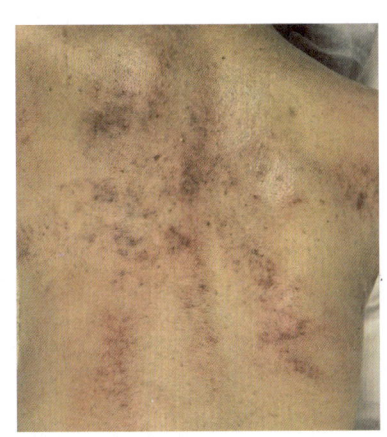
图2-29 点状痧

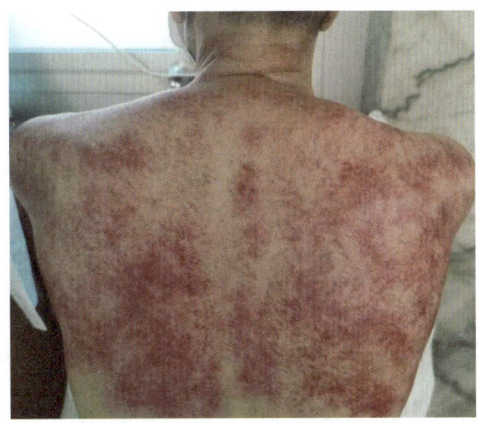
图2-30 片状痧

6）痧包

【痧象特征】在皮肤深部出现大小不一的包块状痧或多个暗色痧斑（图2-31）。

【临床意义】经络已出现严重的瘀滞，患病时间长。

7）出痧快

【痧象特征】痧象出现快，轻刮即得。

【临床意义】主实证。

8）出痧慢

【痧象特征】痧象出现慢，重刮才得。

【临床意义】主虚证。

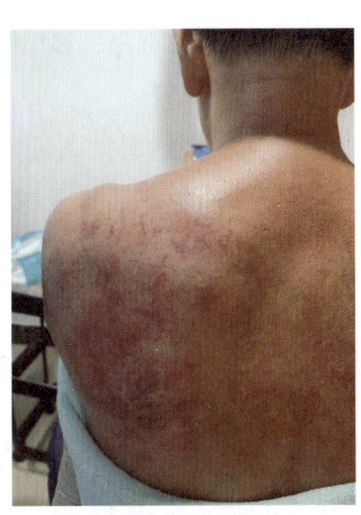
图2-31 痧包

2. 不出痧的原因

部分患者在刮拭过程中未见明显痧象，其原因有以下几点。

（1）患者身体瘀堵严重，病邪外出通道被堵死，一时半会儿刮不出痧。此时可增加刮拭力度和治疗次数，以帮助打开身体瘀堵之处。随着气血的疏通，病邪逐渐有外达之机，痧象就会慢慢显现。

（2）患者气血不足，推动力不够，刮痧虽能施加一定的外力，但仅凭此难以引出痧象。刮痧的本质是借助外力启动气血运行，真正让痧象显现的是患者自身充足的气血。因此，气血不足的患者，往往难以通过刮拭直接出痧。此时可建议患者运用中药汤剂等方法调理身体，待气血充盈、推动力增强后再进行刮拭，不宜强求出痧。

（3）操作者刮痧技术不纯熟，如力度不够、手法欠佳或刮痧介质放多了等，导致刮痧部位未得气，该出的痧没出。操作者应时刻谨记提升技能水平，熟练掌握刮痧的方法与技巧，以免影响患者的治疗效果。

3. 望痧象的意义

痧象除了是辨证的参考，也常作为调整刮拭力度、频次或调整治疗方案的依据。在治疗过程中，如果痧象显示病情较轻，可以适当减轻刮拭力度；如果痧象显示病情较重或虚实夹杂，则需要增加刮拭力度。随着治疗的开展，如果痧象逐渐消退，颜色由暗变浅，形态由片状变点状，分布由分散到集中，表示病情在好转，气血得到疏通，治疗有效，可以适当延长治疗间隔；如果痧象持续不退或加重，表示病情未得到控制，需要调整治疗方案。

（三）经络异常表现

1. 常见经络异常表现

1）结块

【常见位置】肌肉丰满部位的经络缝隙中。

【形态特征】边缘光滑；弹性差异较大，有的松软，有的较硬；大小不一，小者如黄豆，大者如蚕豆。

【临床意义】出现结块的部位，提示相关脏腑、经络有异常。结块大小反映相关脏腑、经络异常范围的大小，结块越大，说明病变范围越大。软硬程度反映患病时间的短长，结块越硬，说明患病时间越长。

2）结节

【常见位置】经络缝隙中，尤其是肘膝以下的缝隙内多见。

【形态特征】边缘光滑；弹性较差，硬度相对较高；比结块小，小者如米粒，大者如绿豆。

【临床意义】大结节显示疾病较重，小结节显示病情较轻。经络深层出现结节，提示慢性病；经络浅层出现结节，提示急性病。结节质地尚软，为新病，疾病痊愈后大多能消失；结节质地较硬，为久病、重病，疾病痊愈后不易消失。

3）条索

【常见位置】经络缝隙中，尤其是肘膝以下的缝隙内多见，也可出现在背部、腰部等经络循行部位。

【形态特征】由结块或结节连续排列而成，可出现一条或多条，质地较硬或较软，长度和宽度不一。

【临床意义】表示经络中长期存在气血瘀滞、痰湿凝结或组织粘连等问题。其长度和宽度反映病变的广泛性和严重程度。条索质地较软，可能是病变初期；条索质地较硬，意味着病变时间较长，气血瘀滞较为严重。条索的存在不仅影响经络的通畅性，还可能引发疼痛、麻木、僵硬等不适症状。

4）疼痛

【常见位置】经络循行路线上的任何部位，特别是穴位处。

【表现特点】刺痛、胀痛、酸痛、钝痛等不同形式的痛感，可能伴有局部肿胀、发热等症状。有时疼痛仅在按压时才出现，称为压痛。

【临床意义】提示该部位经络不通或气血运行受阻。疼痛可能由气血瘀滞、寒湿侵袭、外伤等原因所致。若疼痛持续不减或加重，需要及时调理和治疗。

5）麻木

【常见位置】经络循行路线上的任何部位，特别是手指、脚趾、头皮等远端部位更为常见。

【表现特点】发麻，非痛非痒，如虫爬蚁行，或如触电之感，严重者不知痛痒冷热。

【临床意义】表示经络气血荣养不足或运行障碍。它可能是经络长期受阻、气血亏虚的结果，也可能与外感风寒湿邪、内伤情志等因素有关。

6）僵硬

【常见位置】经络循行路线上的肌肉、关节等部位，特别是四肢末端和脊柱更为常见。

【表现特点】肌肉紧张，关节活动不灵活，甚至出现强直等症状。有时僵硬可能伴有疼痛、麻木等不适。

【临床意义】表示经络气血运行不畅、寒湿凝聚或痰浊阻滞。它可能是经络长期受阻、气血运行障碍的结果，也可能与外感风寒湿邪、内伤情志等因素有关。

2．诊察经络异常表现的意义

在辨证与操作过程中，通过细致触摸和按压，可准确识别经络异常表现的位置、形态及性质。针对经络异常表现进行重点刮痧，可强化治疗效果，促进气血畅通，恢复脏腑功能。经治疗，如果经络异常表现减轻或消失，反映体内气血瘀滞、脏腑功能失调的情况得到纠正；如果经络异常表现加重，或出现新的经络异常表现，则表明体内气血瘀滞的情况加剧，脏腑功能失调的问题未得到解决，甚至可能出现了新的健康问题，需要密切关注病情变化，调整治疗方案。

第三章
温通刮痧疗法的应用与操作详解

一、温通刮痧疗法的工具

1. 专用艾炷

温通刮痧疗法在治疗时使用专用艾炷（图3-1），燃烧全过程不掉灰，可保证治疗的安全。

2. 温通刮痧杯

温通刮痧杯（图3-2）是将刮痧、推拿、按摩、热疗等几种传统疗法融合在一起的治疗工具。杯口为刮痧设计，可以刮痧、点穴、拨经，杯身设有乳珠，可用温热的杯身进行按摩。杯口接触皮肤，艾条与杯口保持2.5 cm的安全距离，使艾火的热感直接作用于熏灸部位，无阻隔；同时，陶瓷杯口的聚拢性可以使艾条燃烧产生的热量大面积地作用于经络穴位，使治疗部位能更好地吸收艾的药性和灸火的热效应。

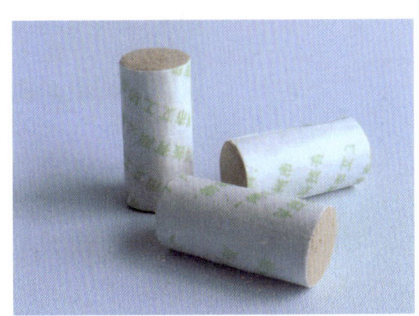

图3-1　专用艾炷

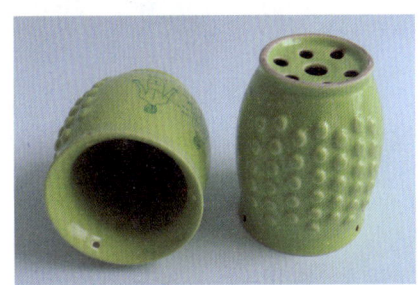

图3-2　温通刮痧杯

二、温通刮痧疗法的常用介质

在刮痧治疗时，为了减少刮痧阻力，避免皮肤损伤，增强刮痧疗效，操作前须给刮痧部位涂上一层刮痧介质，常见的刮痧介质有万花油（图3-3）、温通膏、健步消肿止痛油、精油、刮痧油等。

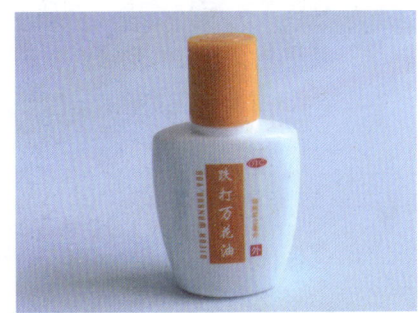

图3-3　刮痧介质——万花油

三、温通刮痧疗法的常用体位

患者的体位，应既有利于医者正确定位取穴，便于施术，又让患者感到舒适自然，并能持久配合。

1. 仰卧位

患者平躺在治疗床上，头面胸腹朝上，上肢自然放置，下肢自然伸直（图3-4）。适用于前头、面部、前颈、胸部、腹部、四肢前侧的刮痧。

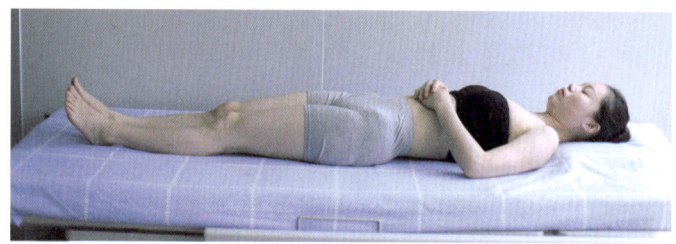

图3-4 仰卧位

2. 俯卧位

患者俯卧于治疗床上，头面胸腹朝下，上肢自然放置，下肢自然伸直（图3-5）。适用于后头、后颈、肩部、背部、腰部、四肢后侧的刮痧。

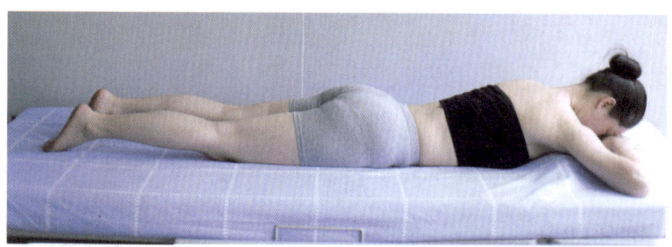

图3-5 俯卧位

3. 侧卧位

患者侧卧于治疗床上，四肢自然屈曲（图3-6）。适用于侧头、面颊、侧颈、侧胸、侧腹，以及上、下肢的刮痧。

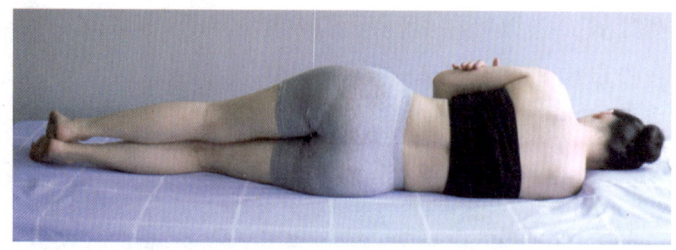

图3-6 侧卧位

4. 坐位

患者自然坐在治疗椅上，四肢自然屈曲（图3-7）。适用于侧头、面颊、侧颈、耳部的刮痧。

5. 仰靠坐位

患者背靠坐在治疗椅上，头昂起靠在椅背，呈舒适、放松状态（图3-8）。适用于前头、面部、前颈和上胸部的刮痧。

6. 俯伏坐位

患者伏坐在治疗椅上（可抱枕），头自然低俯平靠于椅背，头发长的患者要盘起头发（图3-9）。适用于头顶、后头、后颈、背部的刮痧。

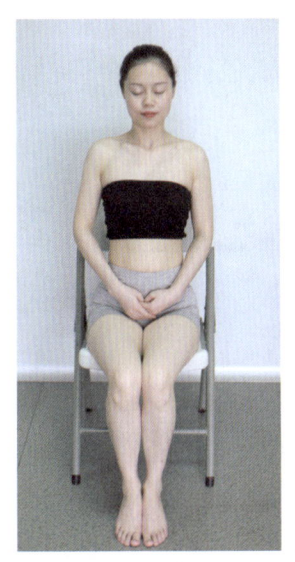
图3-7 坐位

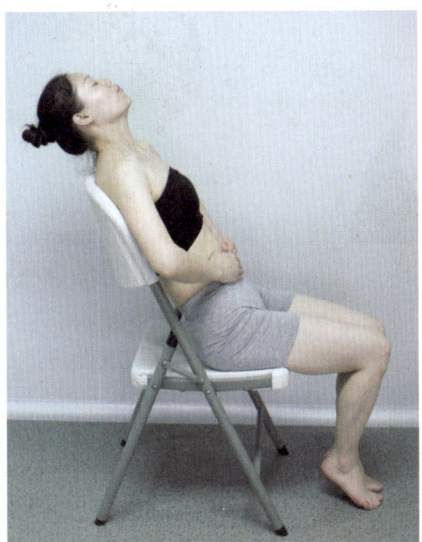
图3-8 仰靠坐位

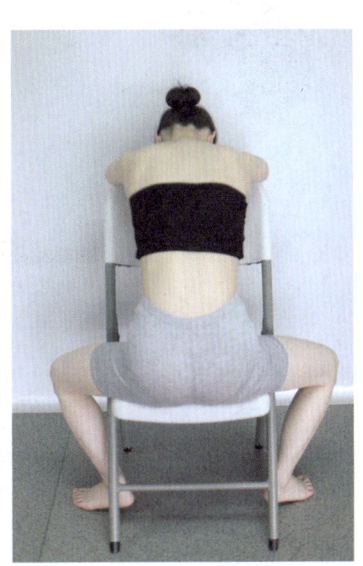
图3-9 俯伏坐位

四、温通刮痧疗法的刮拭方法

扫码看操作

1. 单边刮法

用温通刮痧杯的一侧接触皮肤，杯口与皮肤所呈角度大约是15°（图3-10）。该方法是最常用的刮拭方法。

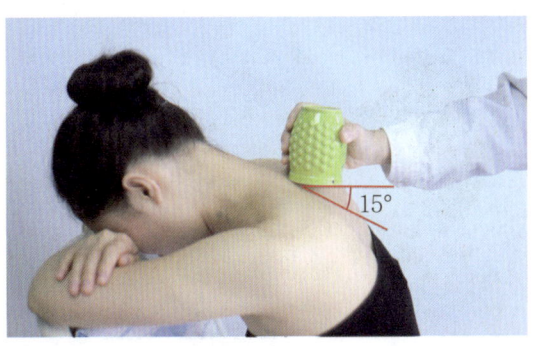
图3-10 单边刮法

2. 平推法

用温通刮痧杯的整个杯口接触皮肤（图3-11）。该方法适用于背部、腰部、臀部、大腿等肌肉丰厚部位。操作时，注意刮拭按压力要大，速度要慢。

3. 点拨法

温通刮痧杯的杯口与皮肤所呈角度＞45°，沿经络做按摩拨动（图3-12）。该方法适用于骨缝粘连处。操作时，注意由轻到重逐渐加力，力度要渗透到皮下组织或肌肉。

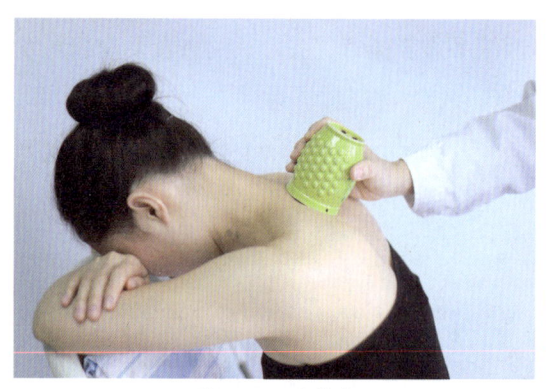

图3-11　平推法

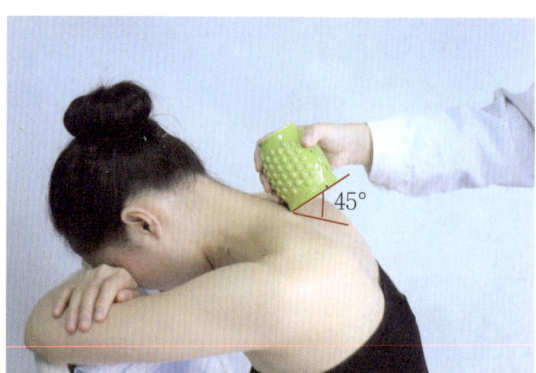

图3-12　点拨法

4. 揉刮法

温通刮痧杯的杯口与皮肤所呈角度＜15°，做柔和的旋转刮拭（图3-13）。该方法多用于消除结节、疼痛等经络异常表现。操作时，注意刮拭按压力要均匀，速度要缓慢、柔和。

5. 滚刮法

用温热的杯身做滚刮推拿（图3-14）。该方法常穿插在整个治疗过程中，适合不受力的身材单薄的患者。

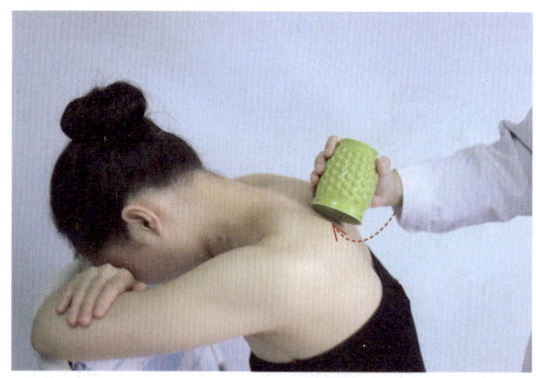

图3-13　揉刮法

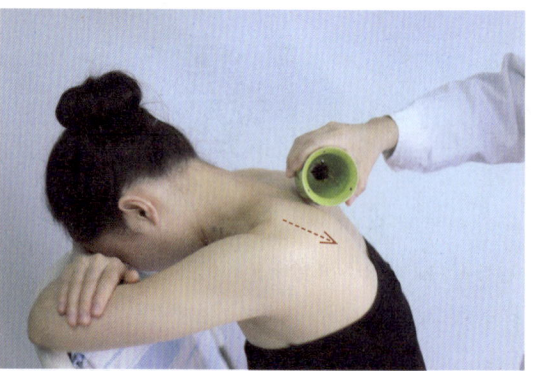

图3-14　滚刮法

五、温通刮痧疗法的补泻手法

1. 补法

刮拭按压力小，速度慢。此法能激发人体正气，使低下的机能恢复正常。多用于年老、体弱、久病或形体消瘦的虚证患者。

2. 泻法

刮拭按压力大，速度快。此法能疏泄病邪，使亢进的机能恢复正常。多用于年轻、体壮、新病、急病或形体壮实的实证患者。

3. 平补平泻法

平补平泻法亦称平刮法，有3种刮拭手法：①按压力大，速度慢；②按压力小，速度快；③按压力适中，速度适中。具体操作时可根据患者的病情和体质灵活选用。其中按压力适中、速度适中的手法易被患者接受。平补平泻法介于补法和泻法之间，常用于正常人保健或虚实夹杂证的患者。

扫码看操作

六、温通刮痧疗法的操作要领与技巧

1. 操作前准备

温通刮痧治疗前，患者应平心静气，心无杂念，全身放松，进入舒适状态。操作者也应平心静气，精力集中。

2. 刮拭的长度

在刮拭经络时，应有一定的刮拭长度，一般为8～15 cm，如需要治疗的经络较长，可分段刮拭。

3. 刮拭的顺序和方向

整体刮拭的顺序是自上而下、由内往外（图3-15）。按先头面后手足，先腰背后胸腹，先上肢后下肢的顺序，逐步操作。一般先刮阳经，再刮阴经；先刮身体左侧，再刮身体右侧。（注意：肢体浮肿、静脉曲张、内脏下垂的患者，可采用从下往上的逆刮法。）

4. 刮拭的时间

根据患者的年龄、体质、病情、病程及刮痧的施术部位灵活掌握刮拭时间。一般每个部位刮拭3～5分钟，最长不超过20分钟。对于一些不出痧或出痧少的患者，不可强求出痧，以患者感到舒适为原则。

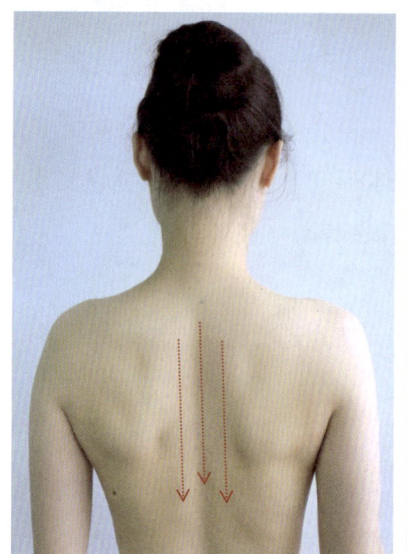
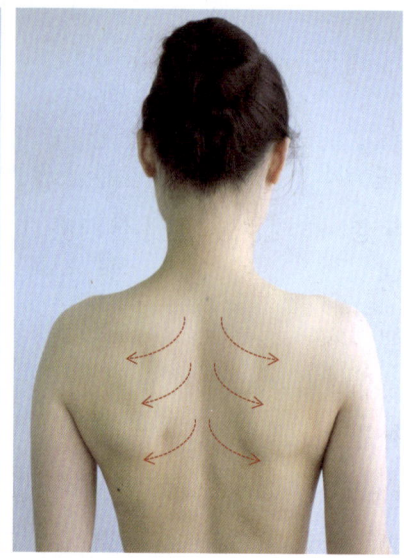

图3-15　刮拭的顺序和方向

七、温通刮痧疗法的操作步骤

温通刮痧疗法的操作步骤见图3-16。

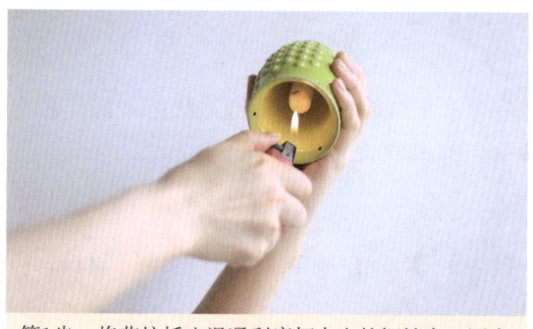

第1步：将艾炷插入温通刮痧杯中央的钢针内，固定好后点燃艾炷。

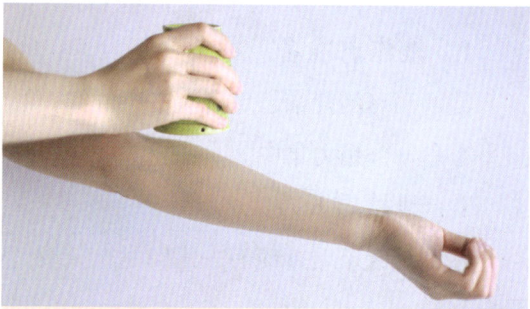

第2步：将温通刮痧杯杯口贴近皮肤，对患处、穴位进行艾灸，打开毛孔。

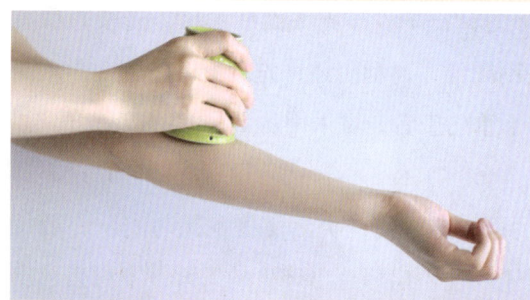

第3步：用温通刮痧杯杯口对刮拭部位进行刮拭。

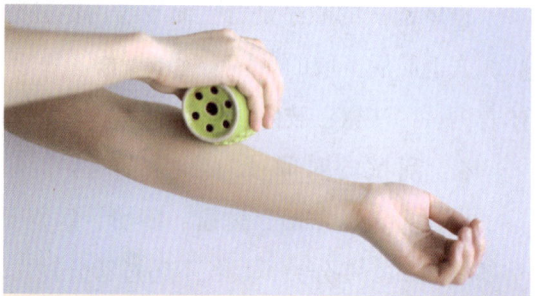

第4步：待杯身发热时，横置杯子，用带有乳珠的杯身快速在患处进行滚动或用突起面做推拿按摩。

图3-16　温通刮痧疗法的操作步骤

八、温通刮痧疗法的操作流程

温通刮痧疗法的操作流程见图3-17。

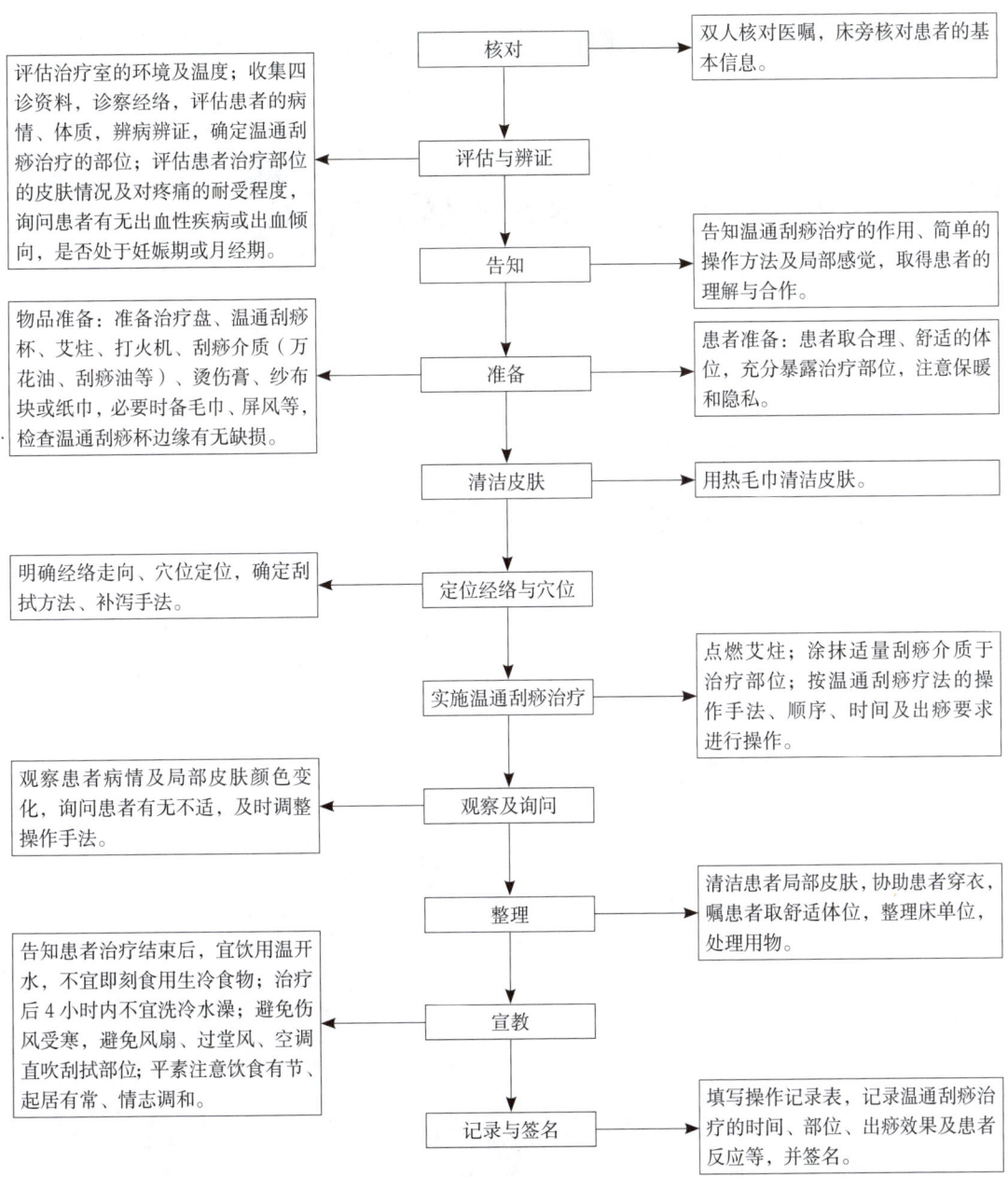

图3-17 温通刮痧疗法的操作流程

九、温通刮痧疗法的操作记录表

温通刮痧疗法的操作记录表见表3-1。

表3-1 温通刮痧疗法的操作记录表

基本信息						
姓名		性别		年龄		
诊疗卡号		就诊日期		就诊情况	□首诊	□复诊
四诊资料						
四诊项目		具体内容				
望诊	神志	□有神 □倦怠 □烦躁 □嗜睡 □其他：_____				
	面色	□红润 □两颧潮红 □苍白 □萎黄 □晦暗 □其他：_____				
	形态	□自如 □半身不遂 □步履艰难 □不得平卧 □双下肢活动受限 □其他：_____				
	全身营养	□良好 □一般 □消瘦 □肥胖 □恶病质 □其他：_____				
	皮肤	□正常 □黄染 □苍白 □发绀 □潮红 □溃烂 □水疱 □其他：_____				
	舌象	舌质	□淡红 □淡白 □红 □紫 □绛 □胖大 □瘦薄 □齿痕 □裂纹 □舌下络脉曲张，色青紫 □其他：_____			
		舌苔	□白 □黄 □灰 □黑 □薄 □厚 □燥 □滑 □腐 □腻 □其他：_____			
闻诊	语言	□清楚 □声音低微 □失语 □呻吟 □其他：_____				
	呼吸	□正常 □急促 □缓慢 □喘息气粗 □其他：_____				
	咳嗽	□无 □有				
	咳痰	□无 □有（有则填写以下选项）				
		痰色	□白 □黄 □铁锈色 □血痰 □其他：_____			
		痰质	□清稀 □黏稠 □其他：_____			
		气味	□无 □有（□腥臭 □酸臭 □腐臭 □其他：_____）			
问诊	发热	□正常 □五心烦热 □持续低热 □高热不退 □特别怕热 □不怕热 □其他：_____				
	恶寒	□正常 □恶寒 □畏寒 □寒战 □冬天特别怕冷 □冬天睡时双足不暖 □其他：_____				
	汗出	□正常 □易出汗 □不出汗 □睡时出汗 □醒后出汗 □头面出汗 □手足心出汗 □其他：_____				
	疼痛	□无 □有（有则填写以下选项）				

续表

四诊资料			
四诊项目			具体内容
问诊	疼痛	部位	□头部 □颈部 □肩部 □腹部 □背部 □腰部 □上肢（□左 □右） □下肢（□左 □右） □双膝关节 □其他：_____
		性质	□胀痛 □刺痛 □冷痛 □灼痛 □重痛 □酸痛 □绞痛 □空痛 □隐痛 □窜痛 □固定痛 □掣痛 □其他：_____
	饮食		□正常 □食少纳呆 □消谷善饥 □饥不欲食 □偏嗜食物 □恶心呕吐 □禁食 □其他：_____
	口味		□正常 □口淡乏味 □口苦 □口甜 □口酸 □口咸 □其他：_____
	口渴		□口不渴 □渴不欲饮 □渴喜冷饮 □渴喜热饮 □其他：_____
	睡眠		□正常 □易醒 □多梦 □难入睡 □困倦易睡 □饭后易困 □其他：_____
	排尿		□正常 □频数 □癃闭 □尿多 □尿少 □血尿 □失禁 □造瘘 □其他：_____
	排便		□正常 □便秘 □泄泻 □完谷不化 □溏结不调 □柏油便 □里急后重 □失禁 □其他：_____
	劳逸		□正常 □困倦乏力 □腰膝酸软 □动则气喘 □平时不爱活动 □喜坐或喜躺 □其他：_____
	月经（限女性）		□正常 □痛经 □经量少 □经量多 □淋漓不尽 □月经先期 □月经后期 □绝经 □其他：_____
切诊	寸口脉		□正常 □浮 □沉 □迟 □数 □弦 □洪 □细 □弱 □滑 □紧 □结代 □其他：_____

经络诊察		
诊察项目		具体内容
审	体表脉络	□正常 □曲张 □突起 □凹陷 □色鲜红 □色紫黑 □其他：_____
切	体表脉动	□正常 □亢进 □洪大 □弦硬 □沉 □细 □弱 □其他：_____
扪	皮肤	□正常 □发凉 □发热 □湿润 □干燥 □弹性欠佳 □其他：_____
循	皮下组织	□正常 □结块 □结节 □条索 □疼痛 □麻木 □僵硬 □其他：_____
按	肌肉丰满处	□正常 □结块 □结节 □条索 □疼痛 □麻木 □僵硬 □其他：_____

辨病与辨证	
辨病	具体内容
内科疾病	□感冒 □咳嗽 □肺胀 □风温肺热病 □眩晕 □头痛 □失眠 □胸痹 □腹胀 □腹痛 □腹泻 □便秘 □中风后遗症 □面瘫 □其他：_____
外科疾病	□项痹 □落枕 □肘劳 □肩痹 □膝痹 □腰痛 □精癃 □乳癖 □其他：_____

续表

辨病与辨证	
辨病	具体内容
五官科疾病	□耳鸣 □近视 □黧黑斑 □其他：_____
妇科疾病	□月经不调 □痛经 □盆腔炎 □绝经前后诸证 □其他：_____
辨证	**具体内容**

辨证		具体内容
八纲辨证	表里辨证	□表证 □里证 □半表半里证 □表里同病 □其他：_____
	寒热辨证	□寒证 □热证 □寒热往来 □其他：_____
	虚实辨证	□虚证 □实证 □虚实夹杂证 □其他：_____
	阴阳辨证	□阴证 □阳证 □其他：_____
病因辨证	六淫辨证	□风淫证 □寒淫证 □暑淫证 □湿淫证 □燥淫证 □火淫证 □其他：_____
	七情辨证	□喜伤证 □怒伤证 □忧伤证 □思伤证 □悲伤证 □恐伤证 □惊伤证 □其他：_____
	饮食	□饮食伤胃 □饮食伤肠 □其他：_____
	劳倦	□过劳 □过逸 □其他：_____
气血津液辨证	气病辨证	□气虚证 □气陷证 □气滞证 □气逆证 □其他：_____
	血病辨证	□血虚证 □血瘀证 □血热证 □血寒证 □其他：_____
	气血同病辨证	□气滞血瘀证 □气虚血瘀证 □气血两虚证 □气不摄血证 □其他：_____
	津液辨证	□津液不足证 □水液停聚证 □其他：_____
脏腑辨证	肺与大肠病辨证	□肺气虚证 □风寒束肺证 □寒邪客肺证 □痰湿阻肺证 □风热犯肺证 □热邪壅肺证 □大肠湿热证 □肠虚滑泻证 □其他：_____
	脾与胃病辨证	□脾气虚证 □脾阳虚证 □中气下陷证 □脾不统血证 □寒湿困脾证 □湿热蕴脾证 □食滞胃脘证 □胃寒证 □胃热证 □其他：_____
	心与小肠病辨证	□心气虚证 □心阳虚证 □心血虚证 □心火亢盛证 □心脉痹阻证 □痰蒙心窍证 □小肠实热证 □其他：_____
	肾与膀胱病辨证	□肾阴虚证 □肾阳虚证 □肾精不足证 □肾不纳气证 □膀胱湿热证 □其他：_____
	肝与胆病辨证	□肝气郁结证 □肝火上炎证 □肝血虚证 □肝阳上亢证 □肝风内动证 □寒滞肝脉证 □肝胆湿热证 □胆郁痰扰证 □其他：_____
	脏腑兼病辨证	□心肾不交证 □心脾两虚证 □心肾阳虚证 □脾肺气虚证 □脾肾阳虚证 □肝胃不和证 □其他：_____

续表

辨病与辨证		
辨证		具体内容
经络辨证	十二经脉病辨证	□手太阴肺经病 □手阳明大肠经病 □足阳明胃经病 □足太阴脾经病 □手少阴心经病 □手太阳小肠经病 □足太阳膀胱经病 □足少阴肾经病 □手厥阴心包经病 □手少阳三焦经病 □足少阳胆经病 □足厥阴肝经病 □其他：_____
	奇经八脉病辨证	□督脉病 □任脉病 □冲脉病 □带脉病 □阴跷脉病 □阳跷脉病 □阴维脉病 □阳维脉病 □其他：_____
六经辨证		□太阳病 □阳明病 □少阳病 □太阴病 □少阴病 □厥阴病 □太阳少阳合病 □其他：_____
卫气营血辨证		□卫分病 □气分病 □营分病 □血分病 □卫气同病 □其他：_____
三焦辨证		□上焦病 □中焦病 □下焦病 □三焦同病 □其他：_____

治疗操作		
实施项目		具体内容
适宜技术		温通刮痧疗法
治疗频次		□每天1次 □每周1次 □其他：_____
治疗疗程		□1个疗程 □2个疗程 □3个疗程 □其他：_____
治疗部位		□头部 □面部 □颈部 □肩部 □胸部 □腹部 □背部 □腰部 □上肢（□左 □右） □下肢（□左 □右） □双膝关节 □其他：_____
治疗体位		□仰卧位 □俯卧位 □侧卧位 □坐位 □仰靠坐位 □俯伏坐位 □其他：_____
刮拭经络与穴位		□手太阴肺经 □手阳明大肠经 □足阳明胃经 □足太阴脾经 □手少阴心经 □手太阳小肠经 □足太阳膀胱经 □足少阴肾经 □手厥阴心包经 □手少阳三焦经 □足少阳胆经 □足厥阴肝经 □督脉 □任脉 □带脉 □其他：_____ □穴位：_____
刮拭方法		□单边刮法 □平推法 □点拨法 □揉刮法 □滚刮法 □其他：_____
补泻手法		□补法 □泻法 □平补平泻法 □其他：_____

治疗后情况		
观察项目		具体内容
舌象	舌质	□淡红 □淡白 □红 □紫 □绛 □胖大 □瘦薄 □齿痕 □裂纹 □舌下络脉曲张，色青紫 □其他：_____
	舌苔	□白 □黄 □灰 □黑 □薄 □厚 □燥 □滑 □腐 □腻 □其他：_____

续表

治疗后情况	
观察项目	具体内容
痧象	□不出痧 □痧色粉红 □痧色鲜红 □痧色紫红 □痧色紫黑 □痧呈黑色 □痧呈点状 □痧呈片状 □痧包 □其他：____
经络异常表现	结块　□软化 □缩小 □消失 □其他：____
	结节　□软化 □缩小 □减少 □消失 □其他：____
	条索　□软化 □缩小 □消失 □其他：____
	疼痛　□减轻 □消失 □其他：____
	麻木　□好转 □范围缩小 □消失 □其他：____
	僵硬　□缓解 □关节活动度增加 □身体灵活 □其他：____
健康宣教	
宣教项目	具体内容
饮食	□忌辛辣 □忌油腻 □忌生冷 □忌海鲜发物 □忌烟酒 □其他：____
起居	□慎起居 □避风寒 □讲卫生 □其他：____
情志	□忌过喜 □忌恼怒 □忌忧思 □忌悲伤 □忌惊恐 □其他：____
治疗效果评价及下次治疗时间	
治疗效果评价	□好 □较好 □一般 □未改善 □其他：____
下次治疗时间	年　　月　　日

操作者签名：　　　　　　　　　　　　　　　　　　　　　　　日期：　年　月　日

第二部分 临床常见病的温通刮痧治疗

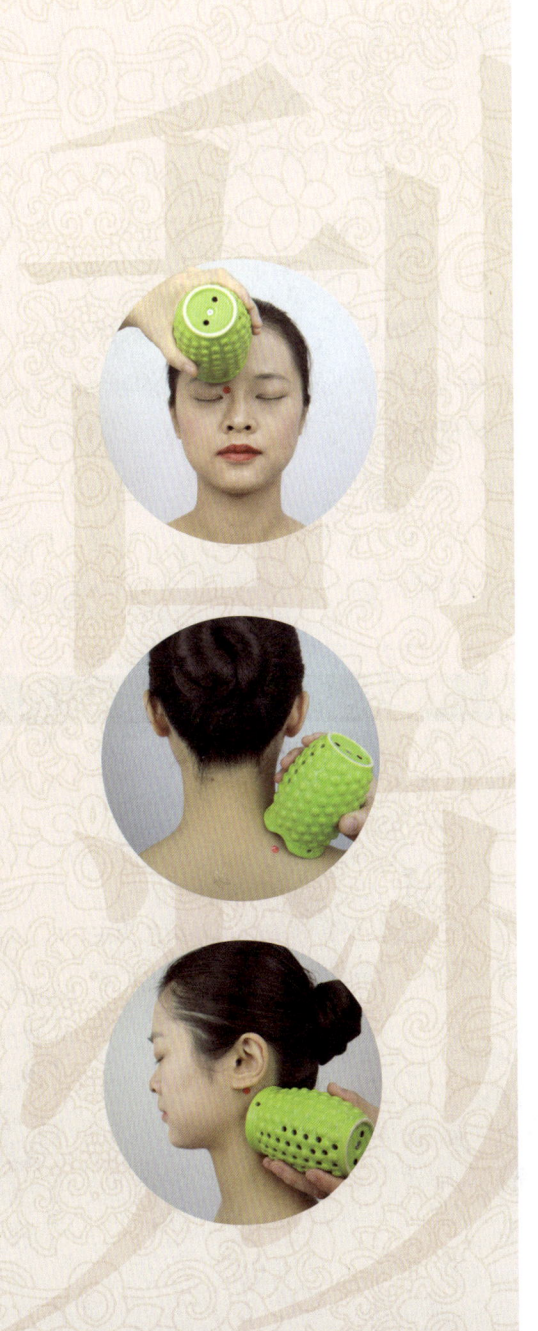

第四章

内科疾病

一、感冒

（一）概述

感冒是触冒风邪，导致邪犯肺卫、卫表不和的常见外感疾病，以鼻塞、流涕、咳嗽、头痛、恶寒、发热、全身不适为主要表现。病情轻者称为"伤风""冒风""冒寒"，病情重者称为"重伤风"。一般而言，感冒易愈，少数可诱发其他宿疾而使病情恶化。体质虚弱的人易受外邪，导致感冒反复发作。西医学的普通感冒、急性上呼吸道感染等属于本病范畴，可参照本病辨证论治。

（二）辨证论治

表4-1总结了感冒各证型的症状特点及对应的温通刮痧基础治疗方案，包括刮痧手法和选用的经络、穴位。实际操作时，可根据患者的具体病情和身体状况进行适当调整。

表4-1 感冒各证型的症状特点及对应的温通刮痧基础治疗方案

证型	症状特点	刮痧手法	经络与穴位
风寒束表证	恶寒重，发热轻，无汗，头痛，四肢关节酸痛，鼻塞声重，时流清涕，咽痒，咳嗽，痰多稀薄色白。舌淡红，苔薄白，脉浮或浮紧	以泻法为主，刮拭按压力大，速度快	刮拭督脉（印堂至身柱）、足太阳膀胱经（大杼至肾俞）
风热犯表证	身热，微恶风，汗出不畅，头痛，鼻塞涕浊。舌红，苔薄黄，脉浮数		刮拭督脉（风府至至阳）、足太阳膀胱经（天柱至脾俞）、任脉（膻中至廉泉）
暑湿伤表证	感冒症状兼有头重如裹、头晕脑涨、身重倦怠，以及食欲不振、恶心、呕吐、腹泻等消化道症状。舌红，苔黄腻，脉濡数		刮拭督脉（印堂至身柱）、足太阳膀胱经（大杼至肾俞）、任脉（膻中至廉泉）、手阳明大肠经（合谷）、手厥阴心包经（内关）、足阳明胃经（足三里）

续表

证型	症状特点	刮痧手法	经络与穴位
气虚感冒	平素神疲体弱，气短懒言，经常感冒，头痛，肢体倦怠乏力，咳嗽，痰白，咳痰无力。舌淡，苔薄白，脉浮无力	以补法为主，刮拭按压力小，速度慢	刮拭督脉（印堂至身柱）、足太阳膀胱经（通天至胃俞）、足少阳胆经（风池至肩井）、手太阴肺经（太渊）、足阳明胃经（足三里）
阴虚感冒	阴虚津亏，感受外邪，津液不能作汗外出，手足心热，微恶风寒，无汗或少汗，身热，头晕心烦，口干，干咳少痰，鼻塞流涕。舌红，少苔，脉细数		刮拭督脉（印堂至身柱）、足少阳胆经（风池至肩井）
阳虚感冒	恶寒重，发热轻，头痛身痛，无汗，面色㿠白，语声低微，四肢不温。舌淡胖，苔白，脉沉细无力		刮拭督脉（印堂至身柱）、足太阳膀胱经（通天至胃俞）、足少阳胆经（风池至肩井）

（三）典型案例

案例 ❶

患者李某，男性，48岁，因"恶寒发热伴头痛1天"就诊。患者1天前出现恶寒发热，门诊测得体温38℃，间有头痛，全身酸软疼痛，胸部胀满，稍有咳嗽。

现症见：恶寒重，头痛，身痛，无汗，面色㿠白，语声低微，四肢不温，全身酸软，胸部胀满，稍有咳嗽。纳差，眠一般，大便秘结，小便正常。舌淡，苔白腻，脉沉细无力。平素易感冒。

中医诊断：感冒（阳虚感冒）。

西医诊断：急性上呼吸道感染。

1. 温通刮痧辨证思路

四诊合参，患者为阳虚体质，故平素易感冒；阳虚生内寒，温煦无权，则恶寒重，面色㿠白，四肢不温；外邪犯表，故头痛、身痛、无汗；外邪犯肺，故稍有咳嗽；舌淡，苔白腻，脉沉均为阳虚感冒之征象。本病病性属虚，病位在肺、肾，病变经脉为督脉、足太阳膀胱经、足少阳胆经。

2. 温通刮痧操作

1) 手法要求　以补法为主，刮拭按压力小，速度慢。重点穴位刮拭2～3分钟。

2) 操作流程

（1）刮拭督脉：采用单边刮法刮拭印堂至百会，顺刮至风府、哑门，再刮至大椎，继续刮至身柱，重点点拨风府、揉刮大椎。刮拭的穴位见图4-1。

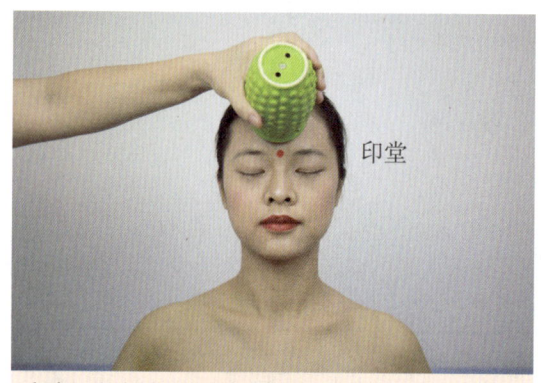

印堂：在头部，两眉毛内侧端中间的凹陷中。

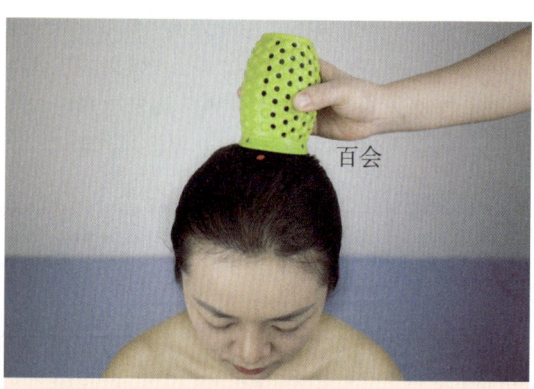

百会：在头部，前发际正中直上5寸。

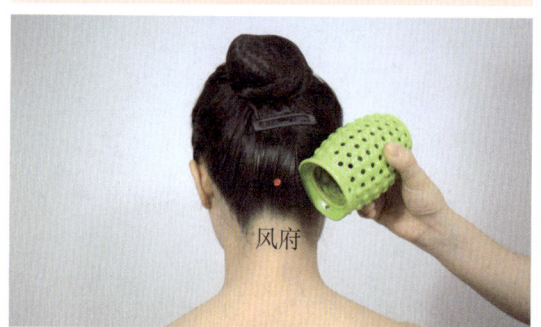

风府：在颈后部，后发际正中直上1寸，枕外隆凸直下，两侧斜方肌之间的凹陷中。

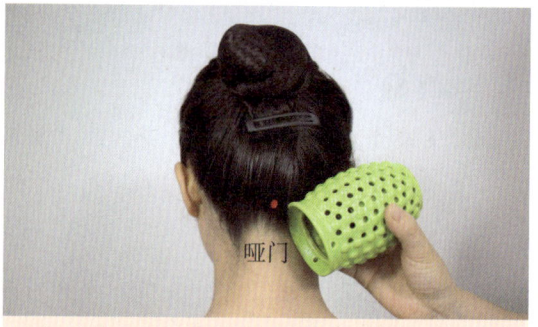

哑门：在颈后部，后发际正中直上0.5寸。

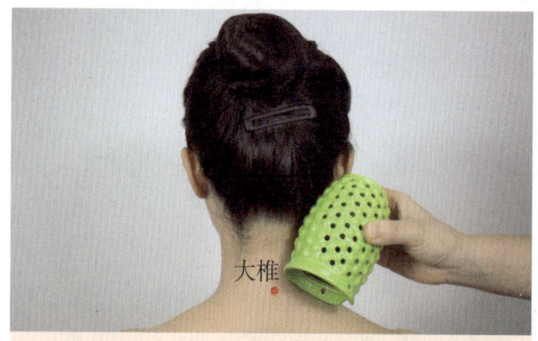

大椎：在颈后部，第7颈椎棘突下凹陷中，后正中线上。

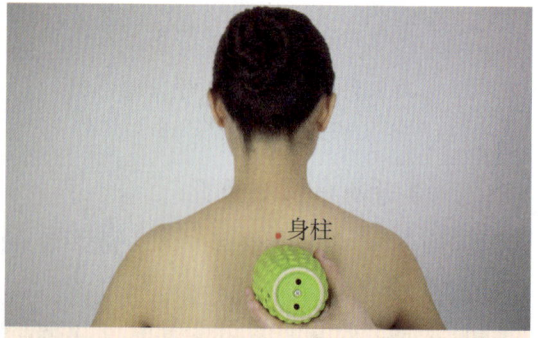

身柱：在背部，第3胸椎棘突下凹陷中，后正中线上。

图4-1　刮拭督脉治疗感冒（阳虚感冒）的穴位

（2）刮拭足太阳膀胱经：采用单边刮法刮拭通天至胃俞。刮拭的穴位见图4-2。

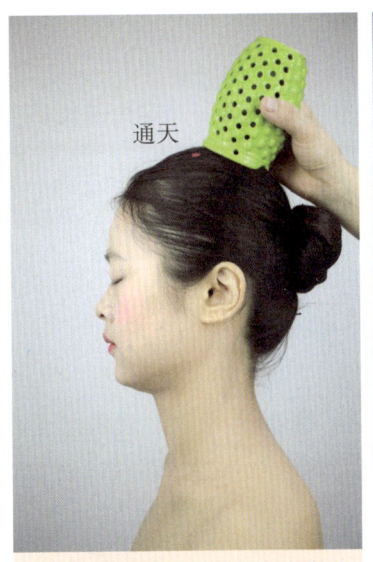
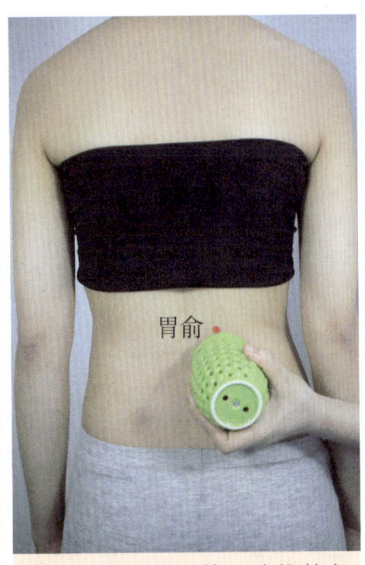

通天：在头部，前发际正中直上4寸，旁开1.5寸。

胃俞：在背部，第12胸椎棘突下，后正中线旁开1.5寸。

图4-2　刮拭足太阳膀胱经治疗感冒（阳虚感冒）的穴位

（3）刮拭足少阳胆经：采用单边刮法刮拭风池至肩井，重点点拨风池、肩井。刮拭的穴位见图4-3。

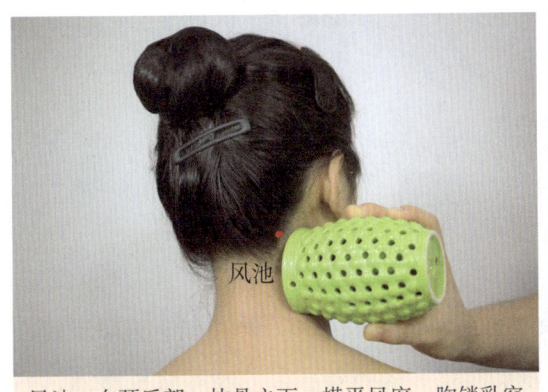
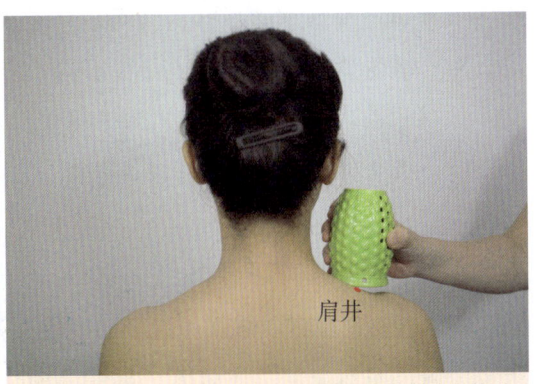

风池：在颈后部，枕骨之下，横平风府，胸锁乳突肌与斜方肌之间的凹陷中。

肩井：在肩上，第7颈椎棘突与肩峰最外侧点连线的中点。

图4-3　刮拭足少阳胆经治疗感冒（阳虚感冒）的穴位

3. 辨证施膳

宜食助阳解表之品，如生姜猪肚汤、鲫鱼生姜桂枝汤等药膳，以及核桃、茼蒿、南瓜等食物。但应注意患者的消化功能，及时调整饮食，以防虚不受补而反损脾胃。以少量多餐为宜。

4．注意事项

（1）冬春之季尤其注意防寒保暖，盛夏不可贪凉露宿，避免淋雨。疫毒盛行时，尽量少去人口密集的公共场所，防止交叉感染。

（2）感冒期间应适当休息，尽快恢复体力，慎起居，适寒温，节饮食，忌烟酒。遵医嘱用药。

（3）恢复期间注意加强营养，以辅助正气，防止感冒复发。

5．疗程疗效

每周进行1次温通刮痧治疗，连续治疗3周。第1周治疗后，患者恶寒重、头痛、身痛的症状减轻；第2周治疗后，患者感冒症状基本痊愈；第3周治疗后，患者感觉精神抖擞，感冒次数从半个月1次减少到2个月1次。

案例 ❷

患者练某，女性，7岁，因"鼻塞、流涕伴咳嗽咳痰2天"就诊。患者2天前无明显诱因出现鼻塞、流涕，伴咳嗽咳痰，痰难咳，痰色黄质黏。

现症见：身热，微恶风，汗出不畅，鼻塞，鼻流浊涕，咳嗽咳痰，痰色黄质黏，咽喉红肿疼痛，咽燥，口渴。纳差，眠可，小便短赤，大便干结。舌红，苔薄黄，脉浮数。

中医诊断：感冒（风热犯表证）。

西医诊断：急性上呼吸道感染。

1．温通刮痧辨证思路

四诊合参，患者风热郁遏肌表，卫表失和，故身热，微恶风，汗出不畅；风热犯肺，肺失清肃，鼻窍失宣，故鼻塞，鼻流浊涕，咳嗽咳痰，痰色黄质黏，咽喉红肿疼痛，咽燥，口渴；舌红，苔薄黄，脉浮数均为风热犯表之征象。本病病性属实，病位在肺、大肠，病变经脉为督脉、足太阳膀胱经、任脉。

2．温通刮痧操作

1）手法要求　以泻法为主，刮拭按压力大（以小孩可以忍受的力度进行刮拭），速度快。重点穴位刮拭2～3分钟。

2）操作流程

（1）刮拭督脉：采用单边刮法刮拭风府至至阳，重点揉刮风府。刮拭的穴位见图4-4。

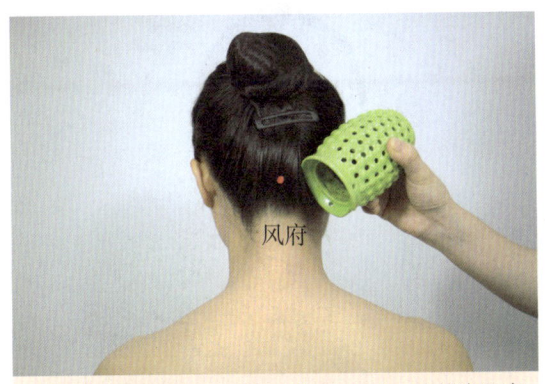
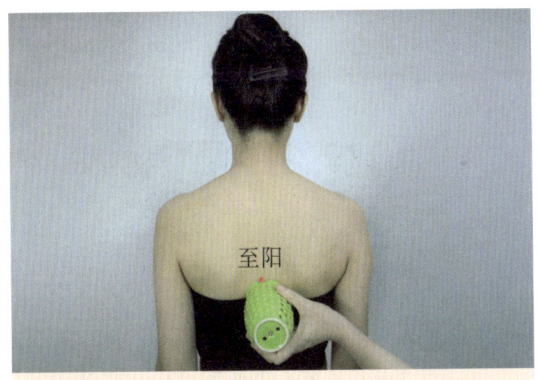

风府：在颈后部，后发际正中直上1寸，枕外隆凸直下，两侧斜方肌之间的凹陷中。

至阳：在背部，第7胸椎棘突下凹陷中，后正中线上。

图4-4　刮拭督脉治疗感冒（风热犯表证）的穴位

（2）刮拭足太阳膀胱经：采用单边刮法刮拭天柱至脾俞。刮拭的穴位见图4-5。

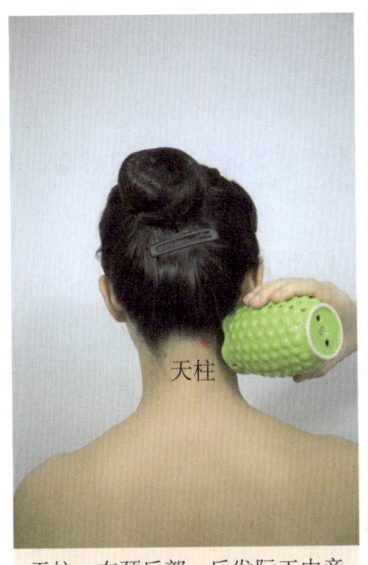
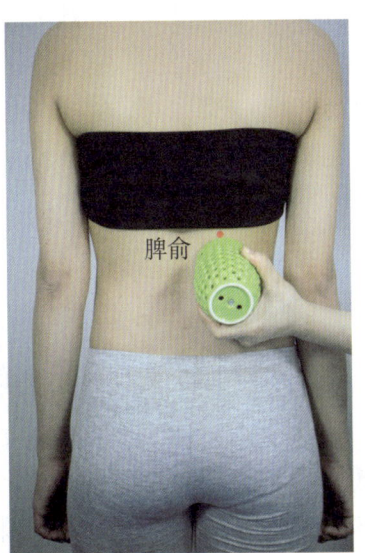

天柱：在颈后部，后发际正中旁开1.3寸，斜方肌外缘凹陷中。

脾俞：在背部，第11胸椎棘突下，后正中线旁开1.5寸。

图4-5　刮拭足太阳膀胱经治疗感冒（风热犯表证）的穴位

（3）刮拭任脉：采用单边刮法刮拭膻中至廉泉，重点揉刮膻中。刮拭的穴位见图4-6。

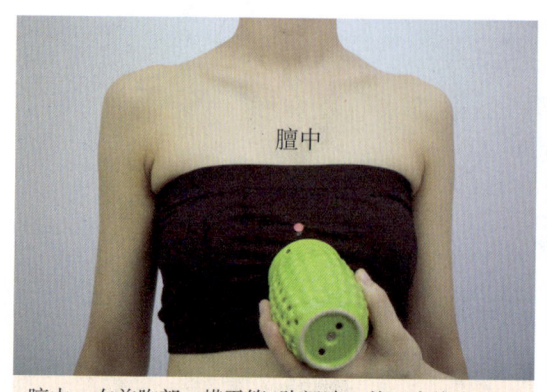
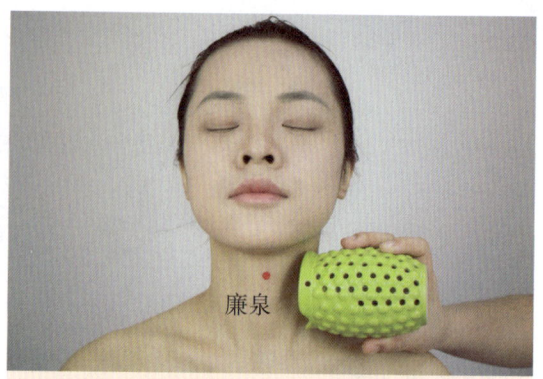

膻中：在前胸部，横平第4肋间隙，前正中线上。

廉泉：在颈前部，甲状软骨上缘（约相当于喉结处）上方，舌骨上缘凹陷中，前正中线上。

图4-6　刮拭任脉治疗感冒（风热犯表证）的穴位

3. 辨证施膳

热甚口渴、汗出不畅，可多饮温开水，以助汗出，亦可服淡盐水、冬瓜汤、芦根水等，以清热生津。

4. 注意事项

（1）冬春之季尤其注意防寒保暖，盛夏不可贪凉露宿，避免淋雨。疫毒盛行时，尽量少去人口密集的公共场所，防止交叉感染。

（2）感冒期间应适当休息，尽快恢复体力，慎起居，适寒温，节饮食，忌烟酒。遵医嘱用药。

（3）恢复期间注意加强营养，以辅助正气，防止感冒复发。多吃蔬菜、瓜果，忌食煎炸、辛辣等助火之品。

5. 疗程疗效

进行1次温通刮痧治疗。治疗后，患者身轻汗出，咽喉舒爽，鼻塞缓解，咳嗽频率从每天20次减少到每天5次。

二、咳嗽

（一）概述

咳嗽是以发出咳声或伴咳痰为主要症状的一种肺系疾病。它既是肺系疾病的一个症状,又是独立的一种疾患。有声无痰为咳,有痰无声为嗽,一般多表现为痰声并见,难以截然分开,故以咳嗽并称。可分为外感咳嗽和内伤咳嗽,外感咳嗽为六淫外邪侵袭肺系,内伤咳嗽为饮食、情志等致脏腑功能失调,内邪干肺。西医学的急(慢)性支气管炎、咳嗽变异性哮喘、肺炎等以咳嗽为主要症状的疾病属于本病范畴,可参照本病辨证论治。

(二)辨证论治

表4-2总结了咳嗽各证型的症状特点及对应的温通刮痧基础治疗方案,包括刮痧手法和选用的经络、穴位。实际操作时,可根据患者的具体病情和身体状况进行适当调整。

表4-2 咳嗽各证型的症状特点及对应的温通刮痧基础治疗方案

证型	症状特点	刮痧手法	经络与穴位
风寒袭肺证	咳嗽声重,气急,咽痒,咳痰,痰色白质稀,可伴头痛、鼻塞、流清涕、骨节酸痛,或恶寒发热,无汗。舌淡红,苔薄白,脉浮或浮紧	以泻法为主,刮拭按压力大,速度快	刮拭督脉(大椎至至阳)、足太阳膀胱经(大杼至膈俞)、手太阴肺经(中府至少商)
风热犯肺证	咳嗽频剧,气粗或咳声嘶哑,喉燥咽痛,咳痰不爽,痰色黄质黏,常伴鼻流黄涕、口渴、头痛、恶风、身热。舌红,苔薄黄,脉浮数或浮滑		刮拭督脉(风府至至阳)、足太阳膀胱经(天柱至脾俞)、手太阴肺经(尺泽至列缺)
风燥伤肺证	干咳,连声作呛,无痰或痰少而黏,不易咳出,喉痒,唇鼻干燥,咳甚痛,或痰中带血丝,口干,咽干而痛,或鼻塞、头痛、微恶寒、身热。舌红,苔薄白或干而少津,脉浮数或小数		刮拭督脉(风府至至阳)、足太阳膀胱经(大杼至风门)、手太阴肺经(中府至少商)
肝火犯肺证	上气咳逆阵作,咳时面红目赤,引胸胁作痛,咽干口苦,常感痰滞咽喉而咳之难出,量少质黏,或痰如絮条,症状可随情绪波动而增减。舌红,苔薄黄少津,脉弦数		刮拭任脉(中庭至廉泉)、手太阴肺经(中府至少商)、足厥阴肝经(太冲)
痰热郁肺证	咳嗽气粗,喉中可闻及痰声,痰多黄稠或黏厚,咳吐不爽,或有热腥味,或夹有血丝,胸胁胀满,咳时引痛,常伴面赤,或身热,口干欲饮。舌红,苔黄腻,脉滑数		刮拭督脉(大椎至至阳)、足太阳膀胱经(大杼至膈俞)、任脉(中庭至廉泉)、手太阴肺经(中府至少商)、足阳明胃经(足三里至丰隆)

续表

证型	症状特点	刮痧手法	经络与穴位
痰湿蕴肺证	咳嗽反复发作，咳声重浊，因痰而嗽，痰出则咳缓，痰多色白黏腻或稠厚成块，每于晨起或食后咳甚痰多，胸闷脘痞，纳差乏力，大便时溏。舌淡胖，苔白腻，脉濡滑	以泻法为主，刮拭按压力大，速度快	刮拭督脉（大椎至至阳）、足太阳膀胱经（大杼至膈俞）、手太阴肺经（中府至少商）、足阳明胃经（足三里至丰隆）
肺气亏虚证	干咳，咳声短促，痰少色白质黏，或痰中带血丝，或声音逐渐嘶哑，口干咽燥，午后潮热，颧红盗汗，常伴日渐消瘦，神疲乏力。舌红，少苔，脉细数	以补法为主，刮拭按压力小，速度慢	刮拭督脉（大椎至至阳）、足太阳膀胱经（大杼至风门）、手太阴肺经（中府至列缺）

（三）典型案例

案例 ❶

患者林某，女性，55岁，因"咳嗽、恶寒3天"就诊。患者3天前开始出现咳嗽咳痰，可咳出大量白稀痰，时有恶寒，头痛无汗。

现症见：精神疲倦，咳嗽声重，咽痒气急，痰多色白质稀，夜间咳嗽明显，伴恶寒，鼻塞，流清涕，头痛无汗，肢体酸楚。纳差，眠差，小便清长，大便调。舌暗淡，苔薄白，脉浮紧。

中医诊断：咳嗽（风寒袭肺证）。

西医诊断：急性支气管炎。

扫码看操作

1. 温通刮痧辨证思路

四诊合参，患者因风寒之邪内袭于肺，肺卫失宣，故咳嗽声重，咽痒气急；寒邪郁肺，气不布津，凝聚为痰，故痰多色白质稀；风寒外束肌表，皮毛闭塞，肺窍不利，卫阳被郁，故伴见恶寒、鼻塞、流清涕、头痛无汗、肢体酸楚等表寒证；舌暗淡，苔薄白，脉浮紧均为风寒袭肺之征象。本病病性属实，病位在肺，病变经脉为督脉、足太阳膀胱经、手太阴肺经。

2. 温通刮痧操作

1）手法要求　以泻法为主，刮拭按压力大，速度快。重点穴位刮拭2~3分钟。

2）操作流程

（1）刮拭督脉：采用单边刮法刮拭大椎至至阳，重点揉刮大椎。刮拭的穴位见图4-7。

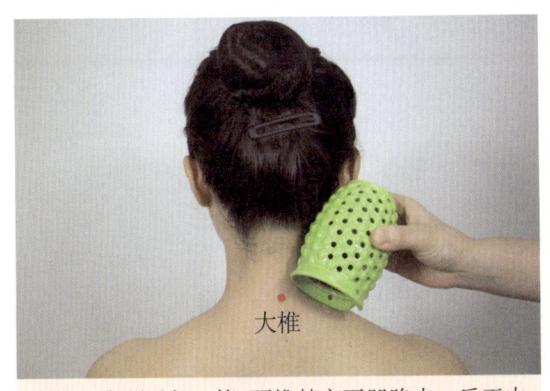
大椎：在颈后部，第7颈椎棘突下凹陷中，后正中线上。

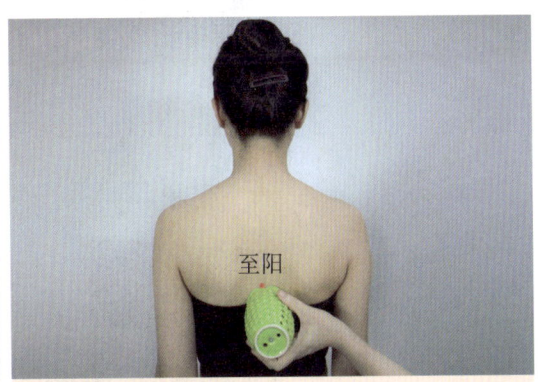
至阳：在背部，第7胸椎棘突下凹陷中，后正中线上。

图4-7　刮拭督脉治疗咳嗽（风寒袭肺证）的穴位

（2）刮拭足太阳膀胱经：采用单边刮法刮拭大杼至风门，风门至肺俞，肺俞至膈俞，重点揉刮风门、肺俞。刮拭的穴位见图4-8。

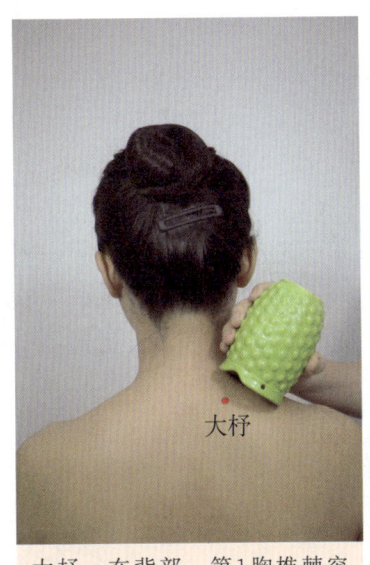
大杼：在背部，第1胸椎棘突下，后正中线旁开1.5寸。

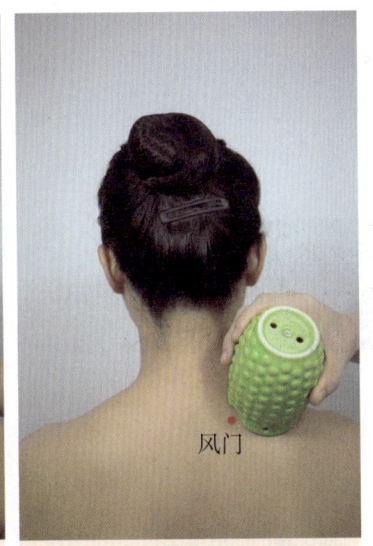
风门：在背部，第2胸椎棘突下，后正中线旁开1.5寸。

图4-8　刮拭足太阳膀胱经治疗咳嗽（风寒袭肺证）的穴位

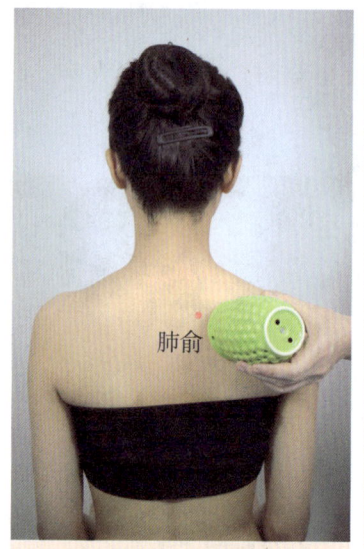

肺俞：在背部，第3胸椎棘突下，后正中线旁开1.5寸。

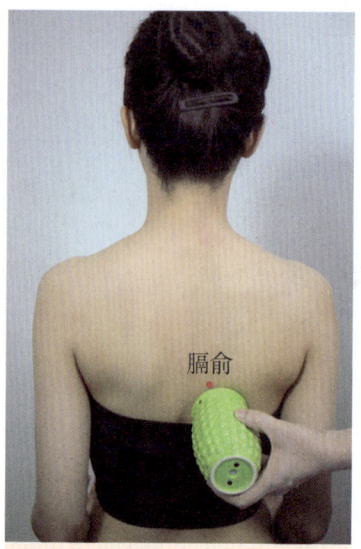

膈俞：在背部，第7胸椎棘突下，后正中线旁开1.5寸。

图4-8　刮拭足太阳膀胱经治疗咳嗽（风寒袭肺证）的穴位（续）

（3）刮拭手太阴肺经：采用单边刮法刮拭中府至尺泽，顺刮至列缺，再刮至少商。刮拭的穴位见图4-9。

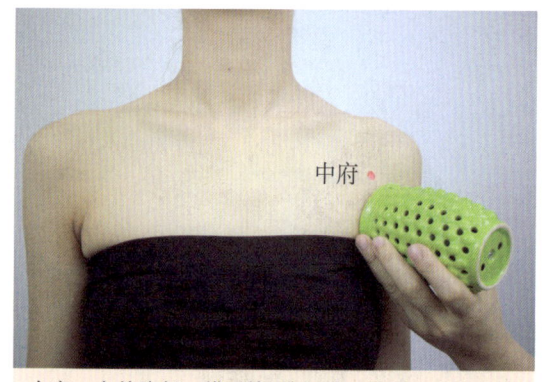

中府：在前胸部，横平第1肋间隙，锁骨下窝外侧，前正中线旁开6寸（即云门下1寸）。

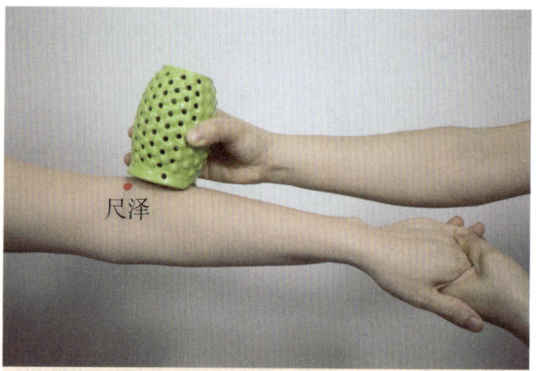

尺泽：在肘前侧，肘横纹上，肱二头肌肌腱桡侧缘凹陷中。

图4-9　刮拭手太阴肺经治疗咳嗽（风寒袭肺证）的穴位

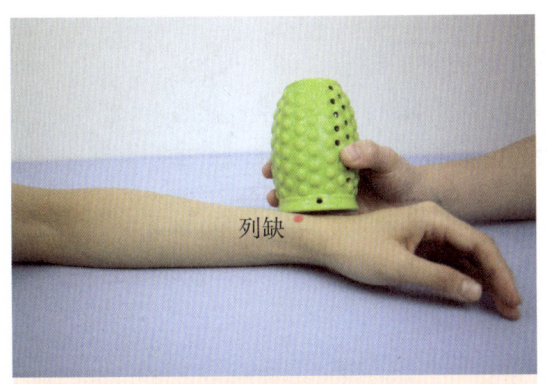
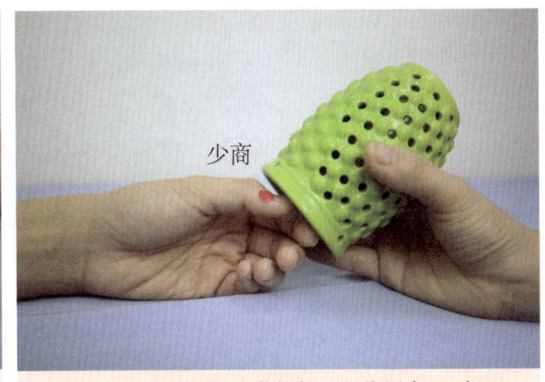

列缺：在前臂外侧，腕掌侧远端横纹上1.5寸，拇短伸肌腱与拇长展肌腱之间，拇长展肌腱沟的凹陷中。

少商：在手指，拇指末节桡侧，距指甲角0.1寸。

图4-9　刮拭手太阴肺经治疗咳嗽（风寒袭肺证）的穴位（续）

3．辨证施膳

宜食宣肺化痰止咳之品，如陈皮水、杏仁茶等。恶寒重，可饮姜糖水、葱白糖水等。

4．注意事项

（1）平时注意气候变化，防寒保暖，加强锻炼，适当进行散步、游泳和打太极拳等运动。

（2）发病期间，保持室内洁净，空气新鲜。注意口腔清洁。饮食有节，忌食冰冻食品和辛辣、香燥、肥甘厚腻之品。忌烟酒。

5．疗程疗效

每4天进行1次温通刮痧治疗，连续治疗2次。第1次治疗后，患者鼻塞好转，流涕停止，恶寒减轻，咳嗽量表评分从13分下降到7分。第2次治疗后，患者精神好，咳嗽量表评分下降到2分，舌色从暗淡转为淡红。

案例 ❷

患者陈某，女性，55岁，因"咳嗽、痰多伴胸闷4天"就诊。患者4天前无明显诱因出现咳嗽咳痰，伴胸闷气促，无夜间阵发性呼吸困难。

现症见：精神疲倦，咳嗽气粗，痰多色黄质黏，难咳，胸胁胀满，咳时引痛，身热，口干而黏欲饮。纳差，眠差，小便调，大便干结。舌红，苔黄腻，脉滑数。

中医诊断：咳嗽（痰热郁肺证）。

西医诊断：肺炎。

1. 温通刮痧辨证思路

四诊合参，患者痰热壅肺，热灼津液，肺失清肃，故咳嗽气粗，痰多色黄质黏，难咳；热伤肺络，故胸胁胀满，咳时引痛；肺热内郁，则有身热，口干而黏欲饮；舌红，苔黄腻，脉滑数均为痰热郁肺之征象。本病病性属实，病位在肺，病变经脉为督脉、足太阳膀胱经、任脉、手太阴肺经、足阳明胃经。

2. 温通刮痧操作

1）手法要求　以泻法为主，刮拭按压力大，速度快。重点穴位刮拭2～3分钟。

2）操作流程

（1）刮拭督脉：采用单边刮法刮拭大椎至至阳，重点揉刮大椎。刮拭的穴位见图4-10。

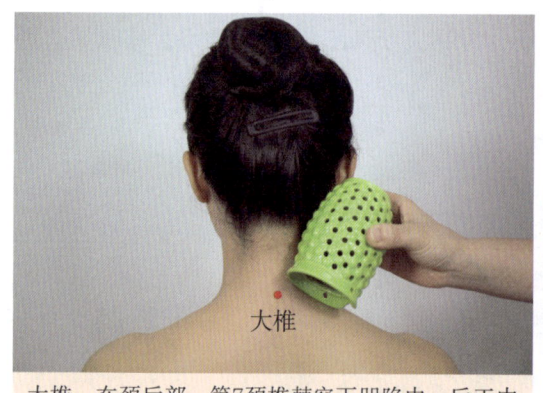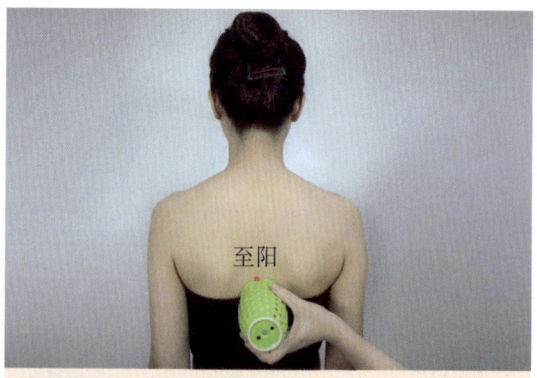

大椎：在颈后部，第7颈椎棘突下凹陷中，后正中线上。

至阳：在背部，第7胸椎棘突下凹陷中，后正中线上。

图4-10　刮拭督脉治疗咳嗽（痰热郁肺证）的穴位

（2）刮拭足太阳膀胱经：采用单边刮法刮拭大杼至风门，风门至肺俞，肺俞至膈俞，重点揉刮风门、肺俞。刮拭的穴位见图4-11。

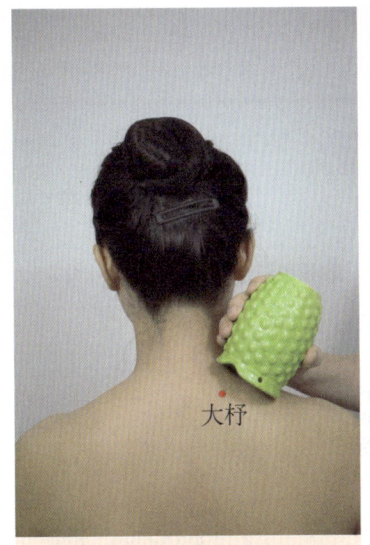

大杼：在背部，第1胸椎棘突下，后正中线旁开1.5寸。

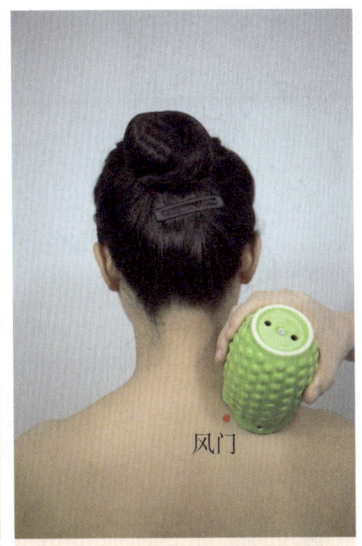

风门：在背部，第2胸椎棘突下，后正中线旁开1.5寸。

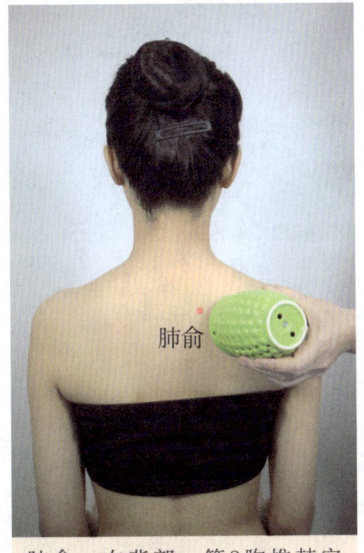

肺俞：在背部，第3胸椎棘突下，后正中线旁开1.5寸。

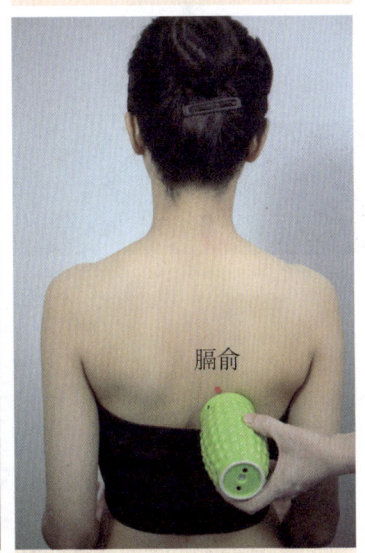

膈俞：在背部，第7胸椎棘突下，后正中线旁开1.5寸。

图4-11　刮拭足太阳膀胱经治疗咳嗽（痰热郁肺证）的穴位

（3）刮拭任脉：采用单边刮法刮拭中庭至廉泉。刮拭的穴位见图4-12。

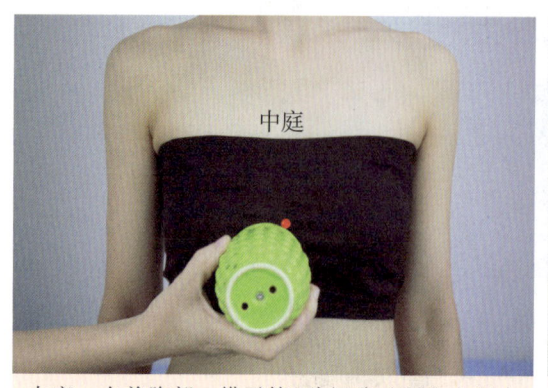
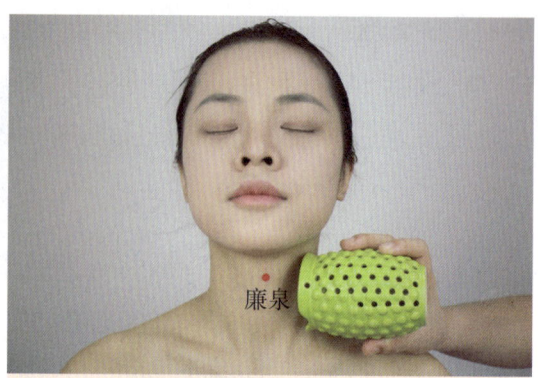

中庭：在前胸部，横平第5肋间隙（剑突尖所在处），前正中线上。

廉泉：在颈前部，甲状软骨上缘（约相当于喉结处）上方，舌骨上缘凹陷中，前正中线上。

图4-12　刮拭任脉治疗咳嗽（痰热郁肺证）的穴位

（4）刮拭手太阴肺经：采用单边刮法刮拭中府至尺泽，顺刮至列缺，再刮至少商，重点点拨尺泽、列缺。刮拭的穴位见图4-13。

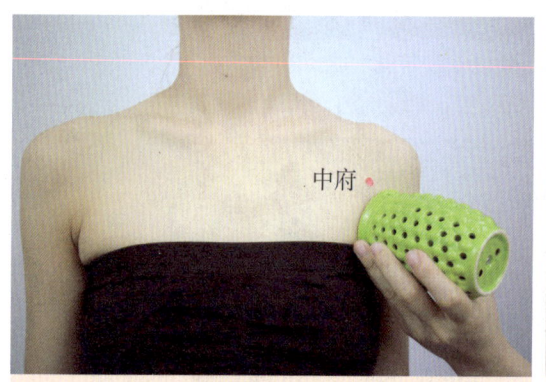
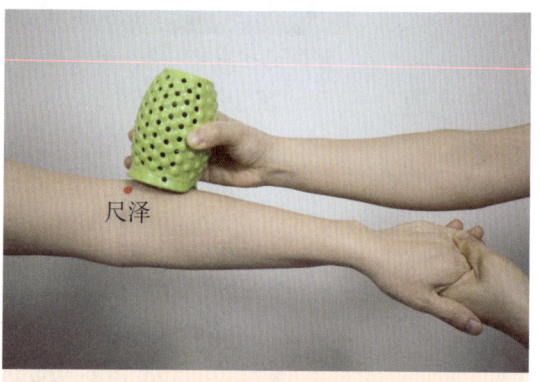

中府：在前胸部，横平第1肋间隙，锁骨下窝外侧，前正中线旁开6寸（即云门下1寸）。

尺泽：在肘前侧，肘横纹上，肱二头肌肌腱桡侧缘凹陷中。

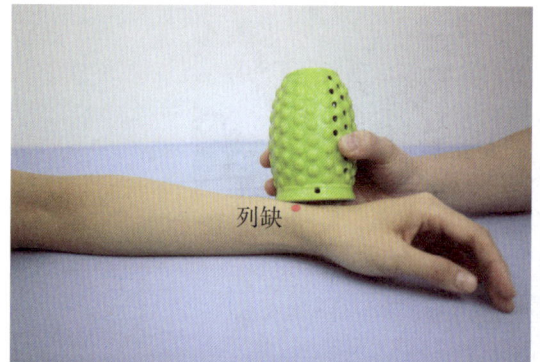
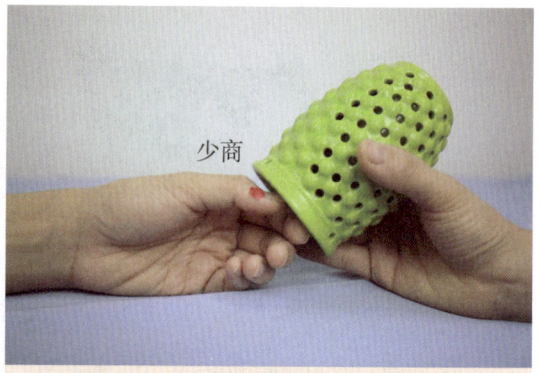

列缺：在前臂外侧，腕掌侧远端横纹上1.5寸，拇短伸肌腱与拇长展肌腱之间，拇长展肌腱沟的凹陷中。

少商：在手指，拇指末节桡侧，距指甲角0.1寸。

图4-13　刮拭手太阴肺经治疗咳嗽（痰热郁肺证）的穴位

（5）刮拭足阳明胃经：采用单边刮法刮拭足三里至丰隆，重点揉刮足三里、丰隆。刮拭的穴位见图4-14。

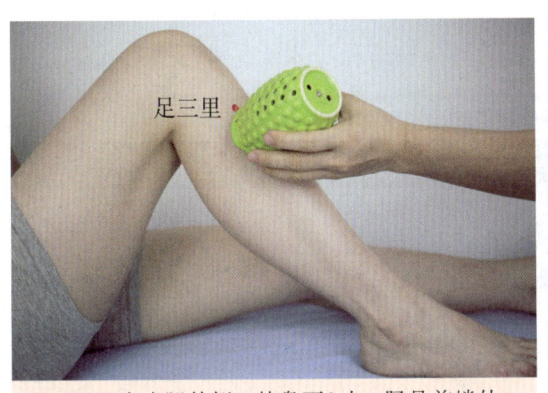
足三里：在小腿外侧，犊鼻下3寸，胫骨前嵴外一横指。

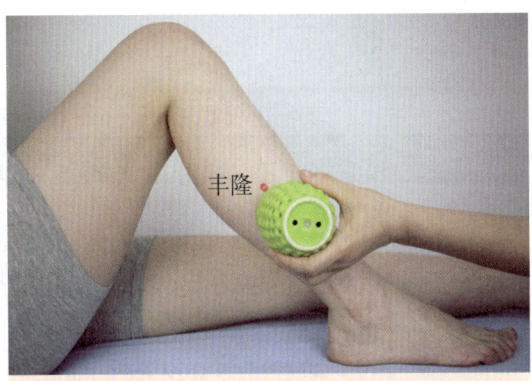
丰隆：在小腿外侧，外踝尖上8寸，胫骨前嵴外二横指。

图4-14 刮拭足阳明胃经治疗咳嗽（痰热郁肺证）的穴位

3．辨证施膳

宜食流质或半流质食物，可喝梨粥、百合粥等。口干，可饮水或饮梨汁、萝卜汁、芦根水、鲜竹沥水。

4．注意事项

（1）平时注意气候变化，防寒保暖，加强锻炼，适当进行散步、游泳和打太极拳等运动。

（2）发病期间，保持室内洁净，空气新鲜。注意口腔清洁。饮食有节，忌食辛辣、香燥、肥甘厚腻之品。忌烟酒。

5．疗程疗效

进行1次温通刮痧治疗。治疗后，患者感觉胸前的胀满感消失，咳嗽量表评分从11分下降到3分，舌色从红转为淡红。

三、肺胀

（一）概述

肺胀多由慢性咳喘病证逐渐加重演变而成，发病缓慢。本病病位在肺，累及脾、肾。平时以本虚为主，复感外邪则虚中夹实。病程日久，肺、脾、肾虚损更趋严重，终致喘脱。西医学的慢性阻塞性肺疾病、慢性肺源性心脏病等属于本病范畴，可参照本病辨证论治。

（二）辨证论治

表4-3总结了肺胀各证型的症状特点及对应的温通刮痧基础治疗方案，包括刮痧手法和选用的经络、穴位。实际操作时，可根据患者的具体病情和身体状况进行适当调整。

表4-3　肺胀各证型的症状特点及对应的温通刮痧基础治疗方案

证型	症状特点	刮痧手法	经络与穴位
外寒内饮证	咳逆喘息不得卧，痰多稀薄，恶寒发热，背冷无汗，渴不多饮，或渴喜热饮，面色青晦。舌暗淡，苔白滑，脉弦紧	以泻法为主，刮拭按压力大，速度快	刮拭足太阳膀胱经（大杼至肺俞）、手太阴肺经（中府至少商）、足阳明胃经（足三里至丰隆）
痰热郁肺证	咳逆喘息气粗，烦躁胸满，痰黄或白，黏稠难咳，或身热微恶寒，有汗不多，溲黄便干，口渴。舌红，苔黄或黄腻，脉数或滑数		刮拭足太阳膀胱经（大杼至肺俞）、任脉（膻中至廉泉，中脘至建里）、手太阴肺经（尺泽至列缺）、足阳明胃经（足三里至丰隆）
痰浊壅肺证	咳喘痰多，色白质黏，短气喘息，稍劳即著，脘痞腹胀，倦怠乏力。舌淡，苔薄腻或浊腻，脉滑		刮拭足太阳膀胱经（大杼至肺俞）、任脉（膻中至廉泉）、手太阴肺经（中府至少商）、足阳明胃经（足三里至丰隆）
肺脾气虚证	咳喘日久，气短，痰多稀白，胸闷腹胀，倦怠懒言，面色白，食少便溏。舌淡，苔白，脉细弱	以补法为主，刮拭按压力小，速度慢	刮拭足太阳膀胱经（大杼至肺俞）、任脉（膻中至廉泉）、手太阴肺经（尺泽至列缺）、足阳明胃经（足三里至丰隆）
肺肾两虚证	呼吸浅短难续，动则喘促更甚，声低气怯，咳嗽，痰白如沫，咳吐不利，胸闷，心悸，形寒汗出。舌淡或紫暗，脉沉细无力或结代		刮拭足太阳膀胱经（大杼至肺俞）、手太阴肺经（尺泽至列缺）、足阳明胃经（足三里至丰隆）

（三）典型案例

**案例 **

患者李某，女性，89岁，因"反复咳嗽咳痰，加重伴气促2天"就诊。患者1周前无明显诱因出现咳嗽咳痰，伴气促，活动后加重，无夜间阵发性呼吸困难，无胸闷胸痛等不适，曾住院治疗，诊断为"慢性阻塞性肺疾病"。2天前患者气促加重，咳嗽咳痰，痰难咳出。

现症见：咳嗽咳痰，痰难咳出，痰多色黄白相间，质黏稠，气促，活动后加重，休息可缓解，稍有胸闷不适。纳一般，可入眠，多梦易醒，夜尿3～4次，大便干结，量少次频。舌淡，苔薄白，脉沉细。

中医诊断：肺胀（肺肾两虚证）。

西医诊断：慢性阻塞性肺疾病急性加重期。

扫码看操作

1. 温通刮痧辨证思路

四诊合参，患者年老体衰，脏腑渐亏，肺脾肾虚，肺虚不能布散津液，津聚为痰，脾虚不能运化水湿，痰湿内生，肾虚不能蒸化水气，痰浊潴留益甚，故咳痰多、难咳；久病及肾，肾不纳气，故气促，动则更甚，夜尿增多；舌淡，苔薄白，脉沉细均为肺肾两虚之征象。本病病性属虚，病位在肺、脾、肾，病变经脉为足太阳膀胱经、手太阴肺经、足阳明胃经。

2. 温通刮痧操作

1）手法要求 以补法为主，刮拭按压力小，速度慢。重点穴位刮拭2～3分钟。

2）操作流程

（1）刮拭足太阳膀胱经：采用单边刮法刮拭大杼至风门，风门至肺俞，重点点拨风门、揉刮肺俞。刮拭的穴位见图4-15。

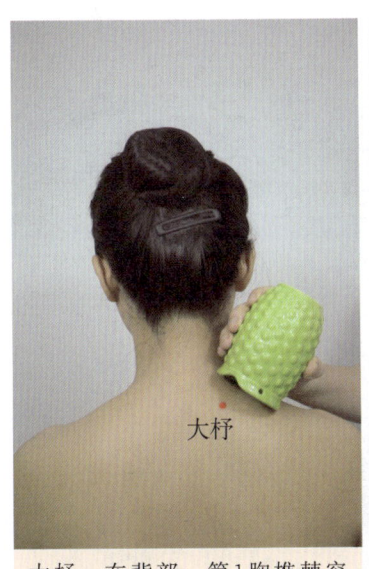

大杼

大杼：在背部，第1胸椎棘突下，后正中线旁开1.5寸。

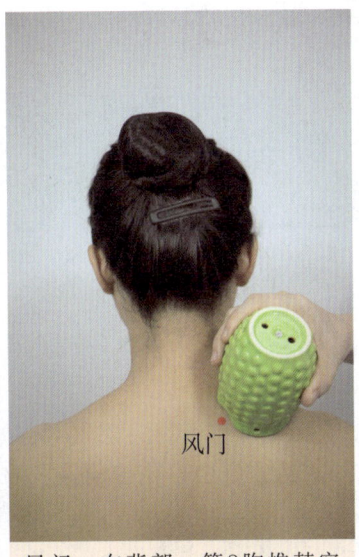

风门

风门：在背部，第2胸椎棘突下，后正中线旁开1.5寸。

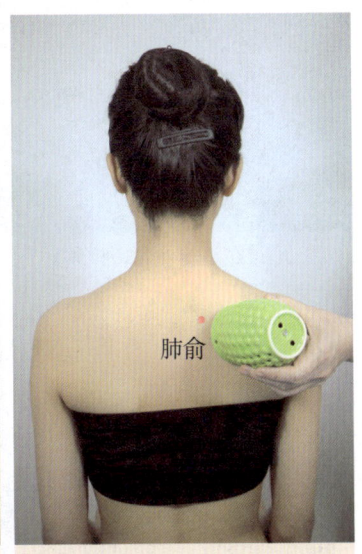

肺俞

肺俞：在背部，第3胸椎棘突下，后正中线旁开1.5寸。

图4-15 刮拭足太阳膀胱经治疗肺胀（肺肾两虚证）的穴位

（2）刮拭手太阴肺经：采用单边刮法刮拭尺泽至列缺，重点点拨尺泽、列缺。刮拭的穴位见图4-16。

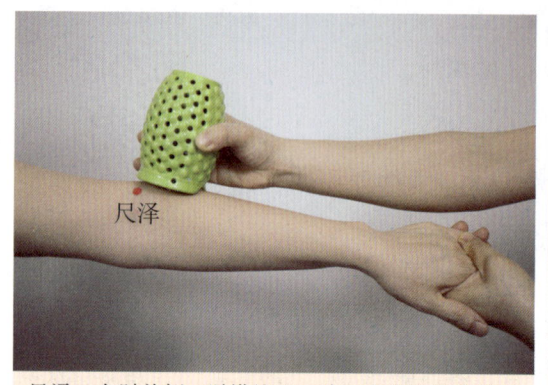
尺泽：在肘前侧，肘横纹上，肱二头肌肌腱桡侧缘凹陷中。

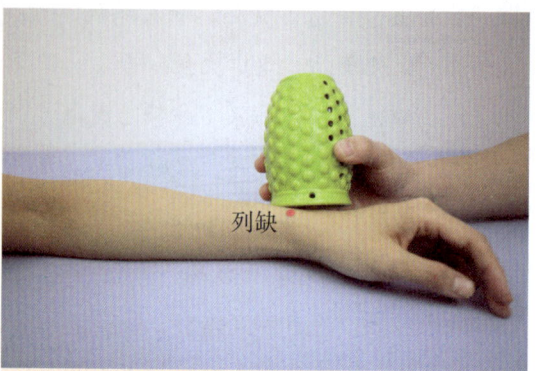
列缺：在前臂外侧，腕掌侧远端横纹上1.5寸，拇短伸肌腱与拇长展肌腱之间，拇长展肌腱沟的凹陷中。

图4-16 刮拭手太阴肺经治疗肺胀（肺肾两虚证）的穴位

（3）刮拭足阳明胃经：采用单边刮法刮拭足三里至丰隆，重点揉刮足三里、丰隆。刮拭的穴位见图4-17。

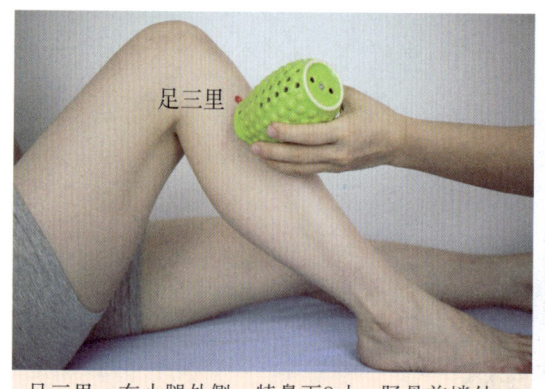
足三里：在小腿外侧，犊鼻下3寸，胫骨前嵴外一横指。

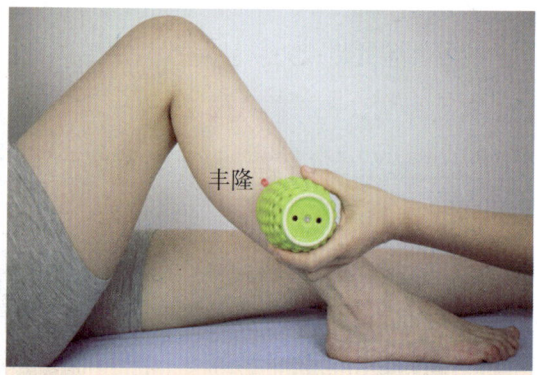
丰隆：在小腿外侧，外踝尖上8寸，胫骨前嵴外二横指。

图4-17 刮拭足阳明胃经治疗肺胀（肺肾两虚证）的穴位

3. 辨证施膳

缓解期可食用补肺健脾益肾之品，如虫草花山药炖老鸭汤、黄芪党参核桃粥、山药芡实白果粥等。

4. 注意事项

（1）注意气候变化，避免风寒外袭，预防感冒、支气管炎等疾病的发生，减少因感染而诱发的疾病急性发作。忌烟酒。

（2）改善环境卫生，做好防尘、防毒、防大气污染的工作。加强个人保护，消除及避免烟雾、粉尘和刺激性气体对呼吸道的影响。

（3）可用冷水洗脸，加强耐寒能力。坚持腹式及缩唇呼吸锻炼。可通过做哑铃操、步行、慢跑、骑自行车及打太极拳等运动，有目的地训练身体机能，进而提高运动耐量和生活质量。

5. 疗程疗效

每周进行2次温通刮痧治疗，配合艾灸八髎，连续治疗3周。治疗后，患者咳嗽咳痰减少，痰由黄白质稠转为白稀痰，易咳，无胸闷，夜尿减少至2~3次。

案例 ❷

患者朱某，男性，69岁，因"反复咳嗽咳痰气促，胸闷伴发热3天"就诊。患者1周前受凉后出现咳嗽咳痰，伴胸闷、气促，活动后加重，无夜间阵发性呼吸困难。3天前患者气促加重，咳嗽咳痰，痰难咳出，胸闷，体温38.4℃。

现症见：咳嗽咳痰，咳黄白泡沫黏痰，量多难咳，气促，活动后加重，有少许胸闷，恶心欲吐，发热汗出，鼻塞，流清涕。纳少，眠一般，小便常，大便调。舌暗红，苔白稍腻，脉滑。平素有吸烟的习惯。

中医诊断：肺胀（痰浊壅肺证）。

西医诊断：慢性阻塞性肺疾病急性加重期。

1. 温通刮痧辨证思路

四诊合参，患者久嗜吸烟，烟毒损伤肺络，肺气受伤；子盗母气，累及脾胃，脾气受损，水湿疏布失司，痰湿内生；痰阻气机，上犯于肺，肺失宣降，故反复咳嗽、咳痰、气促。痰浊阻结于内，气道不畅，肺气壅滞，气还肺间，故胸闷。痰从寒化饮，则痰呈泡沫状。肺脾虚弱，复加气因痰阻，故活动后加重。痰浊蕴于中焦，脾失健运，升降失常，故纳少泛恶。肺虚卫表不固，故受凉易感，出现外感症状。舌暗红，苔白稍腻，脉滑皆为痰浊壅肺之征象。本病病性属实，病位在肺、脾、胃，病变经脉为足太阳膀胱经、任脉、手太阴肺经、足阳明胃经。

2. 温通刮痧操作

1) 手法要求　以泻法为主，刮拭按压力大，速度快。刮拭任脉时手法宜轻，动作宜慢。重点穴位刮拭2~3分钟。

2）操作流程

（1）刮拭足太阳膀胱经：采用单边刮法刮拭大杼至风门，风门至肺俞，重点点拨风门、揉刮肺俞。刮拭的穴位见图4-18。

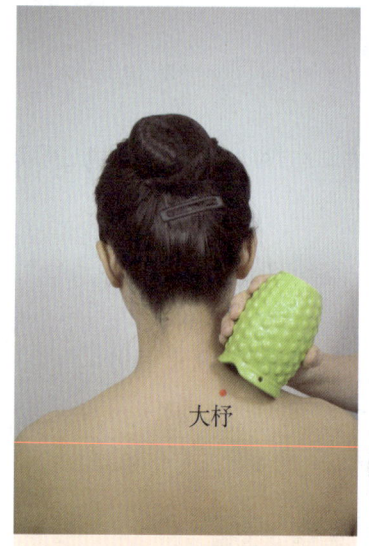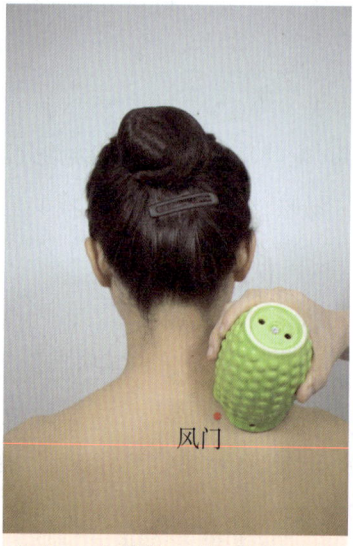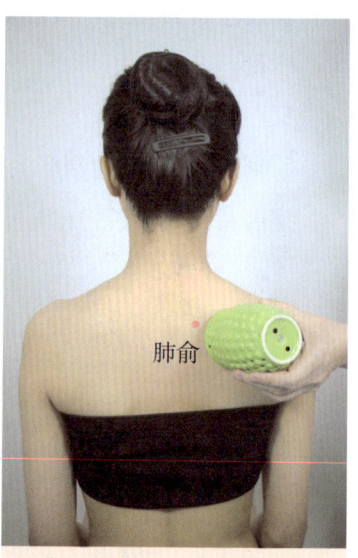

大杼：在背部，第1胸椎棘突下，后正中线旁开1.5寸。

风门：在背部，第2胸椎棘突下，后正中线旁开1.5寸。

肺俞：在背部，第3胸椎棘突下，后正中线旁开1.5寸。

图4-18 刮拭足太阳膀胱经治疗肺胀（痰浊壅肺证）的穴位

（2）刮拭任脉：采用单边刮法刮拭膻中至廉泉，重点揉刮膻中。刮拭的穴位见图4-19。

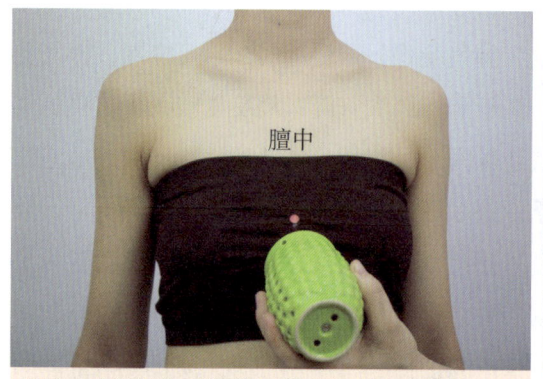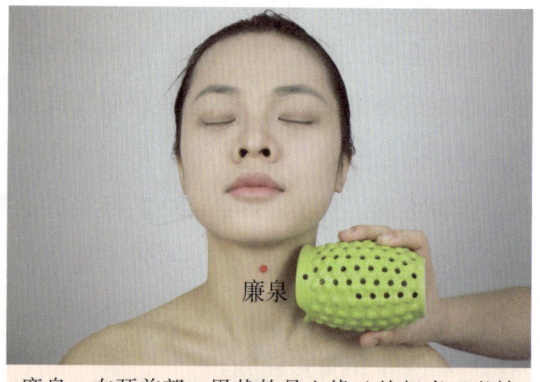

膻中：在前胸部，横平第4肋间隙，前正中线上。

廉泉：在颈前部，甲状软骨上缘（约相当于喉结处）上方，舌骨上缘凹陷中，前正中线上。

图4-19 刮拭任脉治疗肺胀（痰浊壅肺证）的穴位

（3）刮拭手太阴肺经：采用单边刮法刮拭中府至尺泽，顺刮至列缺，再刮至少商，重点点拨尺泽、列缺。刮拭的穴位见图4-20。

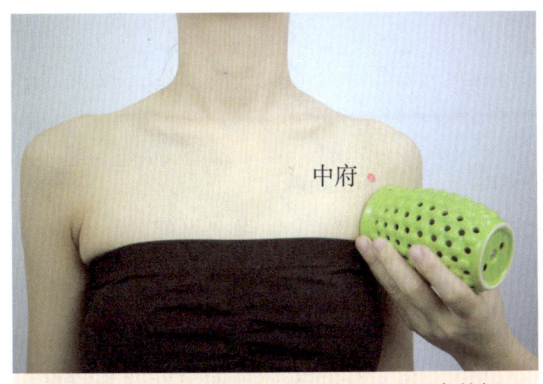
中府：在前胸部，横平第1肋间隙，锁骨下窝外侧，前正中线旁开6寸（即云门下1寸）。

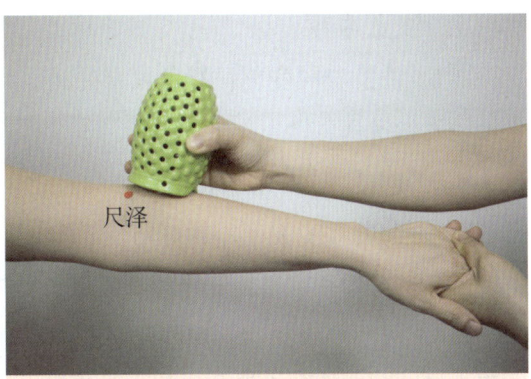
尺泽：在肘前侧，肘横纹上，肱二头肌肌腱桡侧缘凹陷中。

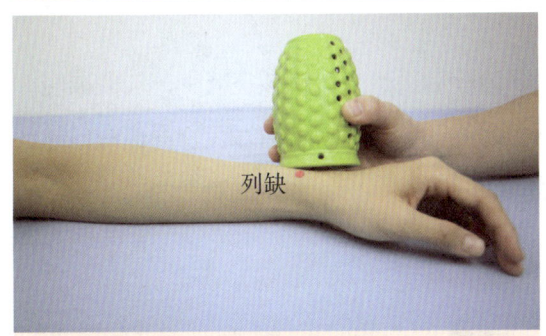
列缺：在前臂外侧，腕掌侧远端横纹上1.5寸，拇短伸肌腱与拇长展肌腱之间，拇长展肌腱沟的凹陷中。

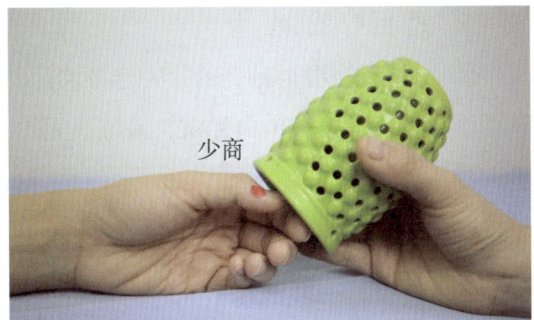
少商：在手指，拇指末节桡侧，距指甲角0.1寸。

图4-20 刮拭手太阴肺经治疗肺胀（痰浊壅肺证）的穴位

（4）刮拭足阳明胃经：采用单边刮法刮拭足三里至丰隆，重点揉刮足三里、丰隆。刮拭的穴位见图4-21。

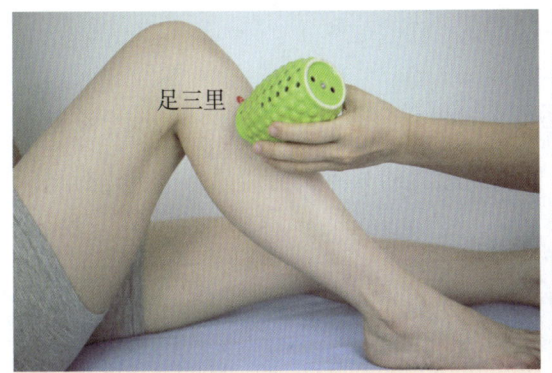
足三里：在小腿外侧，犊鼻下3寸，胫骨前嵴外一横指。

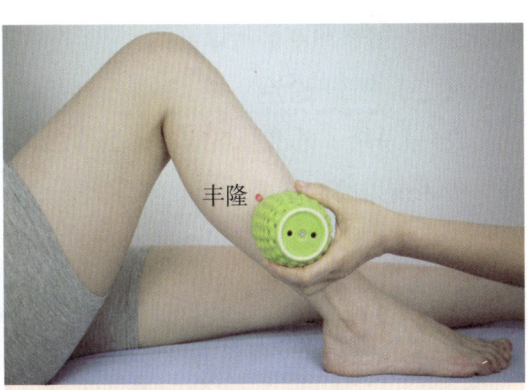
丰隆：在小腿外侧，外踝尖上8寸，胫骨前嵴外二横指。

图4-21 刮拭足阳明胃经治疗肺胀（痰浊壅肺证）的穴位

3. 辨证施膳

宜食利湿化痰之品，如陈皮薏苡仁粥、半夏白术杏仁粥、橘红茯苓瘦肉汤等。

4. 注意事项

（1）注意气候变化，避免风寒外袭，预防感冒、支气管炎等疾病的发生，减少因感染而诱发的疾病急性发作。

（2）饮食有节，忌食糯米、甜食、肥肉等助湿生痰之品。忌烟酒。

（3）改善环境卫生，做好防尘、防毒、防大气污染的工作。加强个人保护，消除及避免烟雾、粉尘和刺激性气体对呼吸道的影响。

（4）可用冷水洗脸，加强耐寒能力。坚持腹式及缩唇呼吸锻炼。可通过做哑铃操、步行、慢跑、骑自行车及打太极拳等运动，有目的地训练身体机能，进而提高运动耐量和生活质量。

5. 疗程疗效

每周进行2次温通刮痧治疗，连续治疗3周。治疗后，患者咳嗽咳痰减少，气促减轻，痰由黄白泡沫黏痰转为白稀痰，易咳，无胸闷，无鼻塞、流涕，胃纳好转，舌苔由白腻转为薄白。

四、风温肺热病

（一）概述

风温肺热病是风温病与肺热病的合称，是由感受风热病毒引起的一种急性外感热病，该病起病急、病情重、传变快，四季皆可发病，但以冬春两季多发。临床常见咳嗽、咳痰、寒战、高热、胸痛、呼吸困难等表现。本病病位在肺，与心、肝、肾关系密切。病分虚、实两类，以实者居多。西医学的急性肺炎、急性支气管炎等急性肺部感染性疾病属于本病范畴，可参照本病辨证论治。

（二）辨证论治

表4-4总结了风温肺热病各证型的症状特点及对应的温通刮痧基础治疗方案，包括刮痧手法和选用的经络、穴位。实际操作时，可根据患者的具体病情和身体状况进行适当调整。

表4-4 风温肺热病各证型的症状特点及对应的温通刮痧基础治疗方案

证型	症状特点	刮痧手法	经络与穴位
风寒袭肺证	咳嗽声重，气急，咽痒，咳痰色白稀薄，常伴鼻塞、流清涕、头痛，肢体酸楚，或见恶寒发热、无汗等表证。舌淡红，苔薄白，脉浮或浮紧	以泻法为主，刮拭按压力大，速度快	刮拭足太阳膀胱经（大杼至肺俞）、手太阴肺经（中府至少商）
风热犯肺证	咳嗽频剧，气粗或咳声嘶哑，喉燥咽痛，咳痰不爽，痰黏稠或黄，咳时汗出，常伴流黄涕、口渴、头痛，或见恶风、身热等表证。舌红，苔薄黄，脉浮数或浮滑		刮拭督脉（风府至至阳）、足太阳膀胱经（天柱至脾俞）、手太阴肺经（尺泽至列缺）
风燥伤肺证	干咳，连声作呛，喉痒，咽喉干痛，唇鼻干燥，无痰或痰少而黏，不易咳出，或痰中带有血丝，口干，初起或伴鼻塞、头痛、微寒、身热等表证。舌红干少津，苔薄白或薄黄，脉浮数或小数		刮拭督脉（风府至至阳）、足太阳膀胱经（大杼至风门）、手太阴肺经（中府至少商）
痰热郁肺证	咳嗽，气粗息促，痰多质黏厚或黄稠，咳吐不爽，或夹血痰，胸胁胀满，咳时引痛，口干而黏，欲饮水，鼻塞、流浊涕，咽痛声哑。舌红，苔薄黄或腻，脉滑数		刮拭足太阳膀胱经（大杼至肺俞）、手太阴肺经（中府至少商）、足阳明胃经（足三里至丰隆）

（三）典型案例

患者钱某，女性，76岁，因"咳嗽咳痰伴发热2天"就诊。患者2天前出现咳嗽咳痰，夜咳较明显，痰少色黄质黏，不易咳出，恶寒发热，体温最高39.6℃。

现症见：恶寒发热，汗出，咳嗽咳痰，夜咳较明显，痰少色黄质黏，不易咳出，口干，无口苦，右头枕部疼痛，周身烦痛，腹胀。纳眠差，二便调。舌暗红，苔微黄厚，脉浮滑。

中医诊断：风温肺热病（痰热郁肺证）。

西医诊断：急性肺炎。

扫码看操作

1. 温通刮痧辨证思路

四诊合参,患者因调摄不慎,感受风温之邪,故见恶寒发热、周身烦痛等外感表现;风温邪毒与肺内素有的痰湿相结,故咳嗽咳痰;痰浊内蕴,化热而成痰热,故痰少色黄质黏,不易咳出;舌暗红,苔微黄厚,脉浮滑均为痰热郁肺之征象。本病病性属实,病位在肺、脾、胃,病变经脉为足太阳膀胱经、手太阴肺经、足阳明胃经。

2. 温通刮痧操作

1)手法要求 以泻法为主,刮拭按压力大,速度快。重点穴位刮拭2~3分钟。

2)操作流程

(1)刮拭足太阳膀胱经:采用单边刮法刮拭大杼至风门,风门至肺俞,重点点拨风门、揉刮肺俞。刮拭的穴位见图4-22。

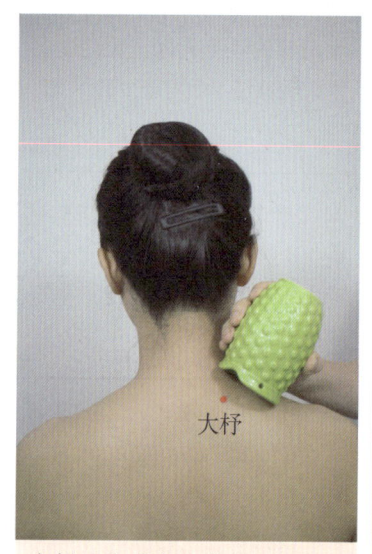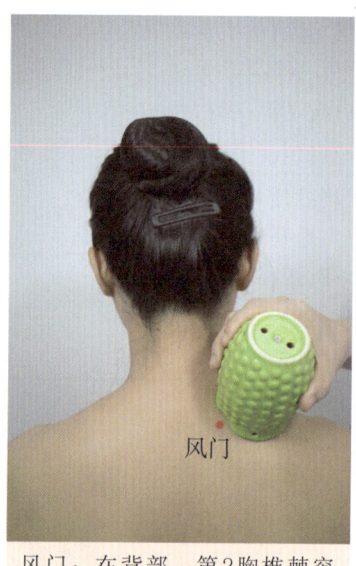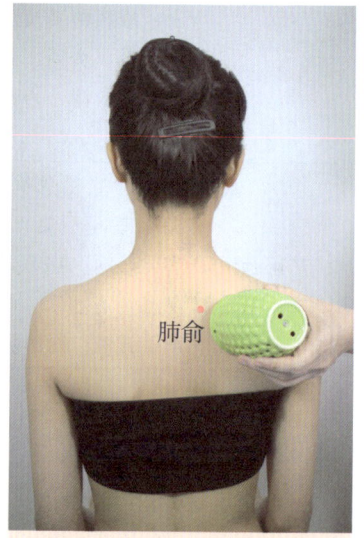

大杼:在背部,第1胸椎棘突下,后正中线旁开1.5寸。

风门:在背部,第2胸椎棘突下,后正中线旁开1.5寸。

肺俞:在背部,第3胸椎棘突下,后正中线旁开1.5寸。

图4-22 刮拭足太阳膀胱经治疗风温肺热病(痰热郁肺证)的穴位

(2)刮拭手太阴肺经:采用单边刮法刮拭中府至尺泽,顺刮至列缺,再刮至少商。刮拭的穴位见图4-23。

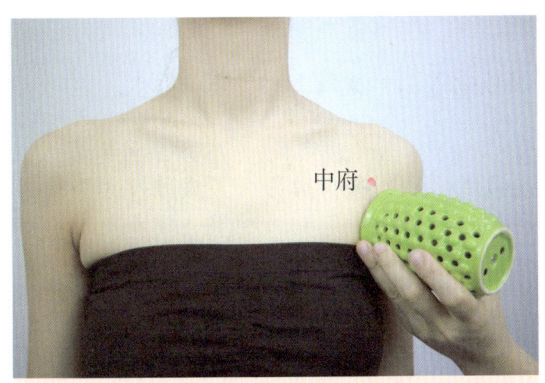
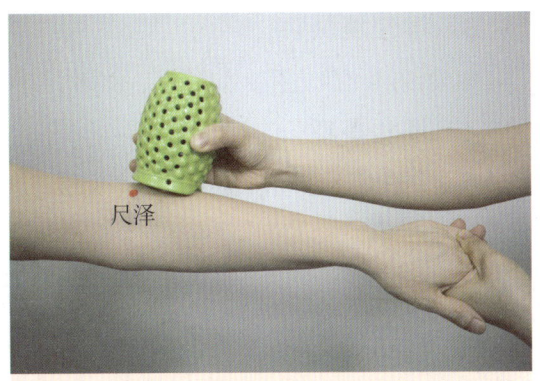

中府：在前胸部，横平第1肋间隙，锁骨下窝外侧，前正中线旁开6寸（即云门下1寸）。

尺泽：在肘前侧，肘横纹上，肱二头肌肌腱桡侧缘凹陷中。

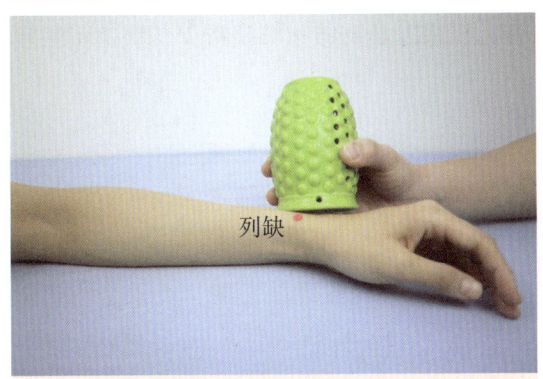
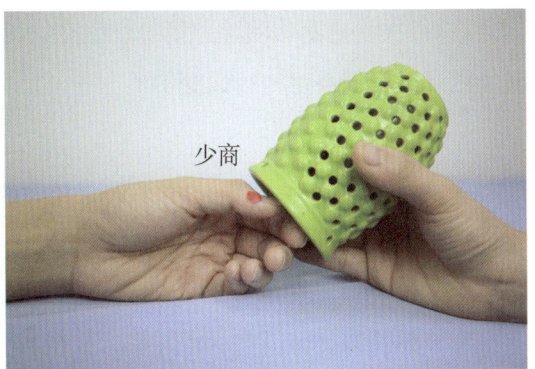

列缺：在前臂外侧，腕掌侧远端横纹上1.5寸，拇短伸肌腱与拇长展肌腱之间，拇长展肌腱沟的凹陷中。

少商：在手指，拇指末节桡侧，距指甲角0.1寸。

图4-23 刮拭手太阴肺经治疗风温肺热病（痰热郁肺证）的穴位

（3）刮拭足阳明胃经：采用单边刮法刮拭足三里至丰隆，重点揉刮足三里、丰隆。刮拭的穴位见图4-24。

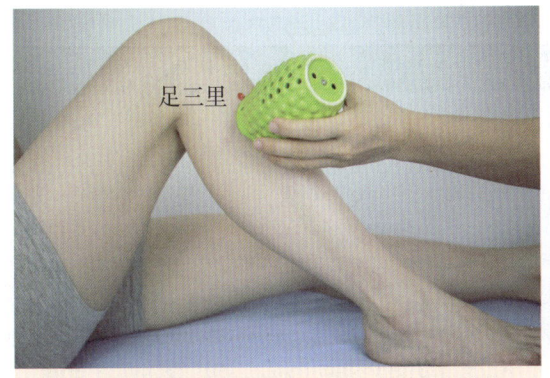
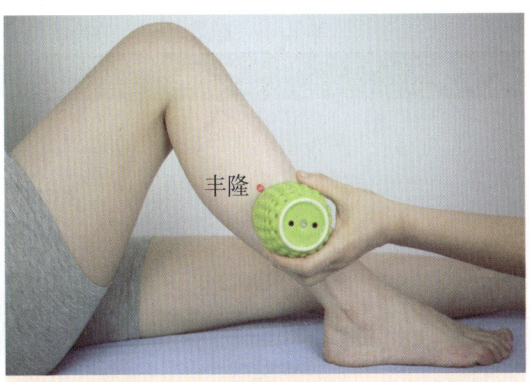

足三里：在小腿外侧，犊鼻下3寸，胫骨前嵴外一横指。

丰隆：在小腿外侧，外踝尖上8寸，胫骨前嵴外二横指。

图4-24 刮拭足阳明胃经治疗风温肺热病（痰热郁肺证）的穴位

3. 辨证施膳

宜食清热化痰之品，如梨粥、藕粥、海带绿豆粥等，可饮藕节水、鲜芦根水。

4. 注意事项

（1）平时注意气候变化，防寒保暖，加强锻炼，适当进行散步、游泳和打太极拳等运动。

（2）发病期间，保持室内洁净，空气新鲜。注意口腔清洁。饮食有节，忌食辛辣刺激之品和海腥发物。忌烟酒。

（3）疾病流行季节，可用贯众、板蓝根、大青叶煎水服用以预防。

5. 疗程疗效

进行2次温通刮痧治疗。第2次治疗后，患者无恶寒发热，咳嗽咳痰减少，痰由黄黏痰转为白稀痰，周身疼痛得以缓解。

五、眩晕

（一）概述

眩晕是以目眩与头晕为主要表现的病证。目眩是指眼花或眼前发黑，头晕是指感觉自身或外界景物旋转。二者常并见，故统称为"眩晕"。轻者闭目即止，重者如坐车船，旋转不定，不能站立，或伴恶心、呕吐、汗出，甚则昏倒等症状。本病病机复杂，主要有风、火、痰、瘀、虚。西医学的高血压、颈椎病、后循环缺血、梅尼埃病等以眩晕为主要症状者属于本病范畴，可参照本病辨证论治。

（二）辨证论治

表4-5总结了眩晕各证型的症状特点及对应的温通刮痧基础治疗方案，包括刮痧手法和选用的经络、穴位。实际操作时，可根据患者的具体病情和身体状况进行适当调整。

表4-5　眩晕各证型的症状特点及对应的温通刮痧基础治疗方案

证型	症状特点	刮痧手法	经络与穴位
肝阳上亢证	头晕头痛，口干口苦，面红目赤，烦躁易怒，小便黄赤，大便秘结。舌红，苔薄黄，脉弦细有力	以泻法为主，刮拭按压力大，速度快	刮拭督脉（印堂至风府，大椎至长强）、足太阳膀胱经（天柱，肺俞至肾俞）、足少阳胆经（风池至肩井）
瘀血阻窍证	头晕阵作，头痛经久不愈，固定不移，偏身麻木，胸闷，时有心前区痛，口唇发绀。舌紫，苔薄白，脉弦细涩		刮拭督脉（印堂至风府）、足太阳膀胱经（天柱至肾俞）、足少阳胆经（风池至肩井）

续表

证型	症状特点	刮痧手法	经络与穴位
痰湿内盛证	头晕头痛，头重如裹，困倦乏力，胸闷，腹胀痞满，少食多寐，呕吐痰涎，肢体沉重。舌胖，苔腻，脉濡滑	以泻法为主，刮拭按压力大，速度快	刮拭督脉（印堂至风府）、足太阳膀胱经（肝俞至肾俞）、足少阳胆经（风池至肩井）
肝肾阴虚证	头晕耳鸣，目涩，咽干，五心烦热，盗汗，不寐多梦，腰膝酸软，小便热赤，大便干涩。舌红，少苔，脉细数或细弦	以补法为主，刮拭按压力小，速度慢	刮拭督脉（百会至长强）、足太阳膀胱经（肝俞至肾俞）、足少阳胆经（风池至肩井）
肾精不足证	头晕眼花，头痛耳鸣，形寒肢冷，心悸气短，腰膝酸软，遗精阳痿，夜尿频多，大便溏薄。舌淡胖，苔白，脉沉弱		刮拭督脉（风府至长强）、足太阳膀胱经（天柱，肺俞至肾俞）

（三）典型案例

案例 ❶

患者陈某，男性，77岁，因"头晕4年，加重2天"就诊。患者4年前无明显诱因反复出现头晕头胀，无天旋地转感，无恶心呕吐，无头痛，无发热，休息数秒可缓解。2天前患者自觉头晕加重。

现症见：神清，精神疲倦，头晕头胀，有昏沉感、脚踩棉花感，伴双下肢乏力，双下肢轻度震颤。纳可，眠差，夜尿3～4次，大便尚可。舌暗红，少苔，苔黄，脉弦滑。平素性情急躁易怒。查体：血压170/98 mmHg。

中医诊断：眩晕（肝阳上亢证）。

西医诊断：高血压。

扫码看操作

1. 温通刮痧辨证思路

四诊合参，患者平素性情暴逆，恼怒太过，气郁化火，日久肝阴被耗，肝阳失敛而上亢，阳生风动，扰乱清窍，发为眩晕；舌暗红，少苔，苔黄，脉弦滑均为肝阳上亢之征象。本病病性属实，病位在脑，与肝、肾相关，病变经脉为督脉、足太阳膀胱经、足少阳胆经。

2. 温通刮痧操作

1）手法要求　以泻法为主，刮拭按压力大，速度快。重点穴位刮拭2~3分钟。

2）操作流程

（1）刮拭督脉：采用单边刮法刮拭印堂至风府；继续采用单边刮法刮拭大椎至长强，重点揉刮大椎。刮拭的穴位见图4-25。

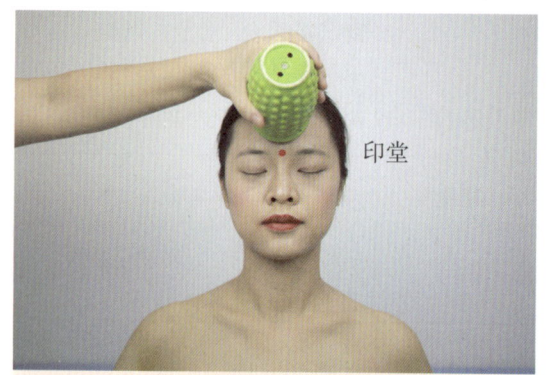

印堂：在头部，两眉毛内侧端中间的凹陷中。

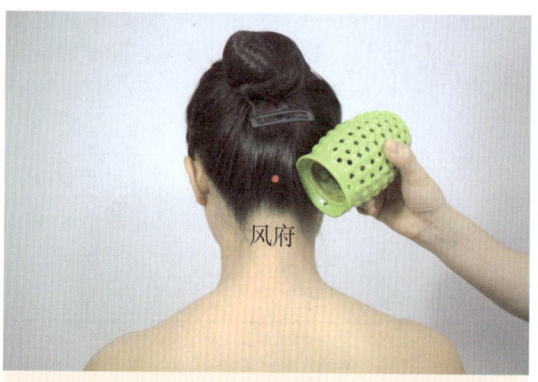

风府：在颈后部，后发际正中直上1寸，枕外隆凸直下，两侧斜方肌之间的凹陷中。

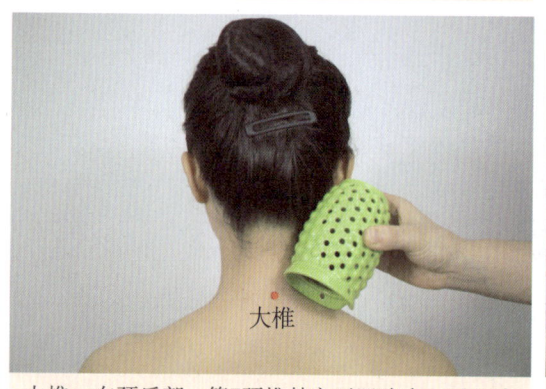

大椎：在颈后部，第7颈椎棘突下凹陷中，后正中线上。

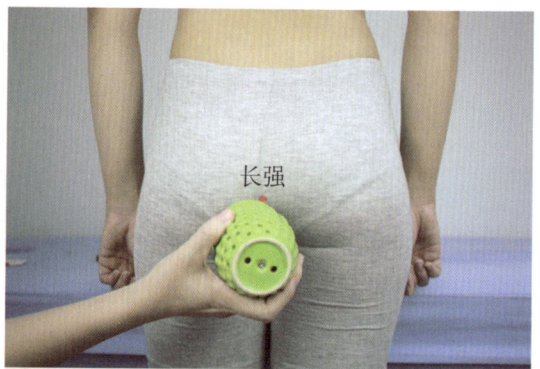

长强：在会阴部，尾骨下方，尾骨端与肛门连线的中点处。

图4-25　刮拭督脉治疗眩晕（肝阳上亢证）的穴位

（2）刮拭足太阳膀胱经：采用揉刮法刮拭天柱，采用单边刮法刮拭肺俞至肾俞。刮拭的穴位见图4-26。

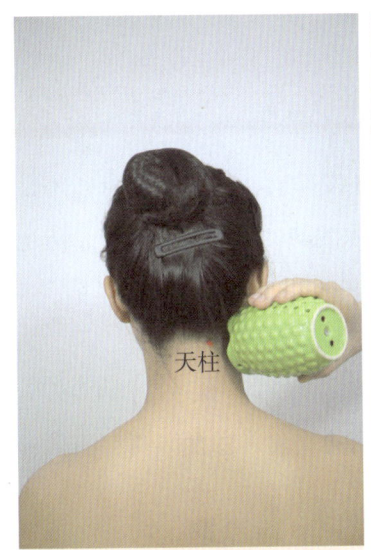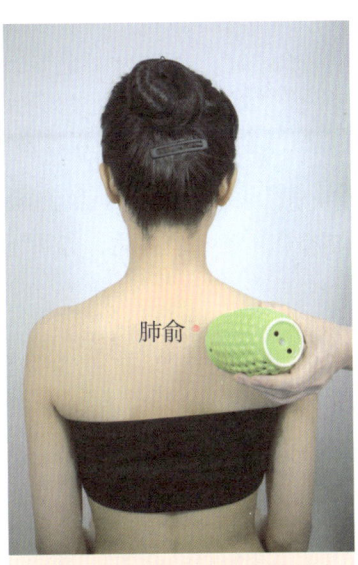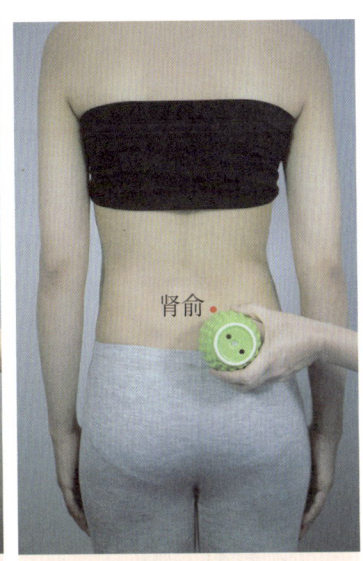

天柱：在颈后部，后发际正中旁开1.3寸，斜方肌外缘凹陷中。

肺俞：在背部，第3胸椎棘突下，后正中线旁开1.5寸。

肾俞：在腰部，第2腰椎棘突下，后正中线旁开1.5寸。

图4-26　刮拭足太阳膀胱经治疗眩晕（肝阳上亢证）的穴位

（3）刮拭足少阳胆经：采用单边刮法刮拭风池至肩井。刮拭的穴位见图4-27。

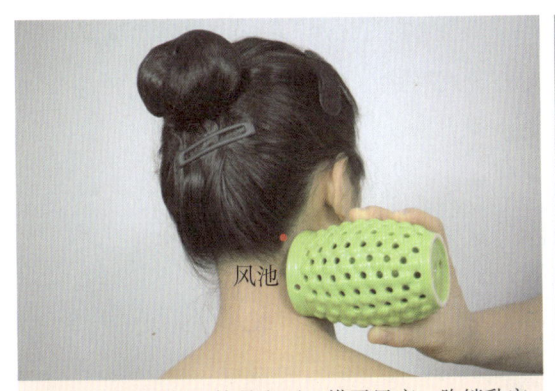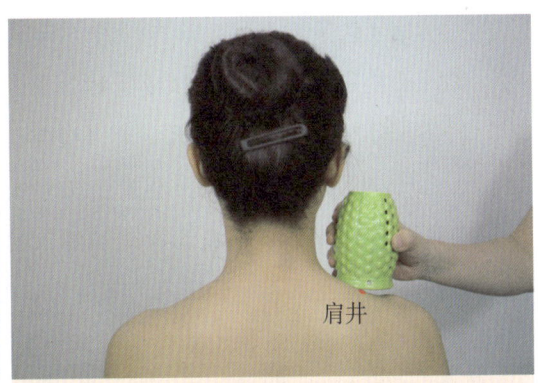

风池：在颈后部，枕骨之下，横平风府，胸锁乳突肌与斜方肌之间的凹陷中。

肩井：在肩上，第7颈椎棘突与肩峰最外侧点连线的中点。

图4-27　刮拭足少阳胆经治疗眩晕（肝阳上亢证）的穴位

3. 辨证施膳

宜食平肝潜阳之品，如夏枯草瘦肉汤、天麻鱼头汤等。血压高时，可用钩藤、菊花泡水饮用。

4. 注意事项

（1）病室应保持安静舒适，空气新鲜，光线不宜过强。

（2）眩晕轻者，可适当休息，不宜过度疲劳。眩晕急性发作时，应卧床休息，闭目养神，减少头部晃动，切勿摇动床架。眩晕缓解后，方可下床活动，下床动作宜慢，防止跌倒。

（3）避免强光刺激，外出时佩戴太阳眼镜，不宜从事高空工作。

（4）自我监测血压，如实做好记录，以供临床治疗参考。

（5）正确选择高维生素、高钙、低脂肪、低胆固醇、低盐饮食。忌食辛辣、油腻、黏滑等动火生痰之品。戒烟限酒。

5. 疗程疗效

每3天进行1次温通刮痧治疗（实际操作中，可根据痧象的消退情况，适当缩短治疗间隔），连续治疗3次为1个疗程。第1个疗程结束后，患者头晕症状减轻，血压较前平稳。

案例 ❷

患者江某，女性，76岁，因"头晕2年，加重8天"就诊。患者2年前无明显诱因反复出现头晕头胀，转颈时加重，无天旋地转感，健忘，站立及行走时易跌仆，时有腰部疼痛。8天前患者自觉头晕加重。

现症见：神清，精神萎靡，头晕头胀，转颈时加重，健忘，站立及行走时易跌仆，左侧腰部胀痛，四肢不温，怕冷。纳可，少寐多梦，小便难控制，夜尿4～5次，大便调。舌暗淡，苔薄白，脉沉。

中医诊断：眩晕（肾精不足证）。

西医诊断：颈椎病。

1. 温通刮痧辨证思路

四诊合参，患者年老，肾精亏虚，不能生髓，无以充养于脑，故头晕；脑髓不充，故健忘；肾主骨，精髓不足，骨骼失养，则站立及行走时易跌仆；腰为肾之府，肾虚腰府失养，则腰部胀痛；肾精不足，心肾不交，故少寐多梦；阳虚则精神萎靡，四肢不温，怕冷,夜尿多;舌暗淡,苔薄白,脉沉均为肾精不足之征象。本病病性属虚,病位在脑,与肾相关,病变经脉为督脉、足太阳膀胱经。

2. 温通刮痧操作

1)手法要求 以补法为主,刮拭按压力小,速度慢。重点穴位刮拭2~3分钟。

2)操作流程

(1)刮拭督脉:采用单边刮法刮拭风府至大椎,重点点拨大椎;继续采用单边刮法刮拭大椎至长强。刮拭的穴位见图4-28。

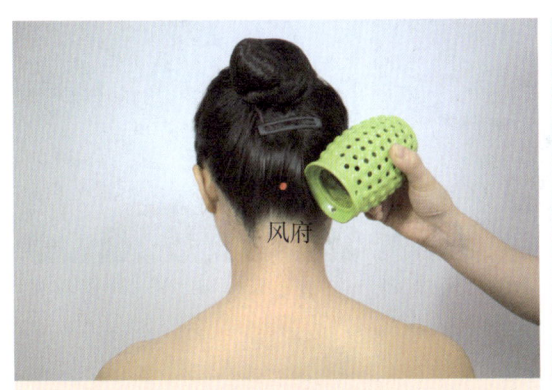

风府:在颈后部,后发际正中直上1寸,枕外隆凸直下,两侧斜方肌之间的凹陷中。

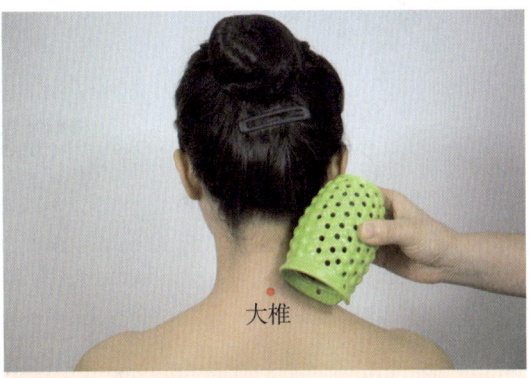

大椎:在颈后部,第7颈椎棘突下凹陷中,后正中线上。

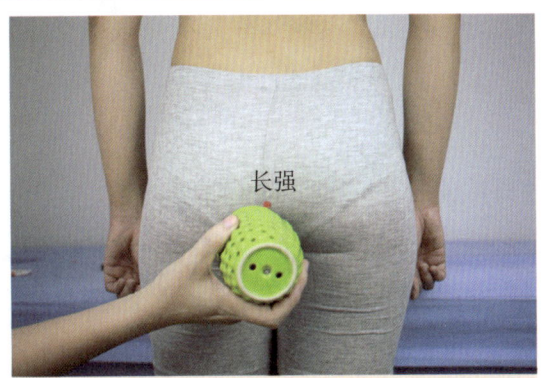

长强:在会阴部,尾骨下方,尾骨端与肛门连线的中点处。

图4-28 刮拭督脉治疗眩晕(肾精不足证)的穴位

（2）刮拭足太阳膀胱经：采用揉刮法刮拭天柱，采用单边刮法刮拭肺俞至肾俞。刮拭的穴位见图4-29。

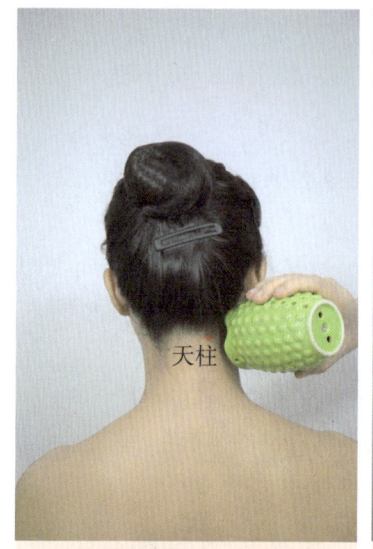
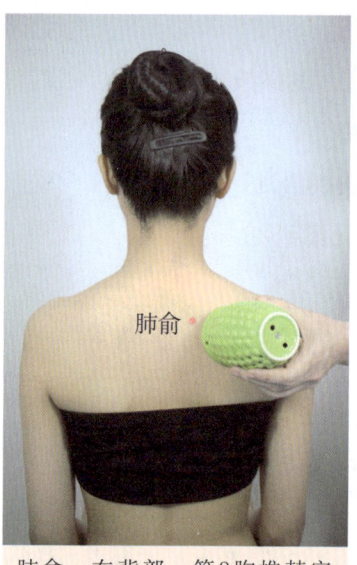
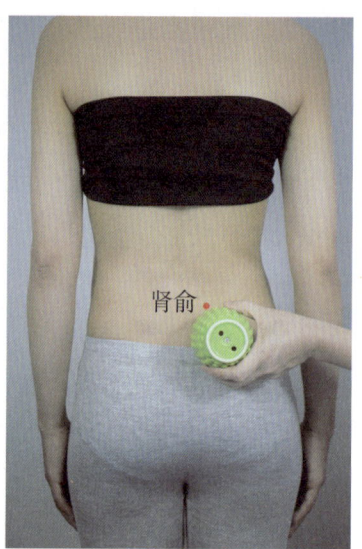

天柱：在颈后部，后发际正中旁开1.3寸，斜方肌外缘凹陷中。

肺俞：在背部，第3胸椎棘突下，后正中线旁开1.5寸。

肾俞：在腰部，第2腰椎棘突下，后正中线旁开1.5寸。

图4-29　刮拭足太阳膀胱经治疗眩晕（肾精不足证）的穴位

3．辨证施膳

宜食补肾益精之品，如枸杞子熟地炖乳鸽、肉苁蓉羊肾粥、杜仲核桃猪腰汤等药膳，以及黑芝麻、黑木耳、黑豆等食物。

4．注意事项

（1）病室应保持安静舒适，空气新鲜，光线不宜过强。

（2）眩晕轻者可适当休息，不宜过度疲劳。眩晕急性发作时，应卧床休息，闭目养神，减少头部晃动，切勿摇动床架。眩晕缓解后，方可下床活动，下床动作宜慢，防止跌倒。

（3）避免强光刺激，外出时佩戴太阳眼镜，不宜从事高空工作。

（4）自我监测血压，如实做好记录，以供临床治疗参考。

（5）正确选择高维生素、高钙、低脂肪、低胆固醇、低盐饮食。戒烟限酒。

5．疗程疗效

每周进行2次温通刮痧治疗（实际操作中，可根据痧象的消退情况，适当缩短治疗间隔），连续治疗3次为1个疗程。第1个疗程结束后，患者头晕症状减轻，腰痛较前缓解，睡眠有所改善。

六、不寐

（一）概述

不寐，又称失眠，是由心神失养或心神不安所致，以经常不能获得正常睡眠为特征的一类病证。临床主要表现为睡眠时间和深度的不足，其程度轻重有别，轻者入睡困难，或寐而不酣，时寐时醒，或醒后不能再寐，重者则彻夜不寐。每因饮食不节、情志失调、劳逸过度、病后体虚等因素引起。西医学的慢性消化不良、贫血、动脉粥样硬化等以不寐为主要症状者属于本病范畴，可参照本病辨证论治。

（二）辨证论治

表4-6总结了不寐各证型的症状特点及对应的温通刮痧基础治疗方案，包括刮痧手法和选用的经络、穴位。实际操作时，可根据患者的具体病情和身体状况进行适当调整。

表4-6 不寐各证型的症状特点及对应的温通刮痧基础治疗方案

证型	症状特点	刮痧手法	经络与穴位
肝火扰心证	不寐多梦，甚则彻夜不眠，急躁易怒，伴头晕头胀，目赤耳鸣，口干而苦，不思饮食，便秘溲赤。舌红，苔黄，脉弦数	以泻法为主，刮拭按压力大，速度快	刮拭督脉（印堂至风府）、足太阳膀胱经（心俞至胆俞）、手少阳三焦经（耳门至翳风）
痰热扰心证	心烦不寐，胸闷脘痞，泛恶嗳气，伴口苦，头重，目眩。舌红，苔黄腻，脉滑数		刮拭督脉（印堂至风府）、足太阳膀胱经（心俞至胃俞）、手少阳三焦经（耳门至翳风）、足阳明胃经（丰隆）
心火炽盛证	心烦不寐，躁扰不宁，口干舌燥，口舌生疮，小便短赤。舌尖红，苔薄黄，脉数		刮拭督脉（印堂至风府）、足太阳膀胱经（心俞至胃俞）、手少阳三焦经（耳门至翳风）、足少阴肾经（太溪）
心胆气虚证	虚烦不寐，触事易惊，终日惕惕，胆怯心悸，伴气短自汗，倦怠乏力。舌淡，苔薄白，脉弦细	以补法为主，刮拭按压力小，速度慢	刮拭督脉（印堂至风府）、足少阳胆经（阳白至风池）、手少阳三焦经（耳门至翳风）
心肾不交证	心烦不寐，入睡困难，心悸多梦，伴头晕耳鸣，腰膝酸软，潮热盗汗，五心烦热，咽干少津，男子遗精，女子月经不调。舌红，少苔，脉细数		刮拭督脉（印堂至风府）、足太阳膀胱经（心俞至胃俞）、手少阳三焦经（耳门至翳风）、经外奇穴（四神聪、安眠）、手厥阴心包经（曲泽）

续表

证型	症状特点	刮痧手法	经络与穴位
心脾两虚证	不易入睡，多梦易醒，心悸健忘，神疲食少，伴头晕目眩，四肢倦怠，腹胀便溏，面色少华。舌淡，苔薄，脉细无力	以补法为主，刮拭按压力小，速度慢	刮拭督脉（印堂至风府）、足太阳膀胱经（心俞至胃俞）、手少阳三焦经（耳门至翳风）、经外奇穴（四神聪、安眠）

（三）典型案例

案例 ❶

患者凌某，女性，61岁，因"入睡困难1年"就诊。患者近1年无明显诱因出现入睡困难，多梦易醒，心烦，伴口干、多饮、多食，头晕。

现症见：神清，精神疲倦，入睡困难，多梦易醒，心烦，伴口干、多饮、多食，头晕，自觉双足足趾发凉。纳可，二便调。舌红，少苔，脉弦细。既往有2型糖尿病病史。

中医诊断：不寐（心肾不交证）、消渴（肾阴亏虚证）。

西医诊断：失眠、2型糖尿病。

扫码看操作

1. 温通刮痧辨证思路

四诊合参，患者久患消渴，肾阴耗伤，阴衰于下，不能上奉于心，水火不济，心火独亢，火盛神动，心肾失交，故入睡困难，多梦易醒，心烦；肾虚脑窍失养，则头晕；心火不降，火不暖足，则足趾发凉；舌红，少苔，脉弦细均为心肾不交之征象。本病病性属虚，病位在心、肾，病变经脉为督脉、足太阳膀胱经、手少阳三焦经、手厥阴心包经。

2. 温通刮痧操作

1）手法要求 以补法为主，刮拭按压力小，速度慢。重点穴位刮拭2～3分钟。

2）操作流程

（1）刮拭督脉：采用单边刮法刮拭印堂至风府。刮拭的穴位见图4-30。

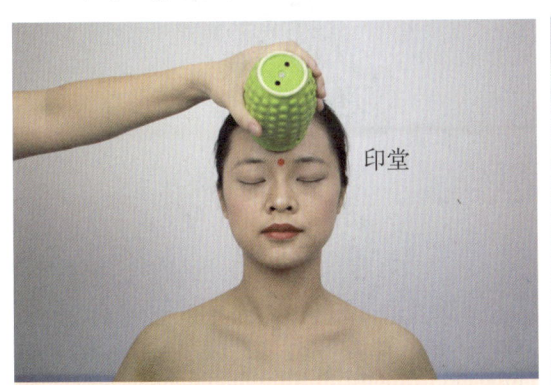 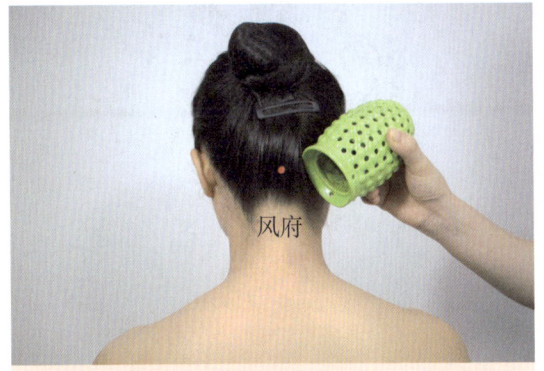

印堂：在头部，两眉毛内侧端中间的凹陷中。

风府：在颈后部，后发际正中直上1寸，枕外隆凸直下，两侧斜方肌之间的凹陷中。

图4-30　刮拭督脉治疗不寐（心肾不交证）的穴位

（2）刮拭足太阳膀胱经：采用单边刮法刮拭心俞至胃俞。刮拭的穴位见图4-31。

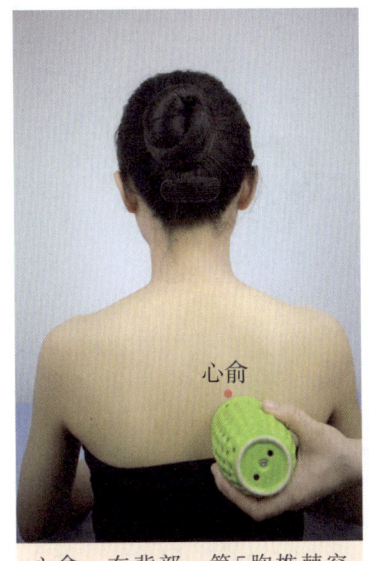 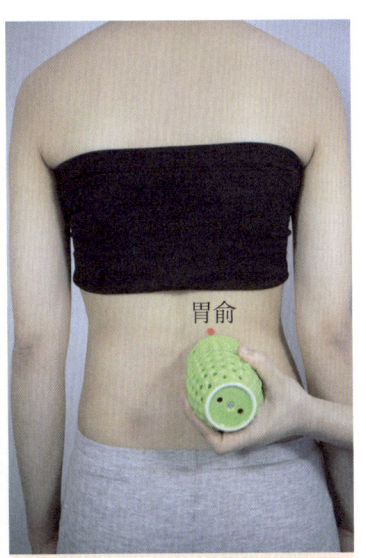

心俞：在背部，第5胸椎棘突下，后正中线旁开1.5寸。

胃俞：在背部，第12胸椎棘突下，后正中线旁开1.5寸。

图4-31　刮拭足太阳膀胱经治疗不寐（心肾不交证）的穴位

（3）刮拭手少阳三焦经：采用单边刮法刮拭耳门至翳风。刮拭的穴位见图4-32。

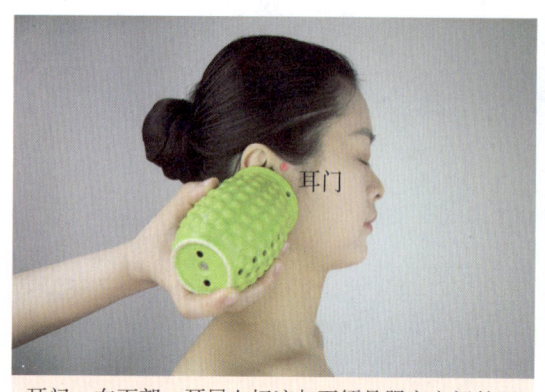
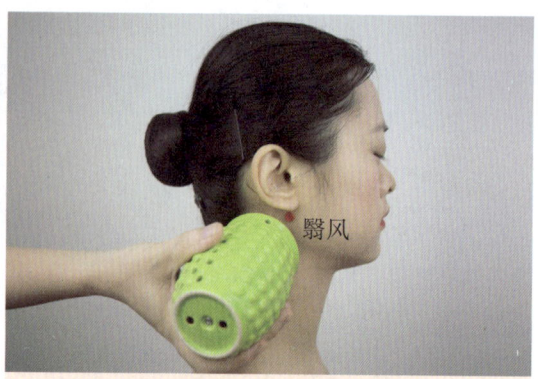

耳门：在面部，耳屏上切迹与下颌骨髁突之间的凹陷中。

翳风：在颈部，耳垂后方，乳突下端前方的凹陷中。

图4-32 刮拭手少阳三焦经治疗不寐（心肾不交证）的穴位

（4）刮拭经外奇穴：采用揉刮法或点拨法刮拭四神聪、安眠。刮拭的穴位见图4-33。

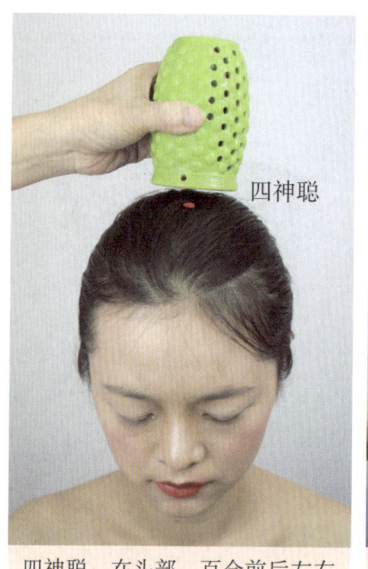
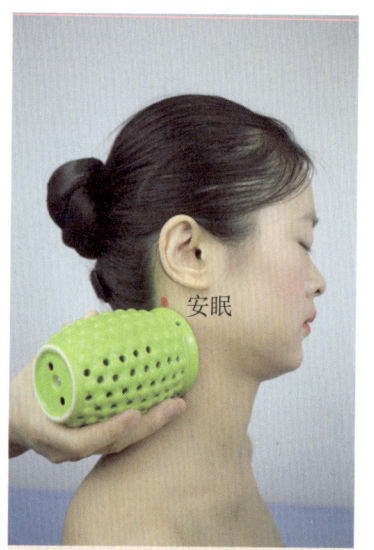

四神聪：在头部，百会前后左右各1寸，共4穴。

安眠：在颈部，翳风与风池连线的中点。

图4-33 刮拭经外奇穴治疗不寐（心肾不交证）的穴位

（5）刮拭手厥阴心包经：采用揉刮法刮拭曲泽。刮拭的穴位见图4-34。

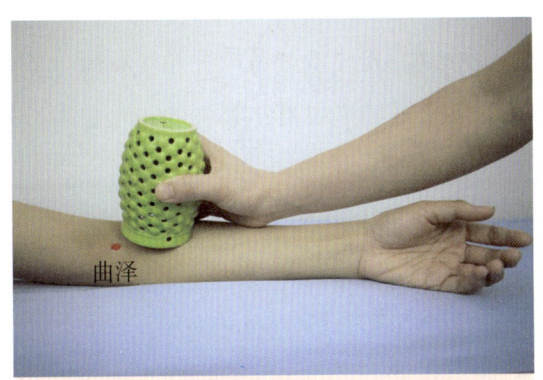

曲泽：在肘前侧，肘横纹上，肱二头肌肌腱的尺侧缘凹陷中。

图4-34　刮拭手厥阴心包经治疗不寐（心肾不交证）的穴位

3．辨证施膳

宜食补肾调心之品，如小米、红枣、莲子、黑豆、百合等。

4．注意事项

（1）注意生活起居，不熬夜，定时就寝。睡眠环境要安静，卧室光线要柔和，卧具要舒适。尽量避免各种影响睡眠的不利因素，以保证睡眠质量。

（2）睡前可用热水泡足，或揉搓三阴交和涌泉各60～100次，以促进睡眠。

（3）加强饮食调养，饮食宜清淡、易消化，晚餐不宜过饥、过饱，睡前不宜饮浓茶、咖啡等兴奋性饮料。

（4）平常进行适度的体育锻炼，每日睡前做放松功或睡前散步，以增强体质。

（5）注意调节情志，避免不良因素的刺激，喜怒有节，保持心情愉快。

5．疗程疗效

每3天进行1次温通刮痧治疗（实际操作中，可根据痧象的消退情况，适当缩短治疗间隔），连续治疗3次为1个疗程。第1个疗程结束后，患者能入睡，梦较前少，心烦、头晕症状缓解，双足温暖。

案例 ❷

患者李某，女性，61岁，因"多梦易醒10年"就诊。患者10年前无明显诱因出现多梦易醒，醒后不易入睡，时有心慌心悸，无恶寒发热，无头晕头痛，无恶心呕吐。

现症见：神清，精神疲倦，多梦易醒，醒后不易入睡，伴心慌心悸，头晕。纳呆食少，二便调。舌淡，苔薄白，脉细。

中医诊断：不寐（心脾两虚证）。

西医诊断：失眠。

1. 温通刮痧辨证思路

四诊合参，患者气血亏虚，心神失养，神不安舍，则多梦易醒，醒后不易入睡；血不养心，则心慌心悸；气血亏虚，不能上奉于脑，脑窍失养，故头晕；脾虚运化无力，则纳呆食少；舌淡，苔薄白，脉细均为心脾两虚之征象。本病病性属虚，病位在心、脾，病变经脉为督脉、足太阳膀胱经、手少阳三焦经。

2. 温通刮痧操作

1）手法要求　以补法为主，刮拭按压力小，速度慢。重点穴位刮拭2～3分钟。

2）操作流程

（1）刮拭督脉：采用单边刮法刮拭印堂至风府，重点点拨风府。刮拭的穴位见图4-35。

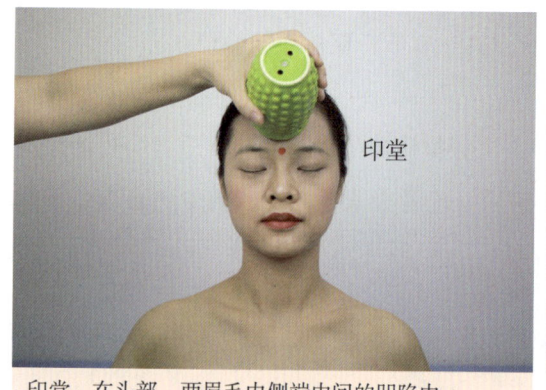
印堂：在头部，两眉毛内侧端中间的凹陷中。

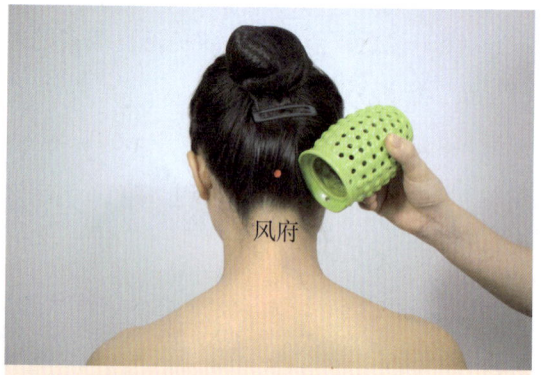
风府：在颈后部，后发际正中直上1寸，枕外隆凸直下，两侧斜方肌之间的凹陷中。

图4-35　刮拭督脉治疗不寐（心脾两虚证）的穴位

（2）刮拭足太阳膀胱经：采用单边刮法刮拭心俞至胃俞。刮拭的穴位见图4-36。

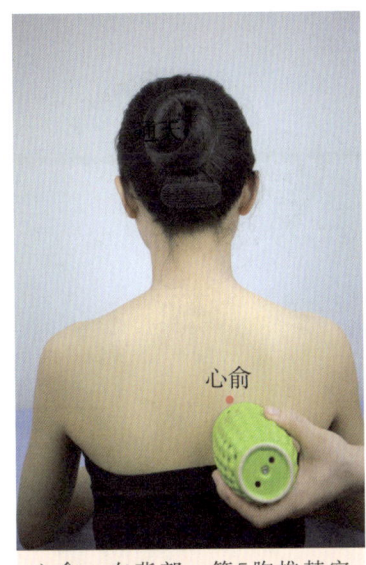
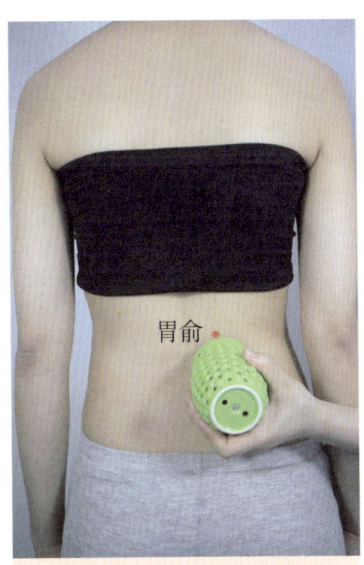

心俞：在背部，第5胸椎棘突下，后正中线旁开1.5寸。

胃俞：在背部，第12胸椎棘突下，后正中线旁开1.5寸。

图4-36　刮拭足太阳膀胱经治疗不寐（心脾两虚证）的穴位

（3）刮拭手少阳三焦经：采用单边刮法刮拭耳门至翳风。刮拭的穴位见图4-37。

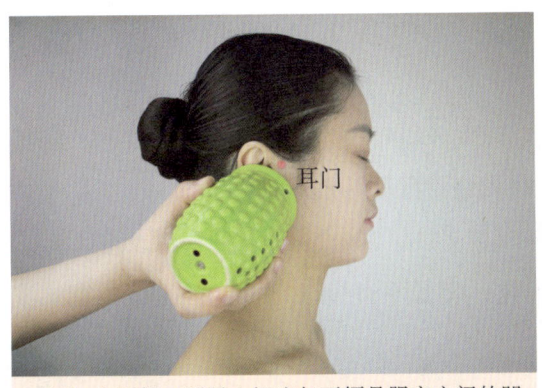
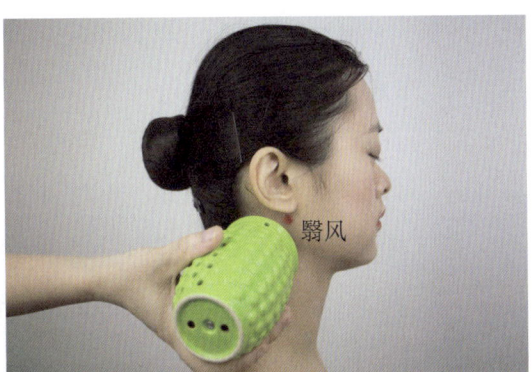

耳门：在面部，耳屏上切迹与下颌骨髁突之间的凹陷中。

翳风：在颈部，耳垂后方，乳突下端前方的凹陷中。

图4-37　刮拭手少阳三焦经治疗不寐（心脾两虚证）的穴位

（4）刮拭经外奇穴：采用揉刮法或点拨法刮拭四神聪、安眠。刮拭的穴位见图4-38。

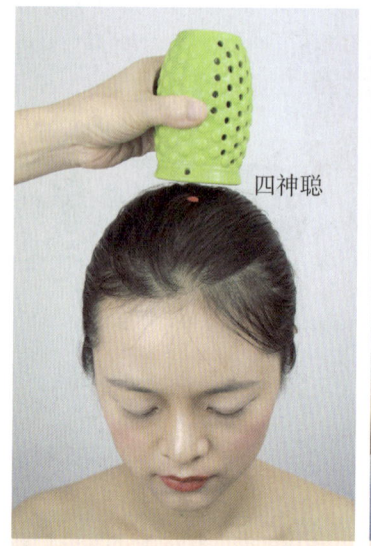
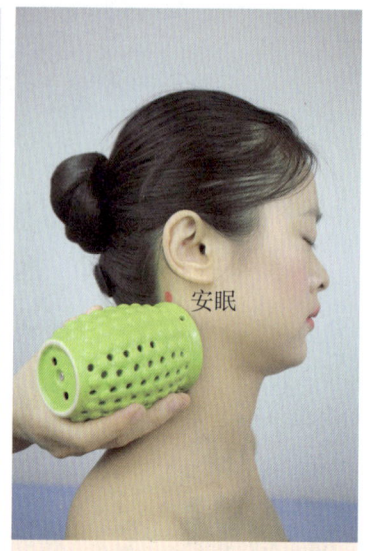

四神聪：在头部，百会前后左右各1寸，共4穴。

安眠：在颈部，翳风与风池连线的中点。

图4-38　刮拭经外奇穴治疗不寐（心脾两虚证）的穴位

3. 辨证施膳

宜食养心脾、生气血之品，如含人参、白术、黄芪、当归等的药膳；同时，含酸枣仁、茯神、龙眼肉等的食物亦是补益心脾、安神助眠的佳品，可适当食用。

4. 注意事项

（1）注意生活起居，不熬夜，定时就寝。睡眠环境要安静，卧室光线要柔和，卧具要舒适。尽量避免各种影响睡眠的不利因素，以保证睡眠质量。

（2）睡前可用热水泡足，或揉搓三阴交和涌泉各60～100次，以促进睡眠。

（3）加强饮食调养，饮食宜清淡、易消化，晚餐不宜过饥、过饱，睡前不宜饮浓茶、咖啡等兴奋性饮料。

（4）平常进行适度的体育锻炼，每日睡前做放松功或睡前散步，以增强体质。

（5）注意调节情志，避免不良因素的刺激，喜怒有节，保持心情愉快。

5. 疗程疗效

每3天进行1次温通刮痧治疗（实际操作中，可根据痧象的消退情况，适当缩短治疗间隔），连续治疗3次为1个疗程。第1个疗程结束后，患者梦较前减少，醒来次数减少，醒后易入睡，头晕、心悸症状缓解，胃纳好转。

七、胸痹

（一）概述

胸痹是由邪痹心络，气血不畅所致，以膻中和左胸部发作性憋闷、疼痛，甚则心痛彻背、短气、喘息不得卧等为主要表现的病证。西医学的冠状动脉粥样硬化性心脏病之心绞痛、心肌梗死等属于本病范畴，可参照本病辨证论治。

（二）辨证论治

表4-7总结了胸痹各证型的症状特点及对应的温通刮痧基础治疗方案，包括刮痧手法和选用的经络、穴位。实际操作时，可根据患者的具体病情和身体状况进行适当调整。

表4-7 胸痹各证型的症状特点及对应的温通刮痧基础治疗方案

证型	症状特点	刮痧手法	经络与穴位
心血瘀阻证	心胸刺痛，痛有定处，入夜加重，甚则心痛彻背，背痛彻心，或痛引肩背，伴胸闷憋气。舌紫暗，有瘀斑、瘀点，苔薄白，脉弦涩	以泻法为主，刮拭按压力大，速度快	刮拭足太阳膀胱经（心俞至胆俞）、任脉（膻中至巨阙）、手太阴肺经（尺泽）、手厥阴心包经（内关）
痰浊闭阻证	胸闷如窒，闷重而痛轻，痛引肩背，痰多气短，肢体沉重，阴雨天诱发或加重，伴倦怠乏力，少气懒言，纳呆便溏。舌胖大，边有齿痕，苔厚腻或白滑，脉滑		刮拭任脉（膻中至巨阙）、手少阴心经（通里至神门）、手厥阴心包经（内关至劳宫）、足阳明胃经（丰隆）
气滞心胸证	心胸满闷，隐痛阵发，时有太息，忧思郁怒时诱发或加重，伴胃脘胀满，得嗳气或矢气则舒。舌淡红，苔薄白或薄腻，脉弦细		刮拭任脉（膻中至巨阙）、足厥阴肝经（期门至章门）、手少阴心经（通里至神门）、手厥阴心包经（内关至劳宫）
寒凝心脉证	胸痛如绞，猝然发作，痛彻肩背，胸闷气短，喘息不宁，骤感风寒则诱发或加重，形寒肢冷，面色苍白。舌淡，苔薄白，脉沉紧或沉细		刮拭足太阳膀胱经（心俞至膈俞）、任脉（膻中至巨阙）、手少阴心经（通里至神门）、手厥阴心包经（内关至劳宫）
气阴两虚证	心胸隐痛，时作时止，动则益甚，心悸心烦，神疲乏力，头晕气短，声息低微，面色㿠白。舌胖嫩，边有齿痕，苔薄白，脉虚细缓或结代	以补法为主，刮拭按压力小，速度慢	刮拭督脉（至阳）、任脉（膻中至巨阙）、手少阴心经（通里至神门）、手厥阴心包经（内关至劳宫）
心肾阴虚证	心痛憋闷，心悸盗汗，心烦失眠，腰膝酸软，头晕耳鸣，口干便秘。舌红少津，少苔，脉细数或促代		刮拭任脉（膻中至巨阙）、手少阴心经（通里至神门）、手厥阴心包经（内关至劳宫）、足太阴脾经（三阴交）、足少阴肾经（太溪）

续表

证型	症状特点	刮痧手法	经络与穴位
心肾阳虚证	胸闷痛而气短，遇寒或劳累则诱发或加重，心悸汗出，神疲乏力，畏寒肢冷，水肿，面色㿠白。舌淡胖，边有齿痕，苔白或腻，脉沉细迟	以补法为主，刮拭按压力小，速度慢	刮拭足太阳膀胱经（肾俞）、任脉（膻中至巨阙）、手少阴心经（通里至神门）、手厥阴心包经（内关至劳宫）、足太阴脾经（三阴交）、足少阴肾经（太溪）

（三）典型案例

患者张某，女性，67岁，因"胸闷胸痛半年，加重伴头晕半天"就诊。患者半年前无明显诱因出现活动后胸闷胸痛，气促，时有心慌心悸。半天前患者因家中事务忧思郁闷而致胸闷胸痛症状加重，伴头晕。

现症见：神清，精神疲倦，胸闷，隐痛阵发，动则加重，时有头晕。纳眠差，二便调。舌淡红，苔薄白，脉细弦。平素易忧思郁闷。

中医诊断：胸痹（气滞心胸证）。

西医诊断：冠状动脉粥样硬化性心脏病。

扫码看操作

1. 温通刮痧辨证思路

四诊合参，患者年老体虚，正气不足，加之平素情志不畅，肝郁气滞，气为血之帅，血为气之母，瘀血阻塞脉络，气机运行不畅，气滞血瘀，不通则痛，故胸闷胸痛；气滞血瘀，脑腑失养，故头晕；气郁日久，横逆犯脾，脾土受抑，升降受阻，运化失职，则纳差；舌淡红，苔薄白，脉细弦均为气滞心胸之征象。本病病性属实，病位在心、肝、脑，病变经脉为任脉、足厥阴肝经、手少阴心经、手厥阴心包经。

2. 温通刮痧操作

1）手法要求　以泻法为主，刮拭按压力大，速度快。重点穴位刮拭2～3分钟。

2）操作流程

（1）刮拭任脉：采用单边刮法刮拭膻中至巨阙，重点揉刮膻中、巨阙。刮拭的穴位见图4-39。

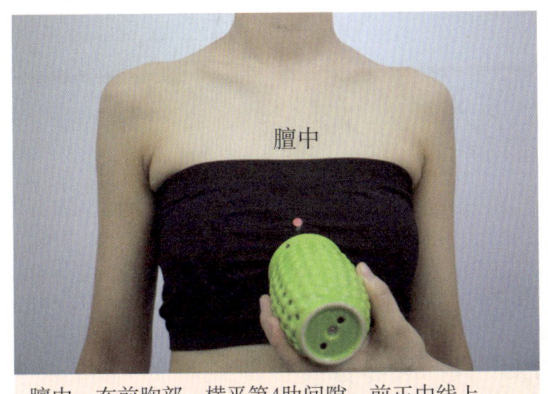
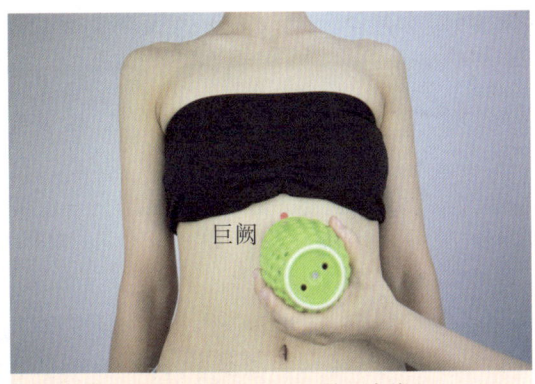

膻中：在前胸部，横平第4肋间隙，前正中线上。　　巨阙：在上腹部，脐中上6寸，前正中线上。

图4-39　刮拭任脉治疗胸痹（气滞心胸证）的穴位

（2）刮拭足厥阴肝经：采用单边刮法刮拭期门至章门，重点揉刮期门、章门。刮拭的穴位见图4-40。

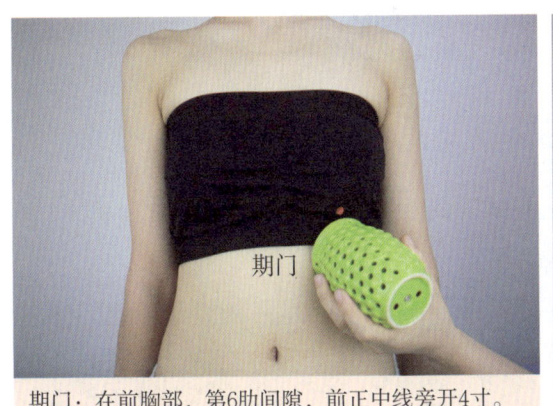
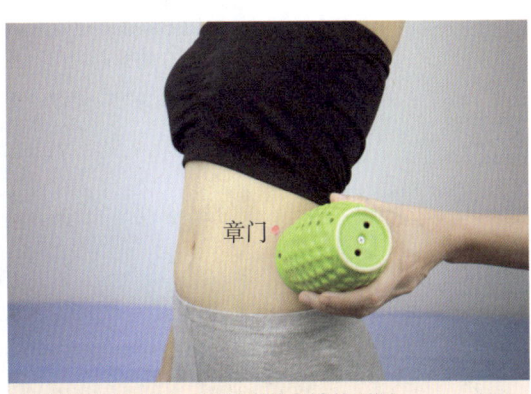

期门：在前胸部，第6肋间隙，前正中线旁开4寸。　　章门：在侧腹部，第11肋游离端的下际。

图4-40　刮拭足厥阴肝经治疗胸痹（气滞心胸证）的穴位

（3）刮拭手少阴心经：采用单边刮法刮拭通里至神门，重点揉刮通里、阴郄、神门。刮拭的穴位见图4-41。

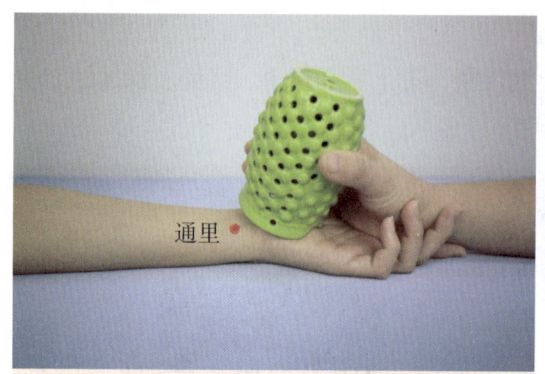
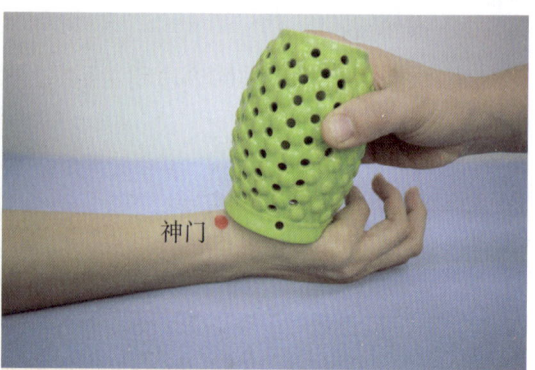

通里：在前臂前内侧，腕掌侧远端横纹上1寸，尺侧腕屈肌腱的桡侧缘。

神门：在腕前内侧，腕掌侧远端横纹尺侧端，尺侧腕屈肌腱的桡侧缘。

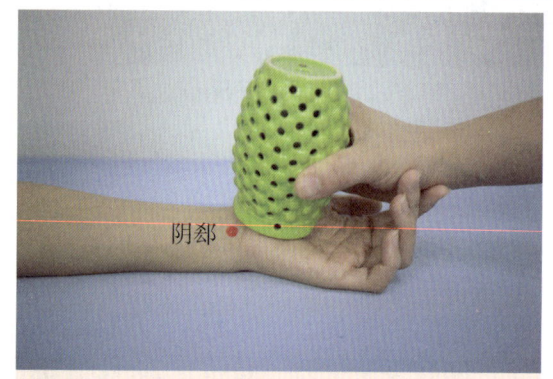

阴郄：在前臂前内侧，腕掌侧远端横纹上0.5寸，尺侧腕屈肌腱的桡侧缘。

图4-41　刮拭手少阴心经治疗胸痹（气滞心胸证）的穴位

（4）刮拭手厥阴心包经：采用单边刮法刮拭内关至劳宫，重点揉刮内关、劳宫。刮拭的穴位见图4-42。

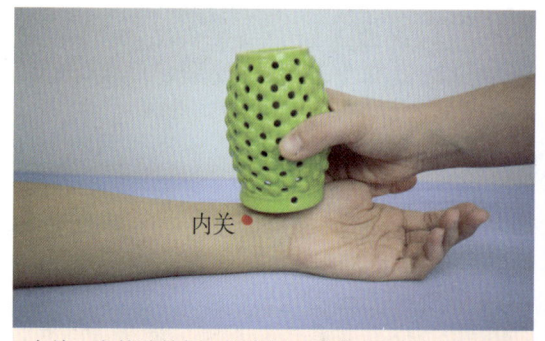
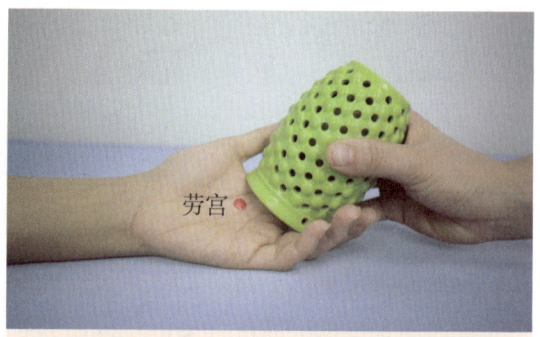

内关：在前臂前侧，腕掌侧远端横纹上2寸，掌长肌腱与桡侧腕屈肌腱之间。

劳宫：在手掌，横平第3掌指关节近端，第2、第3掌骨之间偏于第3掌骨。

图4-42　刮拭手厥阴心包经治疗胸痹（气滞心胸证）的穴位

3. 辨证施膳

宜食行气活血宽胸之品，如陈皮桃仁粥、枳实薤白桂枝粥等药膳，以及山楂、木耳、白萝卜等食物。

4. 注意事项

（1）适寒温，慎起居，预防外感。

（2）发作期，应卧床休息，待病情缓解后再适当活动，保证充足的睡眠。

（3）康复期，适当进行体育锻炼，如散步、打太极拳等。积极防治有关疾病，如感冒、消渴、眩晕等，定期门诊复查。

（4）调整饮食，适当控制进食量，在确保身体获取到必需的无机盐和微量元素的基础上，严格管理脂肪、糖分及盐分的摄入；采用少量多餐的饮食方式；忌食刺激性食物，少食红薯、豆浆等壅阻气机之品，忌烟酒、浓茶和咖啡；增加水果和蔬菜的食用量，特别是芹菜等富含膳食纤维的食物。

5. 疗程疗效

在配合药物等其他治疗的基础上，每3天进行1次温通刮痧治疗（实际操作中，可根据痧象的消退情况，适当缩短治疗间隔），连续治疗3次为1个疗程。第1个疗程结束后，患者忧思郁闷的情绪好转，胸闷胸痛、头晕的症状减轻，纳眠可。

八、腹胀

（一）概述

腹胀是以脘腹胀满不舒为主要症状的病证。临床特点是自觉腹部胀满，触之无形，按之柔软，压之无痛，可伴肠鸣、矢气、大便不调、嗳气、纳差、畏食、腹痛等胃肠道症状。多由脾胃素虚、饮食不节、运化失健，或肝气郁结、胃肠积热、瘀血停滞等所致。病机主要是中焦气机阻滞，脾胃升降失职。西医学的慢性胃炎、功能性消化不良等属于本病范畴，可参照本病辨证论治。

（二）辨证论治

表4-8总结了腹胀各证型的症状特点及对应的温通刮痧基础治疗方案，包括刮痧手法和选用的经络、穴位。实际操作时，可根据患者的具体病情和身体状况进行适当调整。

表4-8 腹胀各证型的症状特点及对应的温通刮痧基础治疗方案

证型	症状特点	刮痧手法	经络与穴位
饮食内停证	脘腹满闷而胀，进食尤甚，嗳腐吞酸，厌食呕吐，或大便不调，矢气频作，味臭如败卵。舌红，苔厚腻，脉滑	以泻法为主，刮拭按压力大，速度快	刮拭任脉（下脘至气海）、足太阴脾经（大横至腹结）、手厥阴心包经（曲泽至内关）、足阳明胃经（足三里至下巨虚、内庭）
湿热阻胃证	脘腹胀闷不舒，灼热嘈杂，恶心呕吐，口干不欲饮，口苦，纳少，大便干结或黏滞不畅。舌红，苔黄腻，脉滑数		刮拭足厥阴肝经（期门）、手阳明大肠经（曲池至合谷）、足阳明胃经（足三里至下巨虚）
肝胃不和证	脘腹胀满不舒，胸胁胀满，心烦易怒，善太息，呕恶嗳气，或吐苦水，大便不爽。舌淡红，苔薄白，脉弦		刮拭督脉（至阳至悬枢）、足太阳膀胱经（肝俞至小肠俞）、腹部穴区（从天枢开始顺时针揉刮1圈至中脘，从建里开始逆时针揉刮1圈至天枢，顺刮至气海）、足阳明胃经（足三里至下巨虚）、足太阴脾经（阴陵泉至三阴交）
痰湿中阻证	脘腹胀满不舒，胸膈满闷，身重困倦，头晕纳呆，嗳气呕恶，口淡不渴。舌淡，苔白厚腻，脉沉滑		刮拭足太阳膀胱经（膈俞至肾俞）、任脉（中脘至气海）、足厥阴肝经（期门）、手厥阴心包经（曲泽至内关）、足阳明胃经（足三里至下巨虚）、足太阴脾经（三阴交至公孙）
脾胃虚弱证	脘腹满闷，时轻时重，喜温喜按，纳呆便溏，神疲乏力，少气懒言，语声低微。舌淡，苔薄白，脉细弱	以补法为主，刮拭按压力小，速度慢	刮拭足太阳膀胱经（脾俞至胃俞）、任脉（中脘至气海）、足厥阴肝经（章门）、手厥阴心包经（曲泽至内关）、足太阴脾经（公孙）

（三）典型案例

患者李某，女性，36岁，因"腹胀、两胁胀痛3天"就诊。患者3天前长时间工作后出现脘腹胀满不舒，两胁胀痛，情绪波动及进食后加重，纳少，嗳气，口苦，大便秘结。

现症见：脘腹胀满不舒，两胁胀痛，心烦易怒，善太息，嗳气，口苦。纳少，眠差，小便正常，大便秘结。舌淡红，苔薄白，脉弦。平素压力较大。

中医诊断：腹胀（肝胃不和证）。

西医诊断：慢性胃炎。

扫码看操作

1. 温通刮痧辨证思路

四诊合参,患者平素压力较大,生气后肝气郁滞,肝木克脾土,中焦气机不转,脾气不升,胃气不降,浊气壅滞于中焦,故脘腹胀满不舒,情绪波动及进食后加重;肝气郁滞,则两胁胀痛、善太息;郁久化火,则心烦易怒、口苦;舌淡红,苔薄白,脉弦均为肝胃不和之征象。本病病性属实,病位在肝、脾、胃、小肠、大肠,病变经脉为督脉、足太阳膀胱经、足阳明胃经、足太阴脾经。

2. 温通刮痧操作

1)手法要求　以泻法为主,刮拭按压力大,速度快。重点穴位刮拭2~3分钟。

2)操作流程

(1)刮拭督脉:采用单边刮法刮拭至阳至悬枢。刮拭的穴位见图4-43。

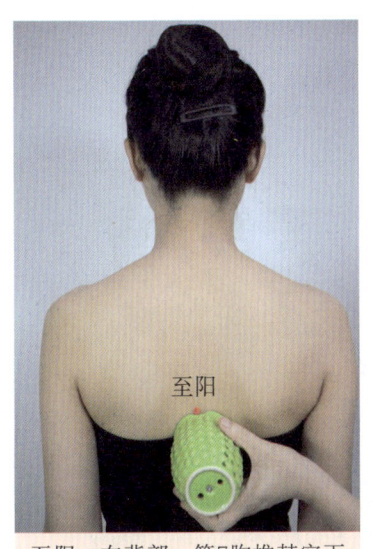 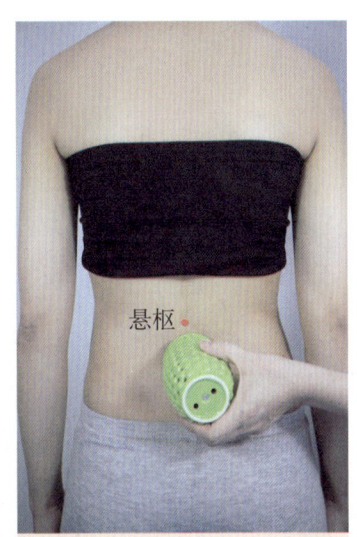

至阳:在背部,第7胸椎棘突下凹陷中,后正中线上。

悬枢:在腰部,第1腰椎棘突下凹陷中,后正中线上。

图4-43　刮拭督脉治疗腹胀(肝胃不和证)的穴位

(2)刮拭足太阳膀胱经:采用单边刮法或平推法刮拭肝俞至胃俞,胃俞至大肠俞,顺刮至小肠俞,重点点拨大肠俞、小肠俞。刮拭的穴位见图4-44。

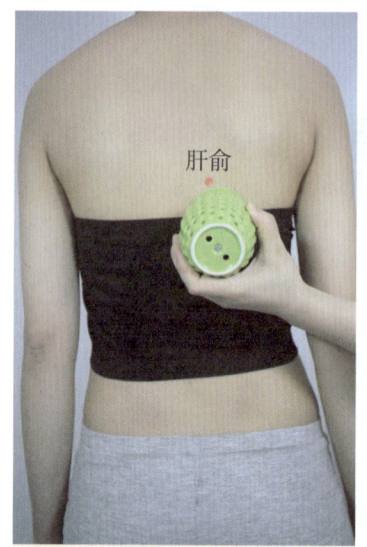

肝俞：在背部，第9胸椎棘突下，后正中线旁开1.5寸。

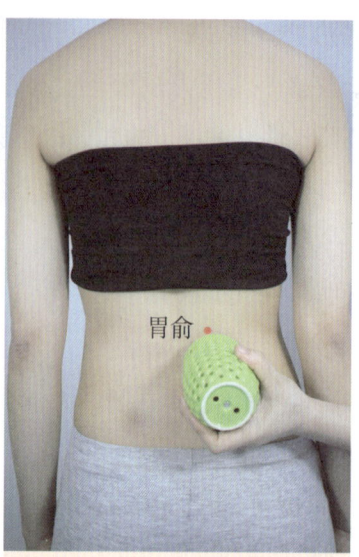

胃俞：在背部，第12胸椎棘突下，后正中线旁开1.5寸。

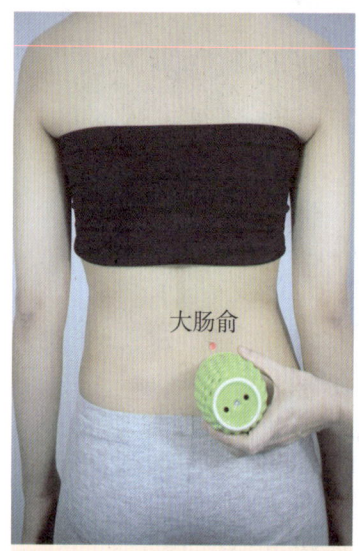

大肠俞：在腰部，第4腰椎棘突下，后正中线旁开1.5寸。

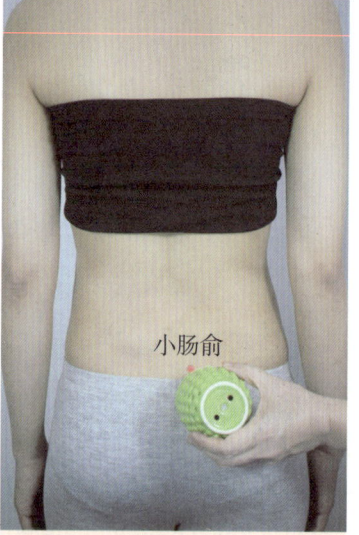

小肠俞：在骶部，横平第1骶后孔，骶正中嵴旁开1.5寸。

图4-44　刮拭足太阳膀胱经治疗腹胀（肝胃不和证）的穴位

（3）刮拭腹部穴区：从天枢开始顺时针揉刮1圈至中脘，从建里开始逆时针揉刮1圈至天枢，顺刮至气海。刮拭的穴位见图4-45。

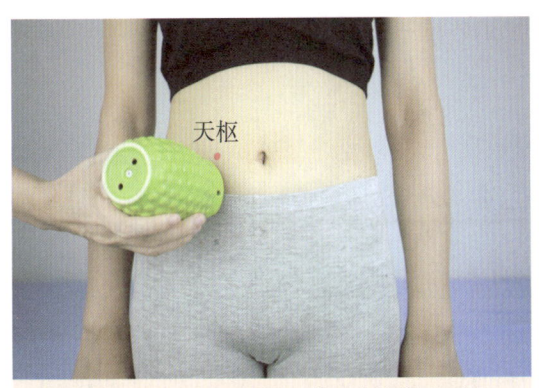
天枢：在腹中部，横平脐中，前正中线旁开2寸。

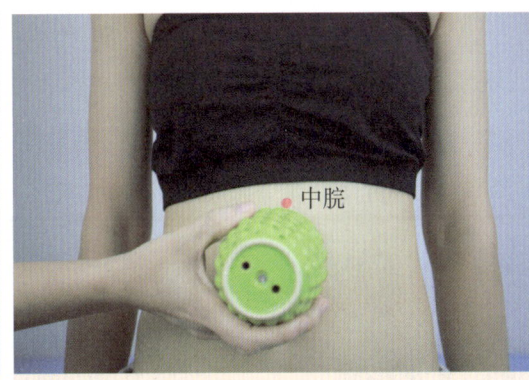
中脘：在上腹部，脐中上4寸，前正中线上。

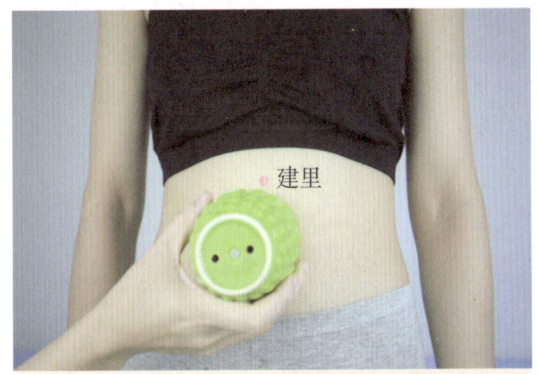
建里：在上腹部，脐中上3寸，前正中线上。

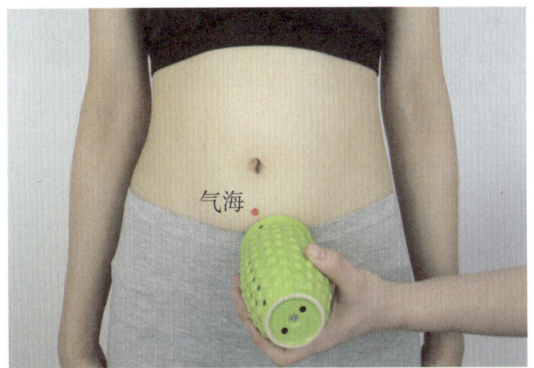
气海：在下腹部，脐中下1.5寸，前正中线上。

图4-45 刮拭腹部治疗腹胀（肝胃不和证）的穴位

（4）刮拭足阳明胃经：采用单边刮法刮拭足三里至下巨虚，重点点拨足三里、下巨虚。刮拭的穴位见图4-46。

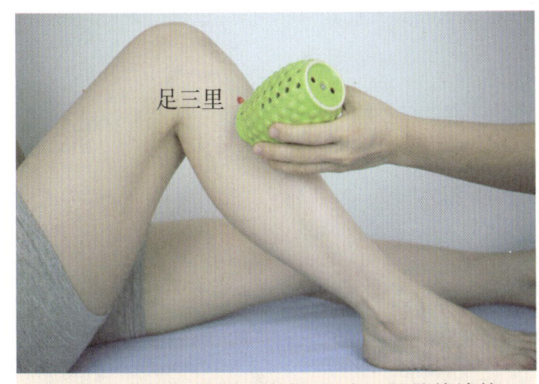
足三里：在小腿外侧，犊鼻下3寸，胫骨前嵴外一横指。

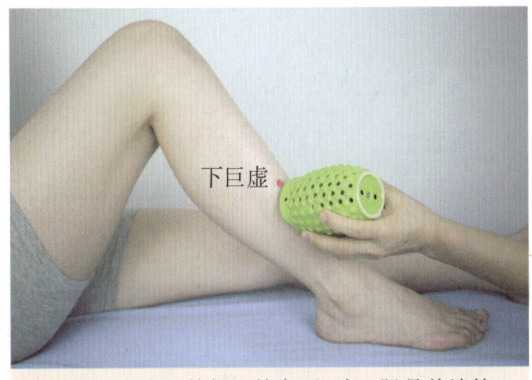
下巨虚：在小腿外侧，犊鼻下9寸，胫骨前嵴外一横指。

图4-46 刮拭足阳明胃经治疗腹胀（肝胃不和证）的穴位

（5）刮拭足太阴脾经：采用单边刮法刮拭阴陵泉至地机，顺刮至三阴交，重点揉刮阴陵泉、三阴交。刮拭的穴位见图4-47。

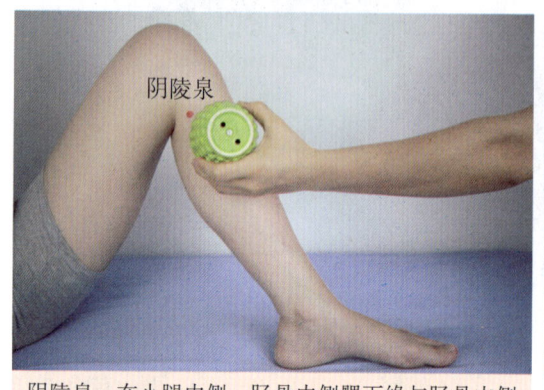

阴陵泉：在小腿内侧，胫骨内侧髁下缘与胫骨内侧缘之间的凹陷中。

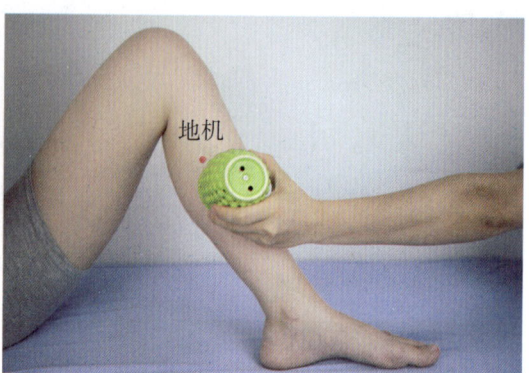

地机：在小腿内侧，阴陵泉下3寸，胫骨内侧缘后际。

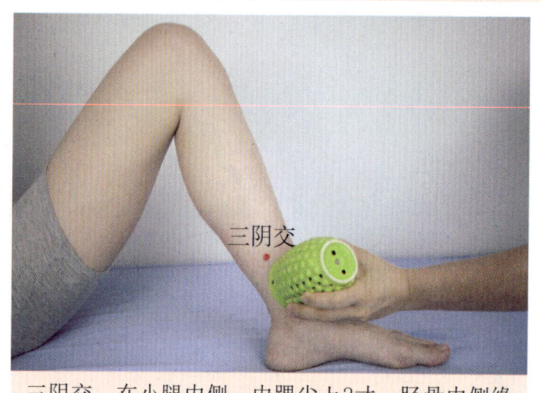

三阴交：在小腿内侧，内踝尖上3寸，胫骨内侧缘后际。

图4-47　刮拭足太阴脾经治疗腹胀（肝胃不和证）的穴位

3. 辨证施膳

宜食疏肝理气、和胃降逆之品，如柴胡白芍粥、白萝卜鲫鱼汤、佛手山药山楂饼等。工作间歇，可时常饮用陈皮乌梅饮、玫瑰茉莉花茶等。

4. 注意事项

（1）忌食产气食物，如牛奶、豆制品等，以免加重腹胀症状。

（2）注意生活起居，舒缓情绪，可适当做户外运动，减轻压力。

5. 疗程疗效

每2天进行1次温通刮痧治疗，配合穴位贴敷（取穴中脘、建里、神阙、天枢），连续治疗3次为1个疗程。第1个疗程结束后，患者情绪舒缓，腹胀缓解，两胁无胀痛，胃纳好转，夜寐佳，大便较前顺畅。

九、腹痛

（一）概述

腹痛是以胃脘以下、耻骨毛际以上的部位发生疼痛为主要表现的病证。多由脏腑气机不利，经脉失养而成。其疼痛性质各异，常牵掣其他部位作痛，或固定不移，或走窜不定，但一般腹部按之柔软，压痛较轻，无肌紧张及反跳痛。发病原因有外感时邪、内伤饮食、情志失调、虫积、跌仆等。病机主要是脏腑气机不利，气血运行不畅，经脉流行阻滞。西医学的肠易激综合征、消化不良、胃肠痉挛等以腹痛为主要表现的疾病属于本病范畴，可参照本病辨证论治。

（二）辨证论治

表4-9总结了腹痛各证型的症状特点及对应的温通刮痧基础治疗方案，包括刮痧手法和选用的经络、穴位。实际操作时，可根据患者的具体病情和身体状况进行适当调整。

表4-9 腹痛各证型的症状特点及对应的温通刮痧基础治疗方案

证型	症状特点	刮痧手法	经络与穴位
寒邪内阻证	腹痛急起，剧烈拘急，得温痛减，遇寒尤甚，恶寒身蜷，手足不温，口淡不渴，小便清长。舌淡，苔白腻，脉沉紧	以泻法为主，刮拭按压力大，速度快	刮拭任脉（中脘至关元）、足阳明胃经（梁门至天枢）、足太阴脾经（三阴交至公孙）
湿热壅滞证	腹部胀痛，痞满拒按，大便秘结，或溏滞不爽，胸闷不舒，烦渴引饮，身热自汗，小便短赤。舌红干，苔黄燥或黄腻，脉滑数		刮拭任脉（中脘至关元）、足阳明胃经（梁门至天枢，足三里至下巨虚，内庭）、足少阳胆经（阳陵泉）
饮食停滞证	脘腹胀满，疼痛拒按，痛而欲泻，泻后痛减，嗳腐吞酸，厌食，大便奇臭，或大便秘结。舌红，苔厚腻，脉滑		刮拭足太阳膀胱经（脾俞至肾俞）、任脉（中脘至关元）、足阳明胃经（梁门至天枢）
瘀血阻滞证	腹部刺痛，痛势较剧，痛处固定，按之痛甚，入夜尤甚，经久不愈。舌紫暗，或有瘀斑、瘀点，苔白，脉细涩		刮拭任脉（中脘至关元）、足阳明胃经（梁门至天枢）、足太阴脾经（血海至三阴交）
气机郁滞证	脘腹疼痛，胀满不舒，攻窜两胁，痛引少腹，得嗳气、矢气则舒，遇忧思恼怒则剧。舌淡红，苔薄白，脉弦		刮拭任脉（中脘至关元）、足阳明胃经（梁门至天枢，足三里）、足厥阴肝经（太冲）
中虚脏寒证	腹痛绵绵，喜热恶冷，痛时喜按，饥饿、劳累后加重，得食、休息后减轻，神疲乏力，形寒肢冷，胃纳不佳，面色无华，大便溏薄。舌淡，苔薄白，脉沉细	以补法为主，刮拭按压力小，速度慢	刮拭足太阳膀胱经（脾俞至小肠俞）、任脉（中脘至气海）

(三）典型案例

患者刘某，女性，39岁，因"反复腹痛半年"就诊。患者半年前吃生冷食物后出现腹痛，伴乏力、便溏，之后腹痛反复发作，痛时喜温喜按，胃纳不佳。

现症见：腹痛绵绵，喜热恶冷，胃纳不佳，神疲乏力，气短懒言，面色无华，便溏。舌淡，苔白，脉沉细。

中医诊断：腹痛（中虚脏寒证）。

西医诊断：胃肠痉挛。

扫码看操作

1. 温通刮痧辨证思路

四诊合参，患者过服寒凉，损伤脾阳，寒湿内停，渐致脾阳衰惫，气血不足，不能温养脏腑，而致腹痛；久病肾阳不足，肾失温煦，脏腑虚寒，则腹痛日久，迁延不愈；舌淡，苔白，脉沉细均为中虚脏寒之征象。本病病性属虚，病位在脾、胃、肾，病变经脉为足太阳膀胱经、任脉。

2. 温通刮痧操作

1）手法要求　以补法为主，刮拭按压力小，速度慢。重点穴位刮拭2～3分钟。

2）操作流程

（1）刮拭足太阳膀胱经：采用单边刮法（亦可用平推法或滚刮法）刮拭脾俞至肾俞，重点揉刮脾俞、肾俞；继续采用单边刮法刮拭肾俞至小肠俞。刮拭的穴位见图4-48。

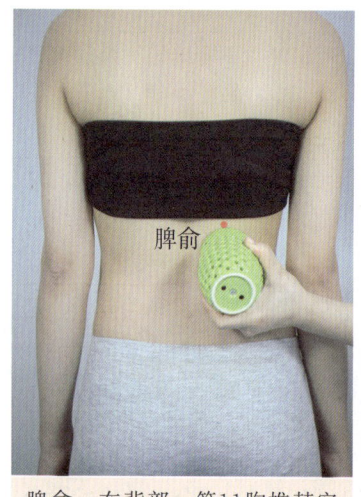
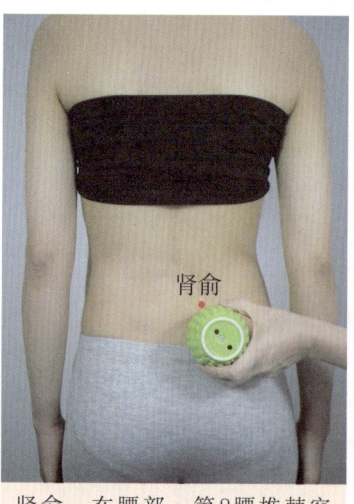
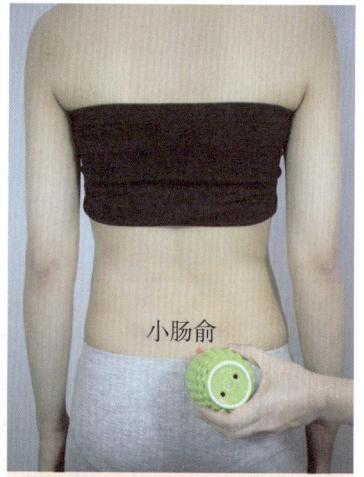

脾俞：在背部，第11胸椎棘突下，后正中线旁开1.5寸。

肾俞：在腰部，第2腰椎棘突下，后正中线旁开1.5寸。

小肠俞：在骶部，横平第1骶后孔，骶正中嵴旁开1.5寸。

图4-48　刮拭足太阳膀胱经治疗腹痛（中虚脏寒证）的穴位

（2）刮拭任脉：采用单边刮法刮拭中脘至建里，建里至神阙，顺刮至气海，重点揉刮神阙、气海。刮拭的穴位见图4-49。

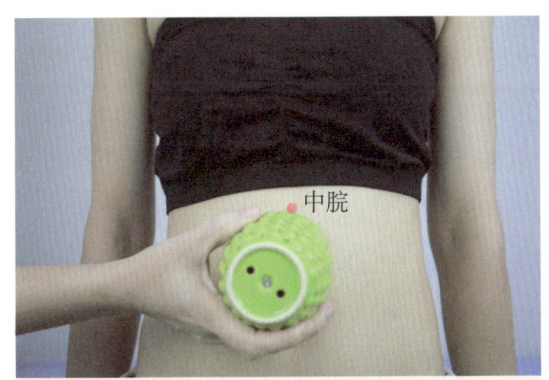
中脘：在上腹部，脐中上4寸，前正中线上。

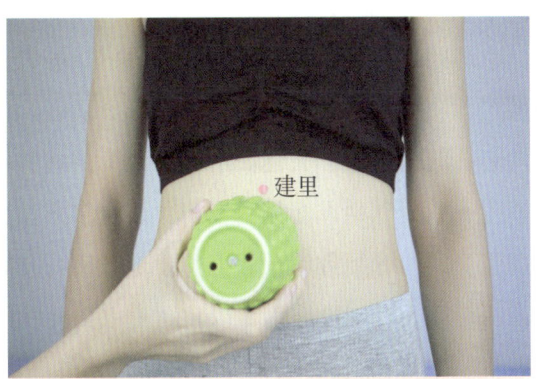
建里：在上腹部，脐中上3寸，前正中线上。

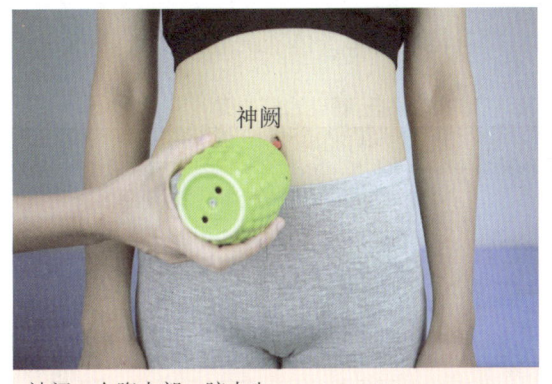
神阙：在腹中部，脐中央。

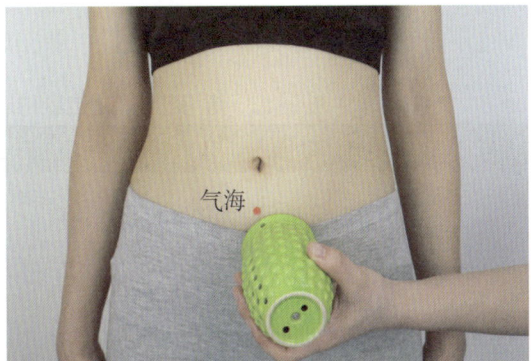
气海：在下腹部，脐中下1.5寸，前正中线上。

图4-49　刮拭任脉治疗腹痛（中虚脏寒证）的穴位

3．辨证施膳

宜食温中补虚、和里缓急之品，如当归生姜羊肉汤、白术猪肚汤、姜汁党参大枣粥等。

4．注意事项

（1）忌食生冷、酸味食物，以免刺激胃肠道，加重腹痛症状。

（2）注意生活起居，劳逸结合。

5．疗程疗效

每3天进行1次温通刮痧治疗，连续治疗3次为1个疗程。第1个疗程结束后，患者腹痛缓解，精神、胃纳好转，大便成形。

十、腹泻

（一）概述

腹泻，又称泄泻，是因湿邪内盛，脾胃运化失常所致，以排便次数增多、大便稀溏，甚至泻出如水样为主要表现的病证。泄者，泄漏之意，大便稀溏，时作时止，病势较缓；泻者，倾泻之意，大便如水倾注而下，病势较急。腹泻是常见的脾胃肠病，一年四季均可发生，以夏秋两季多见。发病原因有多方面，如外感风寒暑热湿等邪气、内伤饮食情志、脏腑失调等皆可致泻。病机主要是湿盛与脾胃功能失调。西医学的急（慢）性肠炎、肠易激综合征、功能性腹泻等以腹泻为主要症状的疾病属于本病范畴，可参照本病辨证论治。

（二）辨证论治

表4-10总结了腹泻各证型的症状特点及对应的温通刮痧基础治疗方案，包括刮痧手法和选用的经络、穴位。实际操作时，可根据患者的具体病情和身体状况进行适当调整。

表4-10　腹泻各证型的症状特点及对应的温通刮痧基础治疗方案

证型	症状特点	刮痧手法	经络与穴位
寒湿内盛证	泄泻清稀，甚则如水样，脘闷食少，腹痛肠鸣，或兼恶寒发热，头痛，肢体酸痛。舌淡，苔白或白腻，脉濡缓	以泻法为主，刮拭按压力大，速度快	刮拭足太阳膀胱经（胃俞至大肠俞，小肠俞）、任脉（中脘至气海）、足阳明胃经（天枢至水道，足三里至上巨虚）、足太阴脾经（阴陵泉至三阴交）
湿热伤中证	泄泻腹痛，泻下急迫，或泻而不爽，便色黄褐，烦热口渴，小便短黄。舌红，苔黄腻，脉滑数或濡数		刮拭足太阳膀胱经（胃俞至大肠俞）、任脉（中脘至气海）、足阳明胃经（梁门至天枢，足三里至上巨虚，内庭）、手阳明大肠经（曲池至合谷）、足太阴脾经（阴陵泉）
食滞肠胃证	腹痛肠鸣，泻下大便臭如败卵，脘腹胀满，嗳腐吞酸，不思饮食。舌红，苔垢浊或厚腻，脉滑		刮拭足太阳膀胱经（胃俞至大肠俞）、任脉（中脘至气海）、足阳明胃经（梁门至天枢，足三里至上巨虚）、足太阴脾经（阴陵泉）
肝气乘脾证	素有胸胁胀闷，嗳气食少，每因抑郁恼怒，或情绪紧张之时，发生腹痛泄泻，腹中雷鸣，攻窜作痛，矢气频作。舌淡红，苔薄白，脉弦		刮拭足太阳膀胱经（肝俞至大肠俞）、任脉（中脘至气海）、足阳明胃经（梁门至天枢，足三里至上巨虚）、足太阴脾经（阴陵泉）、足厥阴肝经（太冲）

续表

证型	症状特点	刮痧手法	经络与穴位
脾胃虚弱证	大便时溏时泻，迁延反复，食少，食后脘闷不舒，稍进油腻食物，即大便次数明显增加，面色萎黄，神疲倦怠。舌淡，苔白，脉细弱	以补法为主，刮拭按压力小，速度慢	刮拭足太阳膀胱经（脾俞至大肠俞）、任脉（中脘至气海）、足阳明胃经（梁门至天枢，足三里至上巨虚）、足太阴脾经（阴陵泉）
肾阳虚衰证	黎明之前脐腹作痛，肠鸣即泻，完谷不化，腹部喜暖，泻后则安，形寒肢冷，腰膝酸软。舌淡，苔白，脉沉细		刮拭督脉（命门）、足太阳膀胱经（肾俞至大肠俞）、任脉（中脘至气海）、足阳明胃经（梁门至天枢，足三里至上巨虚）、足太阴脾经（阴陵泉）

（三）典型案例

患者李某，男性，39岁，因"反复腹泻3个月，加重1周"就诊。患者3个月前涉水淋雨后大便次数增多，每天3～5次不等，伴腹痛、恶寒，自行用药后症状缓解，但腹泻仍时有发生。1周前患者腹泻加重，自行用药未能缓解。

现症见：泄泻清稀，如黄色水样，脘闷食少，腹痛肠鸣，喜温喜按，恶寒，肢体酸痛。舌淡，苔白腻，脉缓。

中医诊断：腹泻（寒湿内盛证）。

西医诊断：急性肠炎。

扫码看操作

1. 温通刮痧辨证思路

四诊合参，患者因感受寒湿之邪，困阻脾土，以致升降失职，清浊不分，水谷混杂而下，发生腹泻；寒湿之邪除了侵袭肺卫皮毛，出现恶寒、肢体酸痛等症状外，还能直接损伤脾胃，使脾胃功能障碍，引起脘闷食少；舌淡，苔白腻，脉缓均为寒湿内盛之征象。本病病性属实，病位在脾、胃、大肠，病变经脉为足太阳膀胱经、任脉、足阳明胃经、足太阴脾经。

2. 温通刮痧操作

1）手法要求　以泻法为主，刮拭按压力大，速度快。重点穴位刮拭2～3分钟。

2）操作流程

（1）刮拭足太阳膀胱经：采用单边刮法刮拭胃俞至大肠俞，采用揉刮法刮拭小肠俞。刮拭的穴位见图4-50。

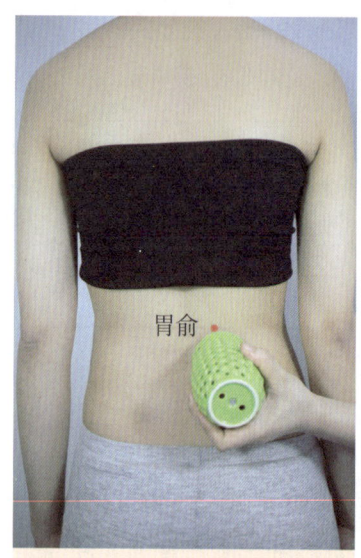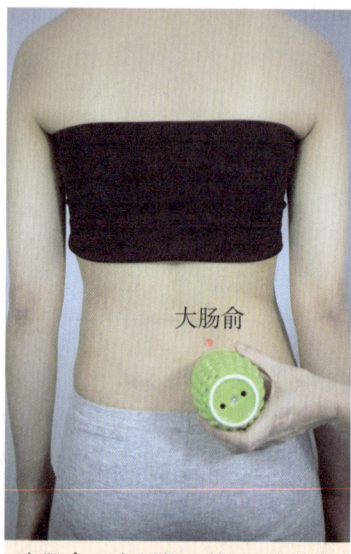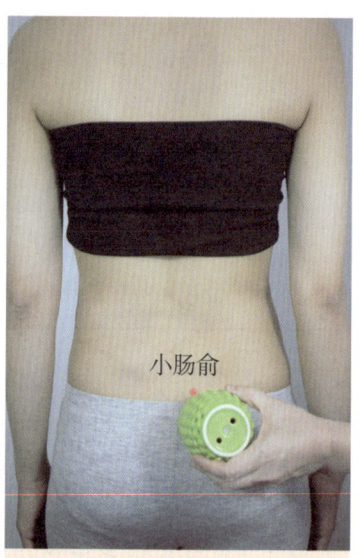

胃俞：在背部，第12胸椎棘突下，后正中线旁开1.5寸。　　大肠俞：在腰部，第4腰椎棘突下，后正中线旁开1.5寸。　　小肠俞：在骶部，横平第1骶后孔，骶正中嵴旁开1.5寸。

图4-50　刮拭足太阳膀胱经治疗腹泻（寒湿内盛证）的穴位

（2）刮拭任脉：采用单边刮法刮拭中脘至建里，建里至神阙，顺刮至气海，重点揉刮中脘、神阙。刮拭的穴位见图4-51。

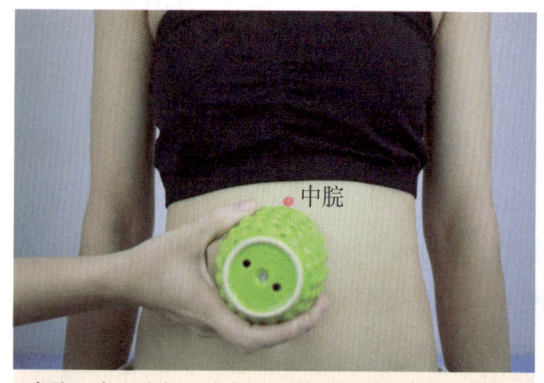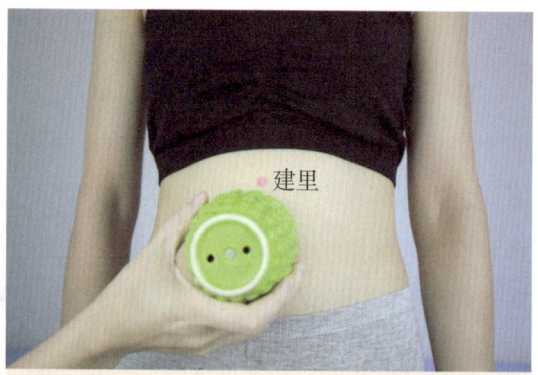

中脘：在上腹部，脐中上4寸，前正中线上。　　建里：在上腹部，脐中上3寸，前正中线上。

图4-51　刮拭任脉治疗腹泻（寒湿内盛证）的穴位

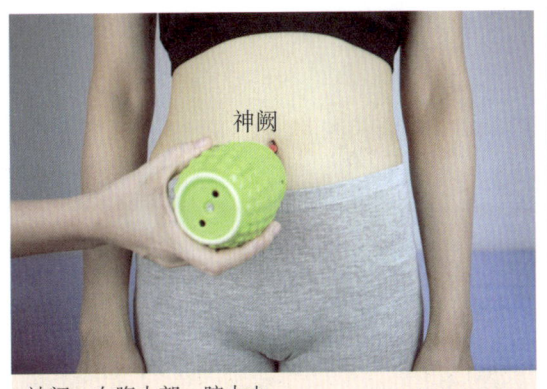
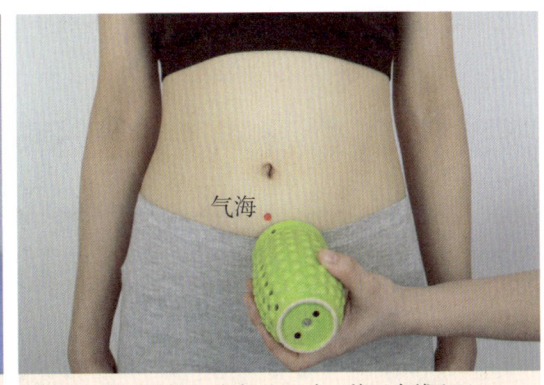

神阙：在腹中部，脐中央。

气海：在下腹部，脐中下1.5寸，前正中线上。

图4-51 刮拭任脉治疗腹泻（寒湿内盛证）的穴位（续）

（3）刮拭足阳明胃经：采用单边刮法刮拭天枢至水道，重点揉刮天枢；采用单边刮法刮拭足三里至上巨虚，重点揉刮足三里。刮拭的穴位见图4-52。

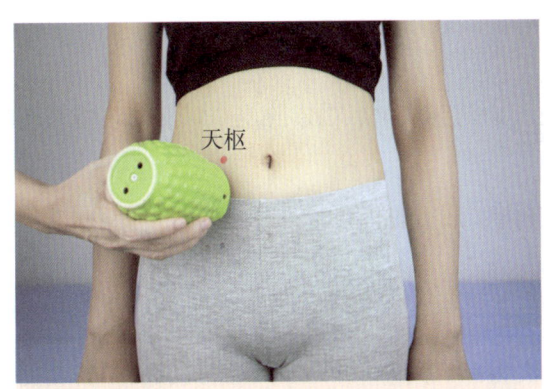
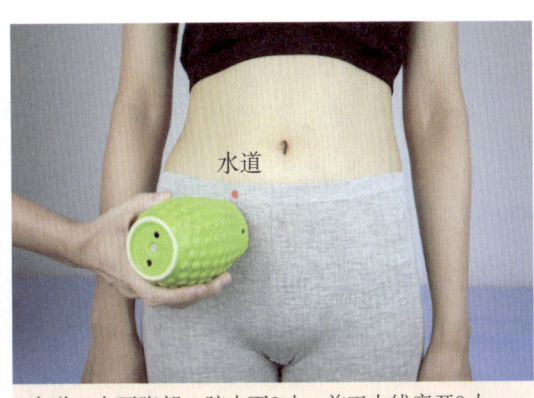

天枢：在腹中部，横平脐中，前正中线旁开2寸。

水道：在下腹部，脐中下3寸，前正中线旁开2寸。

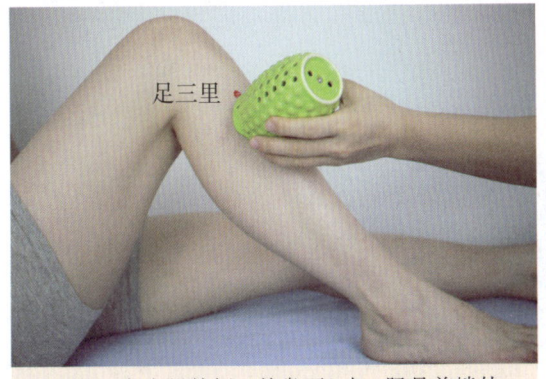
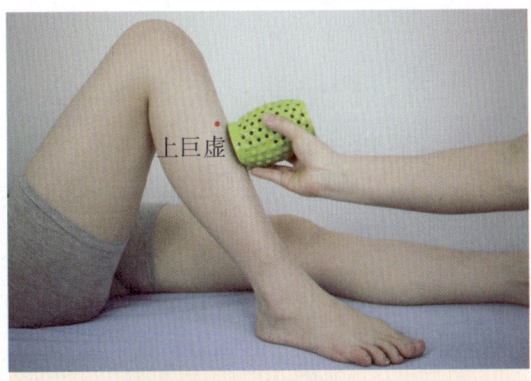

足三里：在小腿外侧，犊鼻下3寸，胫骨前嵴外一横指。

上巨虚：在小腿外侧，犊鼻下6寸，胫骨前嵴外一横指。

图4-52 刮拭足阳明胃经治疗腹泻（寒湿内盛证）的穴位

（4）刮拭足太阴脾经：采用单边刮法刮拭阴陵泉至三阴交，重点揉刮阴陵泉。刮拭的穴位见图4-53。

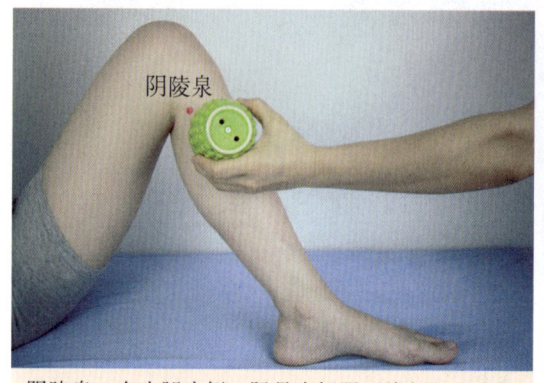
阴陵泉：在小腿内侧，胫骨内侧髁下缘与胫骨内侧缘之间的凹陷中。

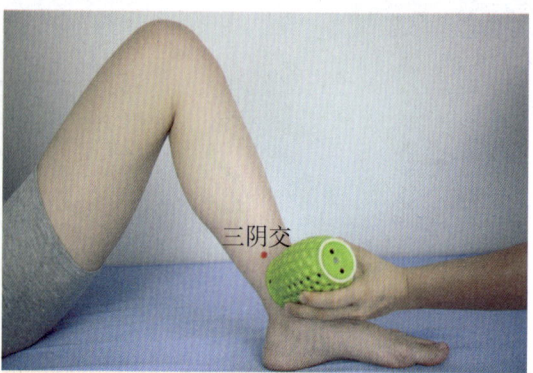
三阴交：在小腿内侧，内踝尖上3寸，胫骨内侧缘后际。

图4-53 刮拭足太阴脾经治疗腹泻（寒湿内盛证）的穴位

3．辨证施膳

宜食温中散寒、祛湿止泻之品，如生姜粥、山药芡实粥、白术陈皮茶、艾叶鸡蛋等。

4．注意事项

（1）忌食生冷、辛辣食物，以免刺激胃肠道，加重腹泻症状。

（2）注意观察大便性状、颜色。

5．疗程疗效

每3天进行1次温通刮痧治疗，连续治疗3次为1个疗程。第1个疗程结束后，患者大便次数减少，可解成形软便，无腹痛，胃纳好转，舌色由淡转为淡红，苔由白腻转为薄白。

十一、便秘

（一）概述

便秘是以大便在肠内滞留过久，秘结不通，排便周期延长，或周期不长，但便质干结，排出艰难，或便质不硬，虽有便意，但排便不畅为主要表现的病证。发病原因有饮食不节、情志失调、外邪犯胃、禀赋不足等。病机主要是热结、气滞、寒凝、气血阴阳亏虚。西医学的功能性便秘、肠炎恢复期之便秘、药物性便秘等属于本病范畴，可参照本病辨证论治。

（二）辨证论治

表4-11总结了便秘各证型的症状特点及对应的温通刮痧基础治疗方案，包括刮痧手法和选用的经络、穴位。实际操作时，可根据患者的具体病情和身体状况进行适当调整。

表4-11 便秘各证型的症状特点及对应的温通刮痧基础治疗方案

证型	症状特点	刮痧手法	经络与穴位
冷秘	大便艰涩，腹痛拘急，胀满拒按，胁下偏痛，手足不温，呃逆呕吐。舌淡，苔白腻，脉弦紧	以泻法为主，刮拭按压力大，速度快	刮拭足太阳膀胱经（肾俞至大肠俞）、任脉（中脘至气海）、足阳明胃经（梁门至天枢，足三里至上巨虚）
热秘	大便干结，腹中胀满，口干口臭，面红身热，心烦不安，多汗，时欲饮冷，小便短赤。舌红干，苔黄燥或焦黄起芒刺，脉滑数或弦数		刮拭足太阳膀胱经（肾俞至大肠俞）、任脉（中脘至气海）、足阳明胃经（梁门至天枢，足三里至上巨虚，内庭）、手阳明大肠经（曲池至合谷）、手少阳三焦经（支沟）
气秘	大便干结，欲便不出，腹中胀满，胸胁满闷，嗳气呃逆，食欲不振，肠鸣矢气。舌偏红，苔薄白、薄黄或薄腻，脉弦		刮拭足太阳膀胱经（肾俞至大肠俞）、任脉（中脘至气海）、足阳明胃经（梁门至天枢，足三里至上巨虚）、手阳明大肠经（曲池至合谷）、手少阳三焦经（支沟）、足厥阴肝经（太冲）
气虚秘	虽有便意，临厕努挣，难以排出，便后乏力，汗出气短，面白神疲，肢倦懒言。舌淡胖或边有齿痕，苔薄白，脉细弱	以补法为主，刮拭按压力小，速度慢	刮拭足太阳膀胱经（脾俞至大肠俞）、任脉（中脘至气海）、足阳明胃经（梁门至天枢，足三里至上巨虚）、手少阳三焦经（支沟）
血虚秘	大便干结，努挣难下，面色苍白，头晕目眩，心悸气短，失眠健忘。舌淡，苔白，脉细		刮拭足太阳膀胱经（脾俞至大肠俞）、任脉（中脘至气海）、足阳明胃经（梁门至天枢，足三里至上巨虚）、手少阳三焦经（支沟）、足太阴脾经（三阴交）
阴虚秘	大便干结，形体消瘦，头晕耳鸣，两颧红赤，心烦少寐，潮热盗汗，腰膝酸软。舌红，少苔，脉细数		刮拭足太阳膀胱经（肾俞至大肠俞）、足阳明胃经（梁门至天枢，足三里至上巨虚）、手少阳三焦经（支沟）
阳虚秘	大便艰涩，排出困难，面色㿠白，四肢不温，喜热怕冷，腹中冷痛，腰膝酸冷，小便清长。舌淡，苔白或薄腻，脉沉迟		刮拭督脉（至阳至悬枢）、足太阳膀胱经（肝俞至小肠俞）、任脉（中脘至气海，艾灸神阙）、足少阴肾经（幽门至横骨）、手阳明大肠经（曲池至阳溪）、足阳明胃经（足三里至下巨虚）

（三）典型案例

患者张某，男性，99岁，因"反复便秘半年"就诊。患者半年来大便3天1次，大便干结，排出困难，目前以卧床为主，自主活动少，留置胃管，主要通过输注肠内营养液补充营养。

现症见：面色㿠白，活动受限，腰膝酸冷，四肢不温，小便自遗，大便秘结，需用开塞露辅助通便，腹部胀满。舌暗淡，苔白腻，脉沉细。查体：全腹无压痛及反跳痛。

中医诊断：便秘（阳虚秘）。

西医诊断：功能性便秘。

扫码看操作

1. 温通刮痧辨证思路

四诊合参，患者年老阳气虚衰，寒自内生，肠道传送无力，故大便秘结，排出困难；阳虚内寒，温煦无权，则面色㿠白，四肢不温，小便自遗；肾阳亏虚，故腰膝酸冷；舌暗淡，苔白腻，脉沉细均为阳虚秘之征象。本病病性属虚，病位在肾、脾、胃、小肠、大肠，病变经脉为督脉、足太阳膀胱经、任脉、足少阴肾经、手阳明大肠经、足阳明胃经。

2. 温通刮痧操作

1）手法要求 以补法为主，刮拭按压力小，速度慢。重点穴位刮拭2～3分钟。

2）操作流程

（1）刮拭督脉：采用单边刮法刮拭至阳至悬枢。刮拭的穴位见图4-54。

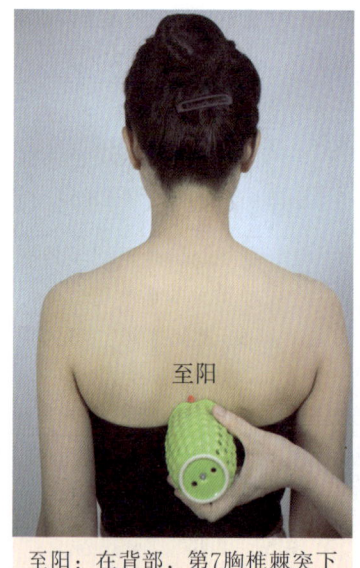 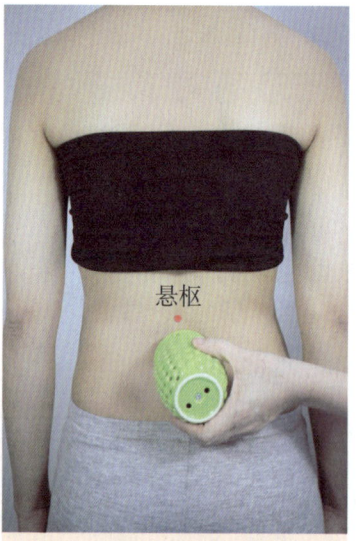

至阳：在背部，第7胸椎棘突下凹陷中，后正中线上。　　悬枢：在腰部，第1腰椎棘突下凹陷中，后正中线上。

图4-54　刮拭督脉治疗便秘（阳虚秘）的穴位

（2）刮拭足太阳膀胱经：采用单边刮法刮拭肝俞至小肠俞。刮拭的穴位见图4-55。

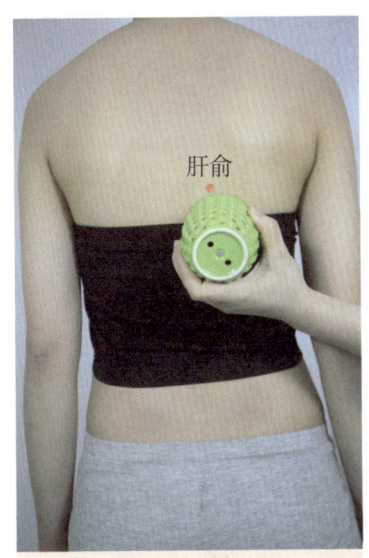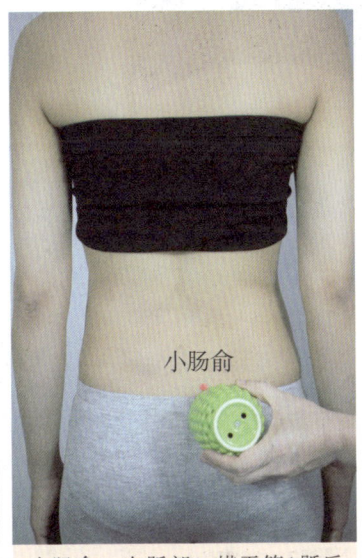

肝俞：在背部，第9胸椎棘突下，后正中线旁开1.5寸。

小肠俞：在骶部，横平第1骶后孔，骶正中嵴旁开1.5寸。

图4-55 刮拭足太阳膀胱经治疗便秘（阳虚秘）的穴位

（3）刮拭任脉：采用单边刮法刮拭中脘至气海，重点揉刮中脘、建里、气海，艾灸神阙。穴位见图4-56。

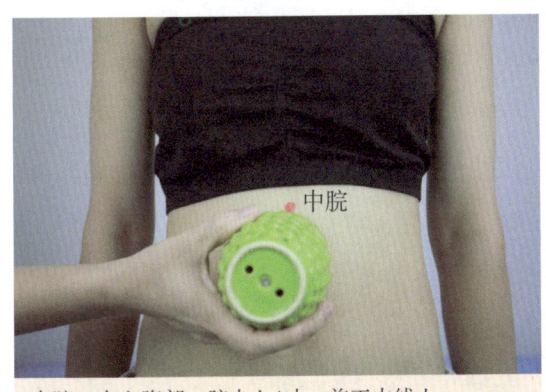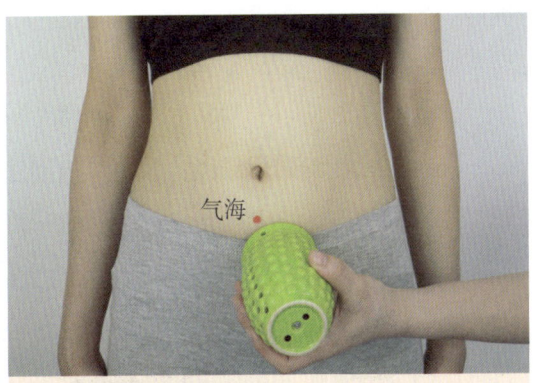

中脘：在上腹部，脐中上4寸，前正中线上。

气海：在下腹部，脐中下1.5寸，前正中线上。

图4-56 任脉上治疗便秘（阳虚秘）的穴位

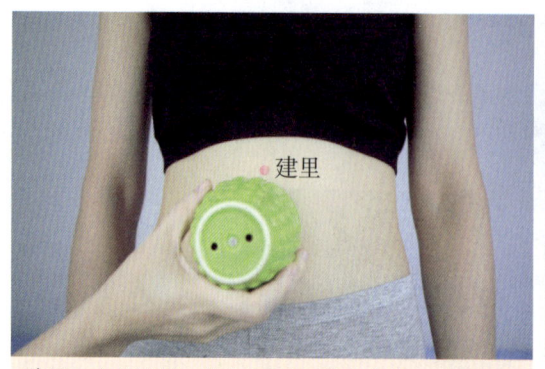
建里：在上腹部，脐中上3寸，前正中线上。

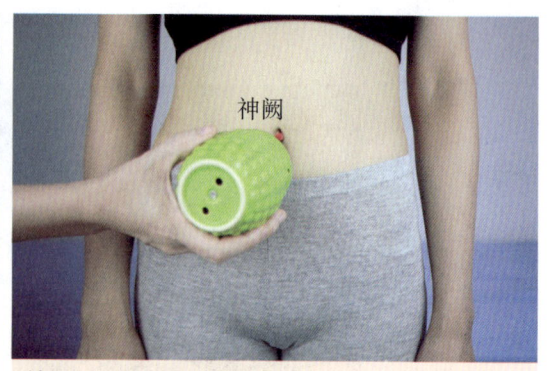
神阙：在腹中部，脐中央。

图4-56　任脉上治疗便秘（阳虚秘）的穴位（续）

（4）刮拭足少阴肾经：采用单边刮法刮拭幽门至横骨。刮拭的穴位见图4-57。

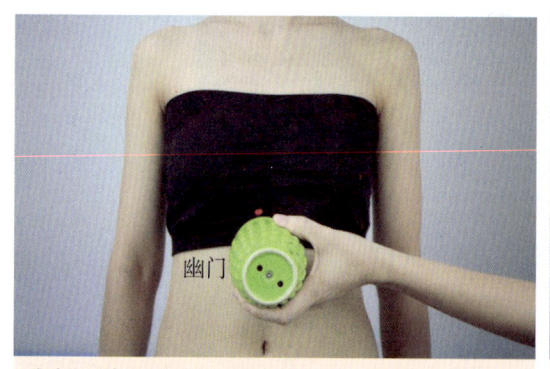
幽门：在上腹部，脐中上6寸，前正中线旁开0.5寸。

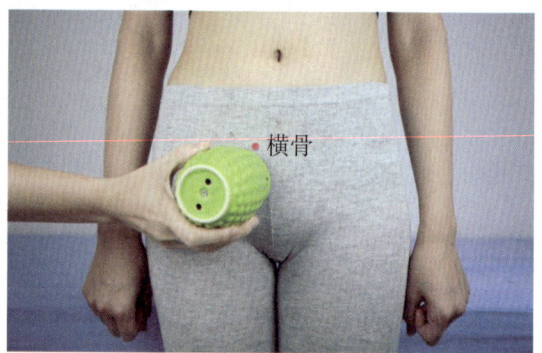
横骨：在下腹部，脐中下5寸，前正中线旁开0.5寸。

图4-57　刮拭足少阴肾经治疗便秘（阳虚秘）的穴位

（5）刮拭手阳明大肠经：采用单边刮法刮拭曲池至阳溪。刮拭的穴位见图4-58。

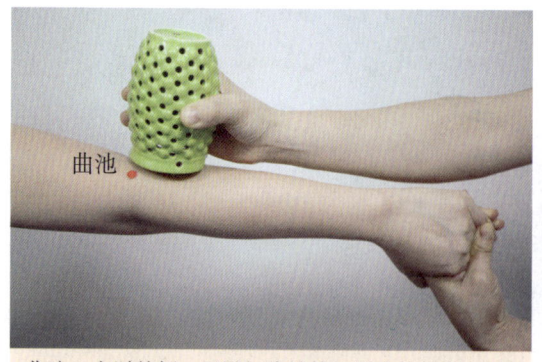
曲池：在肘外侧，尺泽与肱骨外上髁连线的中点。

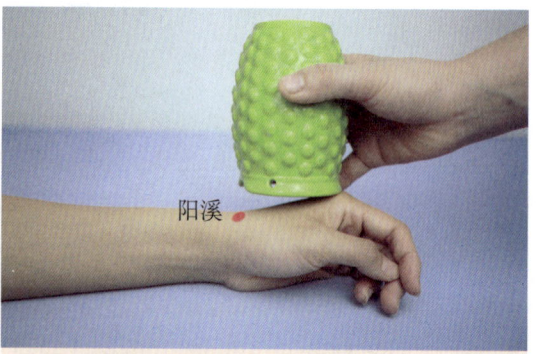
阳溪：在腕后外侧，腕背侧远端横纹桡侧，桡骨茎突远端，拇指向上翘时，拇短伸肌腱与拇长伸肌腱之间的凹陷中。

图4-58　刮拭手阳明大肠经治疗便秘（阳虚秘）的穴位

（6）刮拭足阳明胃经：采用单边刮法刮拭足三里至下巨虚。刮拭的穴位见图4-59。

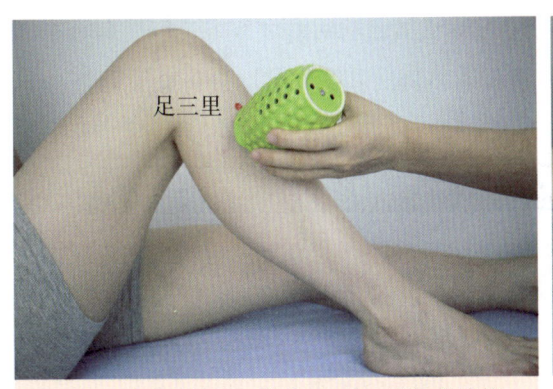
足三里：在小腿外侧，犊鼻下3寸，胫骨前嵴外一横指。

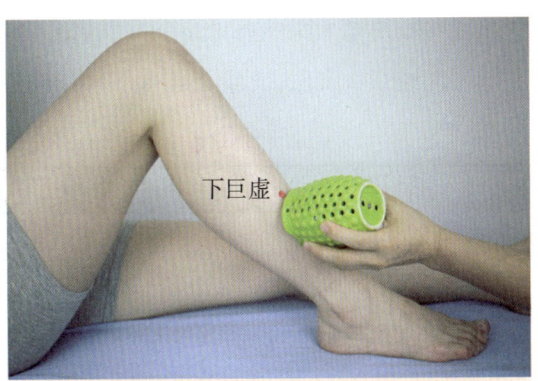
下巨虚：在小腿外侧，犊鼻下9寸，胫骨前嵴外一横指。

图4-59 刮拭足阳明胃经治疗便秘（阳虚秘）的穴位

3．辨证施膳
宜食温阳通便之品，如肉苁蓉羊肉粥、黑豆黄芪炖猪腰等。

4．注意事项
（1）帮助患者翻身，顺时针按摩其腹部，促进肠蠕动。
（2）用营养泵控制患者每小时进食量。半流质食物绞打成糊状，通过胃管输送。
（3）注意患者腹部、足部的保暖。

5．疗程疗效
每3天进行1次温通刮痧治疗，连续治疗3次为1个疗程，配合埋线治疗（取穴中脘、建里、气海、天枢）。第1个疗程结束后，患者大便2天1次，可自解，便质较前软，腹胀减轻。

十二、头痛

（一）概述
头痛是由外感、内伤引起的，以头部疼痛为主要表现的病证。头痛既可单独出现，亦可并见于多种急（慢）性疾病中，分为外感、内伤两类。外感头痛以实证居多，内伤头痛则以虚证、虚实夹杂证为主。头痛的基本病机是"不通则痛"和"不荣则痛"。西医学的偏头痛、紧张性头痛等，以及高血压、脑动脉硬化症、脑外伤后遗症等以头痛为主要症状者属于本病范畴，可参照本病辨证论治。

（二）辨证论治

表4-12总结了头痛各证型的症状特点及对应的温通刮痧基础治疗方案，包括刮痧手法和选用的经络、穴位。实际操作时，可根据患者的具体病情和身体状况进行适当调整。

表4-12 头痛各证型的症状特点及对应的温通刮痧基础治疗方案

证型	症状特点	刮痧手法	经络与穴位
风寒头痛	头痛连及项背，常有拘急收紧感，或伴恶风畏寒，遇风尤剧，口不渴。舌淡红，苔薄白，脉浮紧	以泻法为主，刮拭按压力大，速度快	刮拭督脉（后发际至命门）、足太阳膀胱经（大杼至肾俞）、足少阳胆经（风池至肩峰部）、手太阴肺经（列缺至少商）
风热头痛	头痛而胀，甚则头痛如裂，发热或恶风，或鼻塞、流浊涕，面红目赤，口渴欲饮，便秘溲黄。舌红，苔黄，脉浮数		刮拭督脉（后发际至命门）、足太阳膀胱经（大杼至肾俞）、足少阳胆经（风池至肩峰部）、手阳明大肠经（曲池至阳溪）
风湿头痛	头痛如裹，肢体困重，身热不扬，胸闷纳呆，小便不利，大便溏薄。舌淡红，苔白腻，脉濡		刮拭督脉（后发际至命门）、足太阳膀胱经（大杼至肾俞）、足少阳胆经（风池至肩峰部，阴陵泉至阳交）
肝阳头痛	头晕胀痛，两侧为重，心烦易怒，夜寐不宁，口苦面红，或兼胁痛。舌红，苔黄，脉弦数		刮拭足太阳膀胱经（肺俞至肾俞）、经外奇穴（太阳）、足少阳胆经（率谷、角孙、风池）、足厥阴肝经（太冲至行间）
瘀血头痛	头痛经久不愈，痛处固定不移，痛如锥刺，或有头部外伤史。舌紫暗，或有瘀斑、瘀点，苔薄白，脉细或细涩		刮拭督脉（印堂至大椎）、足太阳膀胱经（肺俞至肾俞）、经外奇穴（太阳）、足少阳胆经（风池至肩井，阳陵泉至侠溪）、足少阴肾经（太溪至涌泉）
痰浊头痛	头痛昏蒙，胸脘满闷，纳呆呕恶。舌淡，苔白腻，脉滑或弦滑		刮拭督脉（百会、风府）、足太阳膀胱经（天柱至脾俞）、经外奇穴（太阳）、足少阳胆经（风池至肩井）、足太阴脾经（阴陵泉至三阴交）
肾虚头痛	头痛且空，眩晕耳鸣，腰膝酸软，神疲乏力，滑精或带下。舌红，少苔，脉细无力	以补法为主，刮拭按压力小，速度慢	刮拭督脉（印堂至大椎）、足太阳膀胱经（肺俞至肾俞）、经外奇穴（太阳）、足少阳胆经（风池、肩井）、足少阴肾经（太溪至涌泉）
血虚头痛	头痛隐隐，时时昏晕，心悸失眠，面色少华，神疲乏力，遇劳加重。舌淡，苔薄白，脉细弱		刮拭督脉（百会、风府）、足太阳膀胱经（脾俞至胃俞）、经外奇穴（四神聪、太阳）、足少阳胆经（风池、肩井）、足太阴脾经（血海至三阴交）

（三）典型案例

患者李某，男性，38岁，因"头痛1月余，加重半天"就诊。患者1月余前因跌倒头部落地后出现头痛，以右颞部至右眼眶部疼痛为主，为刀割样剧烈疼痛，疼痛持续30分钟后自行缓解，曾至医院接受检查，但检查结果未见异常。之后头痛每日发作2～3次，严重时需要服用止痛药才可缓解。半天前患者头痛症状加重，难以忍受。

现症见：神清，精神焦虑，头痛，以右颞部至右眼眶部疼痛为主，疼痛剧烈，呈刀割样，痛处固定。纳眠一般，二便调。舌淡暗，苔薄白，脉弦涩。

中医诊断：头痛（瘀血头痛）。

西医诊断：偏头痛。

扫码看操作

1. 温通刮痧辨证思路

四诊合参，患者跌仆闪挫，损伤脑络，故头痛；脑络瘀阻，经气不通，不通则痛，故头痛剧烈、痛处固定；疼痛引起焦虑情绪，气机郁滞，气血运行不畅，导致脉络闭阻，故疼痛反复发作；舌淡暗，苔薄白，脉弦涩皆为瘀血头痛之征象。本病病性属实，病位在脑，与心、肝、肾相关，病变经脉为督脉、足太阳膀胱经、足少阳胆经、足少阴肾经。

2. 温通刮痧操作

1）手法要求　以泻法为主，刮拭按压力大，速度快。重点穴位刮拭2～3分钟。

2）操作流程

（1）刮拭督脉：采用单边刮法刮拭印堂至百会，顺刮至大椎，重点揉刮大椎。刮拭的穴位见图4-60。

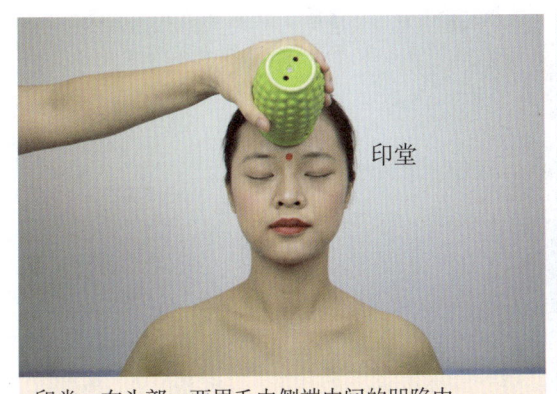

印堂：在头部，两眉毛内侧端中间的凹陷中。

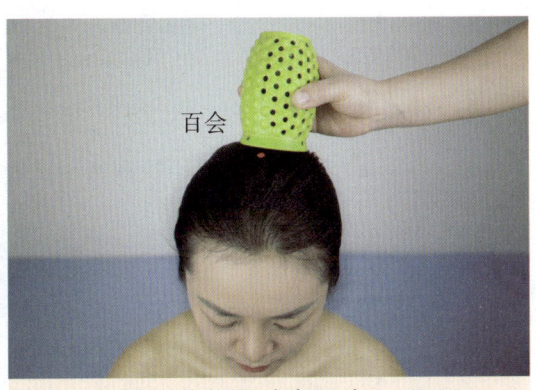

百会：在头部，前发际正中直上5寸。

图4-60　刮拭督脉治疗头痛（瘀血头痛）的穴位

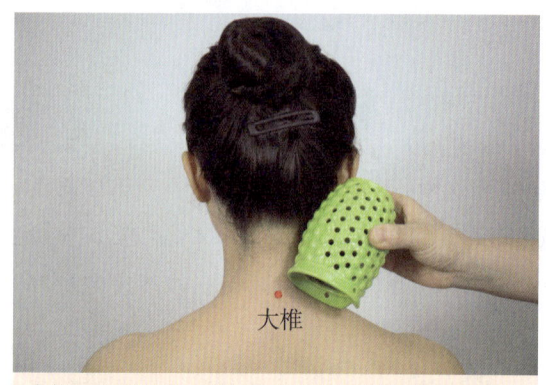

大椎：在颈后部，第7颈椎棘突下凹陷中，后正中线上。

图4-60　刮拭督脉治疗头痛（瘀血头痛）的穴位（续）

（2）刮拭足太阳膀胱经：采用单边刮法刮拭肺俞至肝俞，顺刮至肾俞。刮拭的穴位见图4-61。

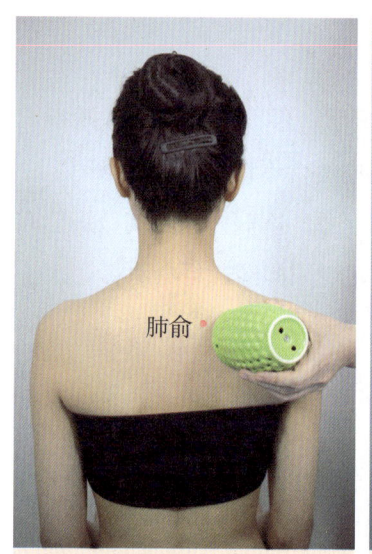 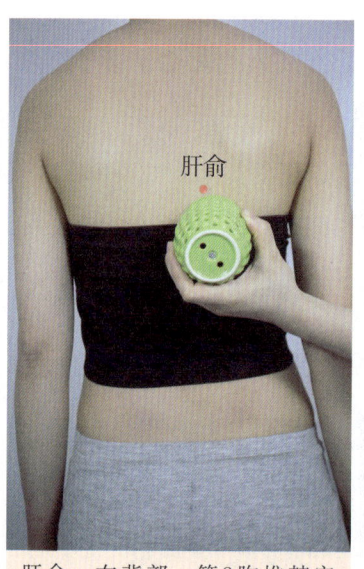 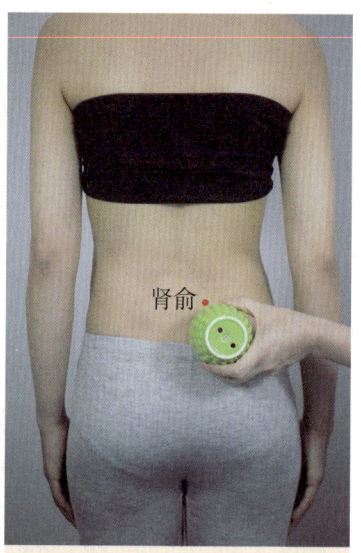

肺俞：在背部，第3胸椎棘突下，后正中线旁开1.5寸。

肝俞：在背部，第9胸椎棘突下，后正中线旁开1.5寸。

肾俞：在腰部，第2腰椎棘突下，后正中线旁开1.5寸。

图4-61　刮拭足太阳膀胱经治疗头痛（瘀血头痛）的穴位

（3）刮拭经外奇穴：采用揉刮法刮拭太阳。穴位见图4-62。

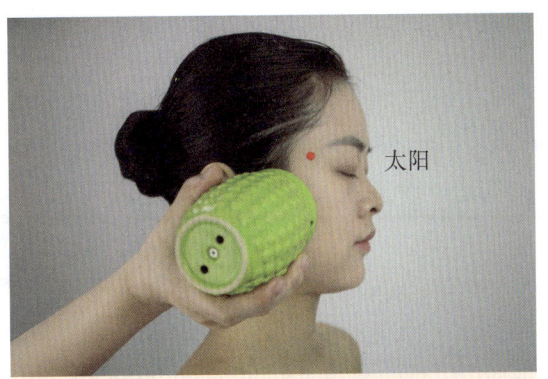

太阳：在头部，眉梢与目外眦之间，向后约一横指的凹陷中。

图4-62　刮拭经外奇穴治疗头痛（瘀血头痛）的穴位

（4）刮拭足少阳胆经：采用单边刮法刮拭风池至肩井，采用单边刮法刮拭阳陵泉至侠溪。刮拭的穴位见图4-63。

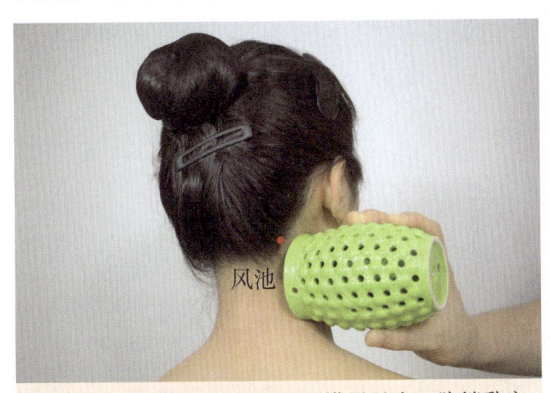

风池：在颈后部，枕骨之下，横平风府，胸锁乳突肌与斜方肌之间的凹陷中。

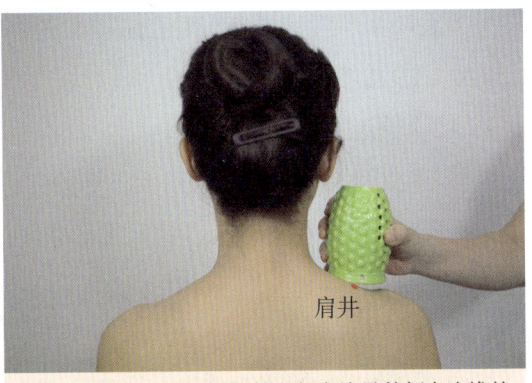

肩井：在肩上，第7颈椎棘突与肩峰最外侧点连线的中点。

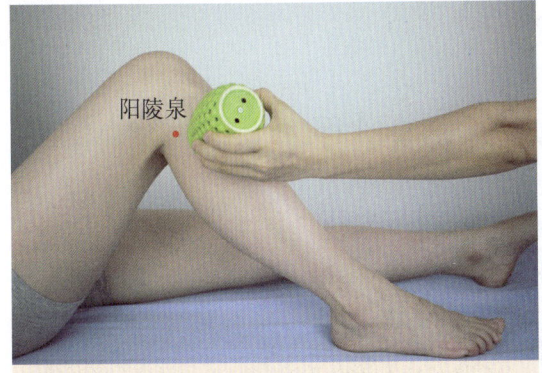

阳陵泉：在小腿外侧，腓骨头前下方的凹陷中。

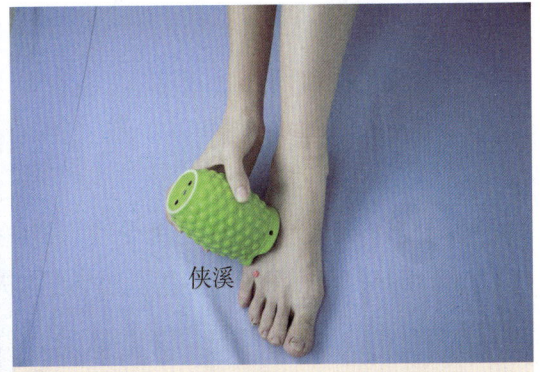

侠溪：在足背，第4、第5趾间，趾蹼缘后方赤白肉际处。

图4-63　刮拭足少阳胆经治疗头痛（瘀血头痛）的穴位

（5）刮拭足少阴肾经：采用单边刮法刮拭太溪至涌泉。刮拭的穴位见图4-64。

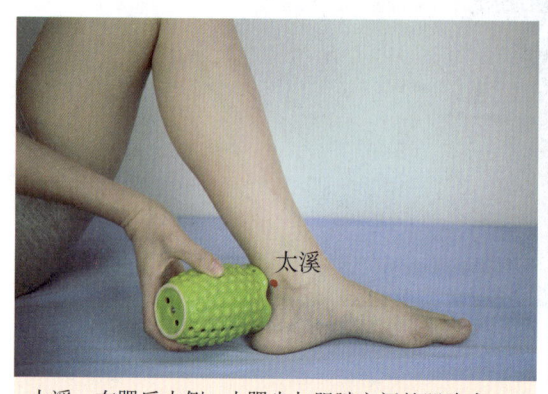
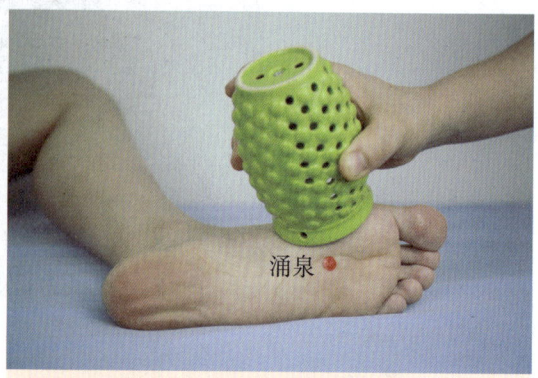

太溪：在踝后内侧，内踝尖与跟腱之间的凹陷中。　　涌泉：在足底，屈足卷趾时足心最凹陷中。

图4-64　刮拭足少阴肾经治疗头痛（瘀血头痛）的穴位

3．辨证施膳

宜食活血行气，祛瘀止痛之品，如赤芍川芎鱼头汤、三七炖鸡肉汤、桃仁柴胡粥等。

4．注意事项

（1）慎起居，畅情志。

（2）饮食有节，饮食宜清淡、易消化，忌食肥甘厚腻之品。

（3）指导患者使用非药物方法来减轻疼痛，如通过看电视、听音乐等活动以分散注意力。

5．疗程疗效

每3天进行1次温通刮痧治疗（实际操作中，可根据痧象的消退情况，适当缩短治疗间隔），连续治疗3次为1个疗程。第1个疗程结束后，患者头痛明显缓解，头痛次数减少，可不吃止痛药。

十三、中风后遗症

（一）概述

中风是阴阳失调、气血逆乱导致的脑络痹阻或血溢脑脉之外，以突然昏仆、半身不遂、口眼㖞斜、言语謇涩或不语、偏身麻木为主要表现的急性病证。西医学的脑出血、脑梗死等脑血管意外疾病属于本病范畴。中风急性期过后，患者仍留有偏瘫、口眼㖞斜、语言障碍、吞咽困难、颜面麻木、手指震颤等症状，即为中风后遗症。中风病性为本虚标实，急性期以标实证候为主，恢复期及后遗症期则以虚中夹实多见。

（二）辨证论治

表4-13总结了中风后遗症各证型的症状特点及对应的温通刮痧基础治疗方案，包括刮痧手法和选用的经络、穴位。实际操作时，可根据患者的具体病情和身体状况进行适当调整。

表4-13 中风后遗症各证型的症状特点及对应的温通刮痧基础治疗方案

证型	症状特点	刮痧手法	经络与穴位
肝阳暴亢证	半身不遂，舌强语謇，口舌歪斜，眩晕头痛，面红目赤，心烦易怒，口苦咽干，便秘尿黄。舌红或绛，苔黄或燥，脉弦有力	以泻法为主，刮拭按压力大，速度快	刮拭督脉（水沟，印堂至大椎）、手少阴心经（极泉）、手太阴肺经（尺泽）、手厥阴心包经（曲泽至内关）、足太阳膀胱经（委中）、足太阴脾经（阴陵泉至三阴交）、足厥阴肝经（太冲至行间）、足少阴肾经（太溪）
风痰瘀阻证	半身不遂，口眼㖞斜，言语謇涩或不语，肢体麻木或手足拘急，头晕目眩，痰多而黏。舌暗淡，苔薄白或白腻，脉弦滑		刮拭督脉（水沟，印堂至大椎）、手少阴心经（极泉）、足少阳胆经（风池至肩井）、手太阴肺经（尺泽）、手厥阴心包经（曲泽至内关）、足阳明胃经（足三里至丰隆）、足太阳膀胱经（委中）、足太阴脾经（阴陵泉至三阴交）
气虚血瘀证	半身不遂，肢体软弱，偏身麻木，舌歪语謇，手足肿胀，面色淡白，气短乏力，心悸自汗。舌暗淡，苔薄白或白腻，脉细缓或细涩	以平补平泻法为主，刮拭按压力小，速度快	刮拭督脉（水沟，印堂至大椎）、任脉（中脘至气海）、手少阴心经（极泉）、手太阴肺经（尺泽）、手厥阴心包经（曲泽至内关）、足阳明胃经（足三里至丰隆）、足太阳膀胱经（委中）、足太阴脾经（阴陵泉至三阴交）
阴虚风动证	半身不遂，肢体麻木，舌强语謇，心烦失眠，眩晕耳鸣，手足拘挛或蠕动。舌红，少苔或光剥无苔，脉细弦或细数	以补法为主，刮拭按压力小，速度慢	刮拭督脉（水沟，印堂至大椎）、足少阳胆经（风池至肩井）、手少阴心经（极泉）、手太阴肺经（尺泽）、手厥阴心包经（曲泽至内关）、足太阳膀胱经（委中）、足太阴脾经（阴陵泉至三阴交）、足少阴肾经（太溪）

续表

证型	症状特点	刮痧手法	经络与穴位
肝肾亏虚证	半身不遂，患肢僵直拘挛，或偏瘫，肢体肌肉萎缩，舌强或失语，眩晕耳鸣，腰膝酸软。舌红，少苔，脉沉细	以补法为主，刮拭按压力小，速度慢	刮拭督脉（百会，风府至腰阳关）、足少阳胆经（风池至肩井，阳陵泉）、足阳明胃经（地仓、颊车，足三里至下巨虚）、手阳明大肠经（肩髃至手五里）、足太阴脾经（阴陵泉至三阴交）、足厥阴肝经（太冲至行间）、足少阴肾经（太溪至涌泉）

（三）典型案例

患者杨某，男性，74岁，因"左侧肢体麻木乏力，伴言语不清1年余"就诊。患者1年前因左侧肢体麻木乏力，伴言语不清至当地医院就诊，经检查诊断为脑梗死、高血压。治疗1年余，效果不理想，遂寻求中医治疗。

现症见：神清，精神疲惫，左侧肢体麻木乏力，脚软，言语不清。纳一般，眠差，小便频数，大便干燥。舌红，少苔，脉沉。

中医诊断：中风后遗症（肝肾亏虚证）。

西医诊断：脑梗死。

扫码看操作

1. 温通刮痧辨证思路

四诊合参，患者年老体衰，脏腑亏耗，尤以肝肾亏虚为主。肝肾亏虚，筋骨失养，肢体百骸皆不足，故肢体麻木乏力、脚软；肾气不足，故小便频数；肠道津液不足，故大便干燥；舌红，少苔，脉沉均为肝肾亏虚之征象。本病病性属虚，病位在脑，与肝、肾、脾相关，病变经脉为督脉、足少阳胆经、足阳明胃经、手阳明大肠经、足太阴脾经、足厥阴肝经、足少阴肾经。

2. 温通刮痧操作

1）手法要求　以补法为主，刮拭按压力小，速度慢。重点穴位刮拭2～3分钟。

2）操作流程

（1）刮拭督脉：采用揉刮法刮拭百会；采用单边刮法刮拭风府至大椎，顺刮至腰阳关。刮拭的穴位见图4-65。

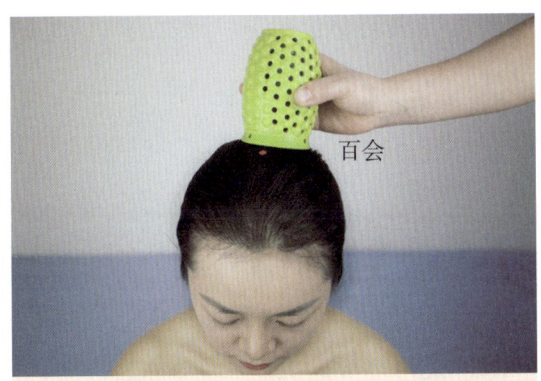
百会：在头部，前发际正中直上5寸。

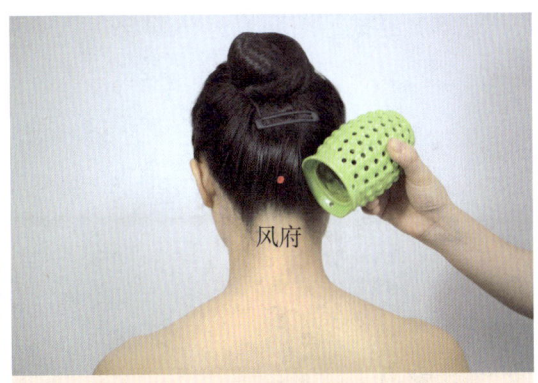
风府：在颈后部，后发际正中直上1寸，枕外隆凸直下，两侧斜方肌之间的凹陷中。

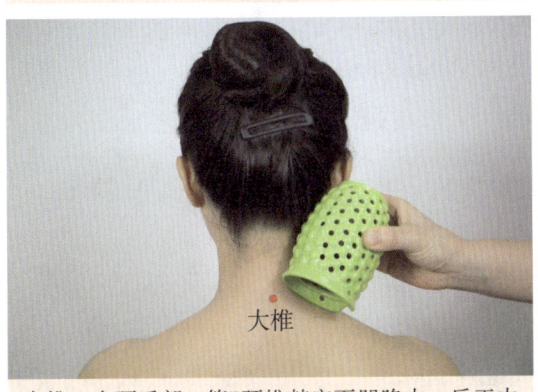
大椎：在颈后部，第7颈椎棘突下凹陷中，后正中线上。

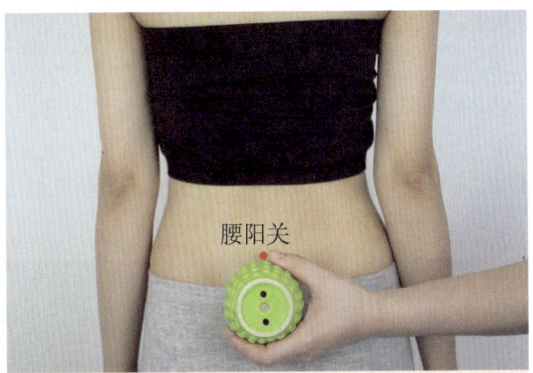
腰阳关：在腰部，第4腰椎棘突下凹陷中，后正中线上。

图4-65 刮拭督脉治疗中风后遗症（肝肾亏虚证）的穴位

（2）刮拭足少阳胆经（头肩部）：采用单边刮法刮拭风池至肩井。刮拭的穴位见图4-66。

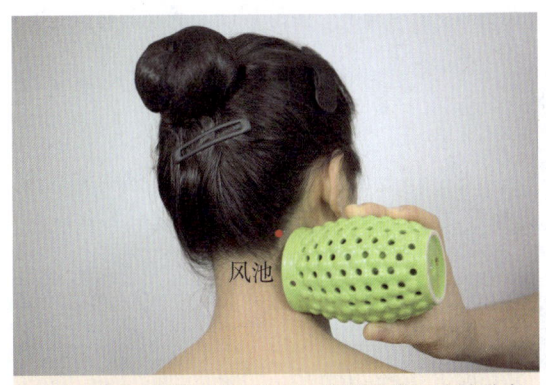
风池：在颈后部，枕骨之下，横平风府，胸锁乳突肌与斜方肌之间的凹陷中。

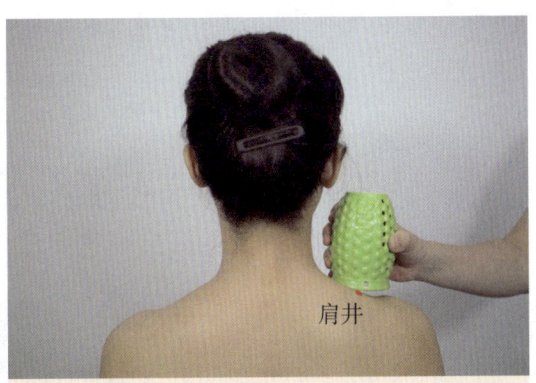
肩井：在肩上，第7颈椎棘突与肩峰最外侧点连线的中点。

图4-66 刮拭足少阳胆经（头肩部）治疗中风后遗症（肝肾亏虚证）的穴位

（3）刮拭足阳明胃经（面部）：采用揉刮法刮拭地仓、颊车。刮拭的穴位见图4-67。

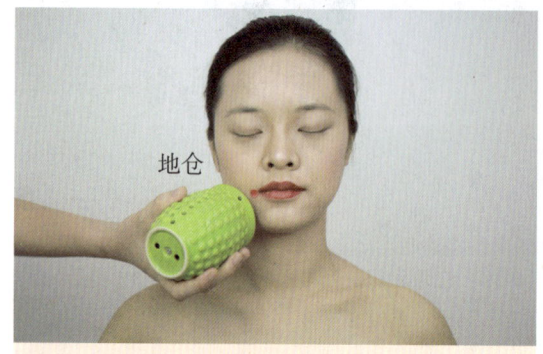
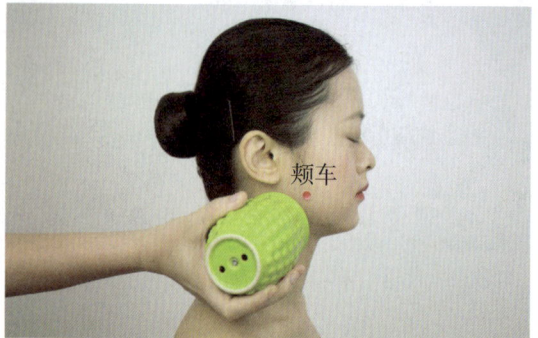

地仓：在面部，口角旁开0.4寸。

颊车：在面部，下颌角前上方一横指，闭口咬紧牙时咬肌隆起，放松时按之凹陷处。

图4-67 刮拭足阳明胃经（面部）治疗中风后遗症（肝肾亏虚证）的穴位

（4）刮拭手阳明大肠经：采用单边刮法刮拭肩髃至手五里。刮拭的穴位见图4-68。

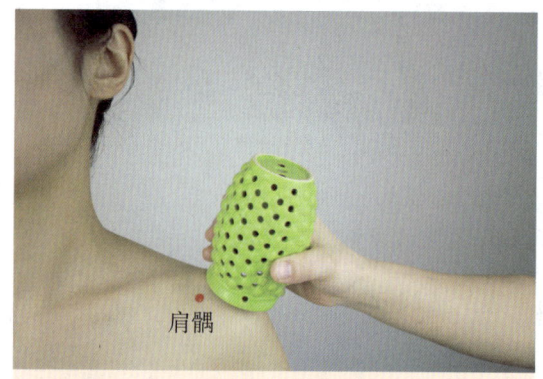
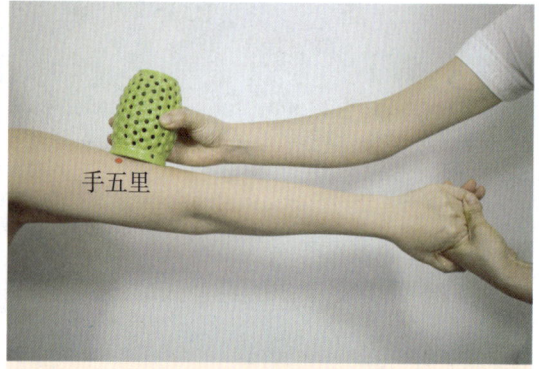

肩髃：在肩部，肩峰外侧缘前端与肱骨大结节之间的凹陷中。

手五里：在臂外侧，曲池上3寸，曲池与肩髃的连线上。

图4-68 刮拭手阳明大肠经治疗中风后遗症（肝肾亏虚证）的穴位

（5）刮拭足阳明胃经（下肢）：采用单边刮法刮拭足三里至下巨虚。刮拭的穴位见图4-69。

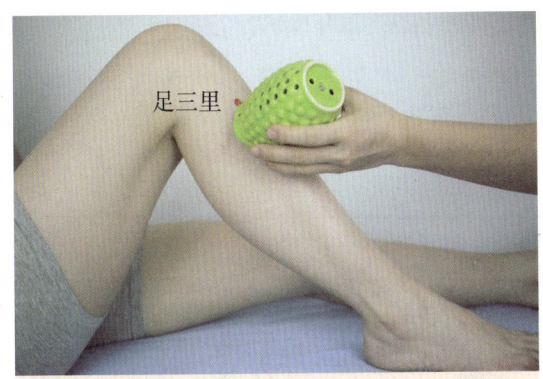
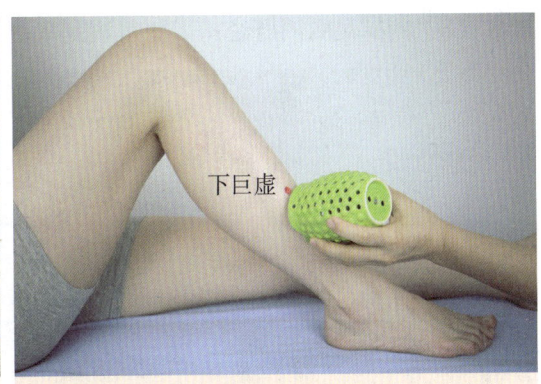

足三里：在小腿外侧，犊鼻下3寸，胫骨前嵴外一横指。

下巨虚：在小腿外侧，犊鼻下9寸，胫骨前嵴外一横指。

图4-69　刮拭足阳明胃经（下肢）治疗中风后遗症（肝肾亏虚证）的穴位

（6）刮拭足少阳胆经（下肢）：采用揉刮法刮拭阳陵泉。刮拭的穴位见图4-70。

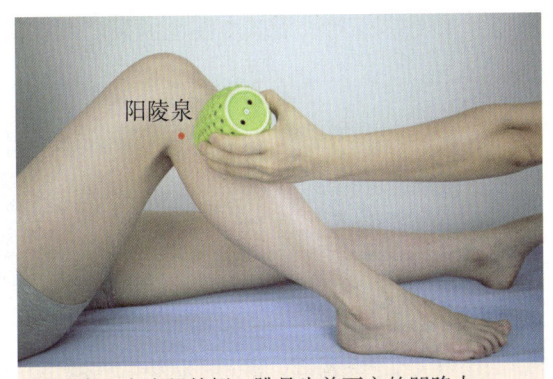

阳陵泉：在小腿外侧，腓骨头前下方的凹陷中。

图4-70　刮拭足少阳胆经（下肢）治疗中风后遗症（肝肾亏虚证）的穴位

（7）刮拭足太阴脾经：采用单边刮法刮拭阴陵泉至三阴交。刮拭的穴位见图4-71。

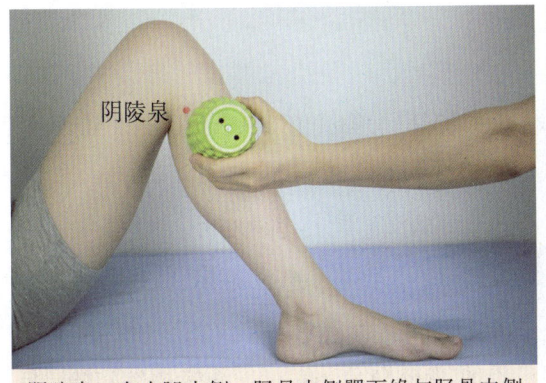
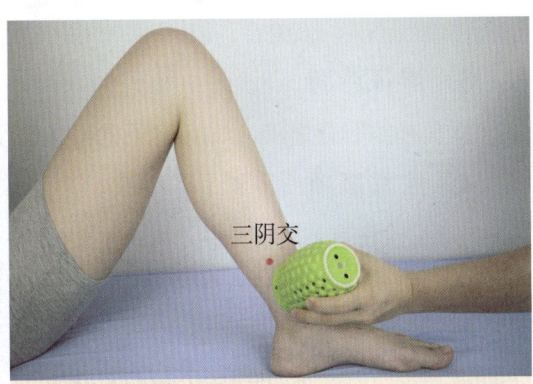

阴陵泉：在小腿内侧，胫骨内侧髁下缘与胫骨内侧缘之间的凹陷中。

三阴交：在小腿内侧，内踝尖上3寸，胫骨内侧缘后际。

图4-71　刮拭足太阴脾经治疗中风后遗症（肝肾亏虚证）的穴位

（8）刮拭足厥阴肝经：采用单边刮法刮拭太冲至行间。刮拭的穴位见图4-72。

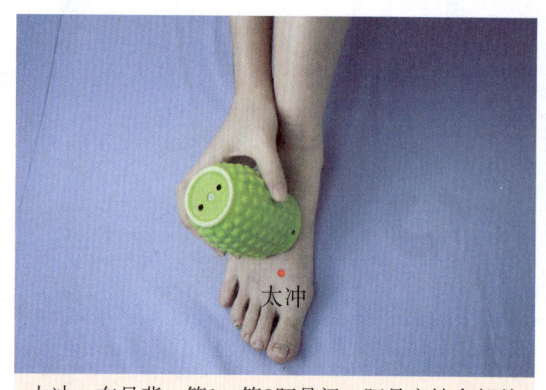
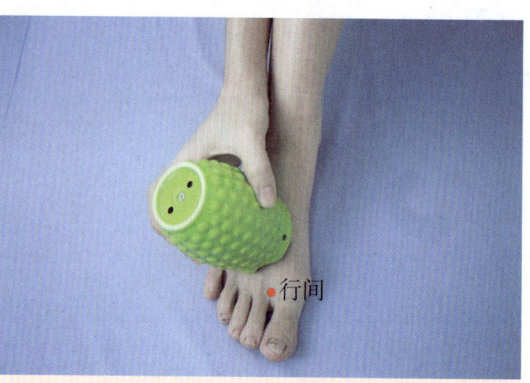

太冲：在足背，第1、第2跖骨间，跖骨底结合部前方的凹陷中。

行间：在足背，第1、第2趾间，趾蹼缘后方的赤白肉际处。

图4-72　刮拭足厥阴肝经治疗中风后遗症（肝肾亏虚证）的穴位

（9）刮拭足少阴肾经：采用单边刮法刮拭太溪至涌泉。刮拭的穴位见图4-73。

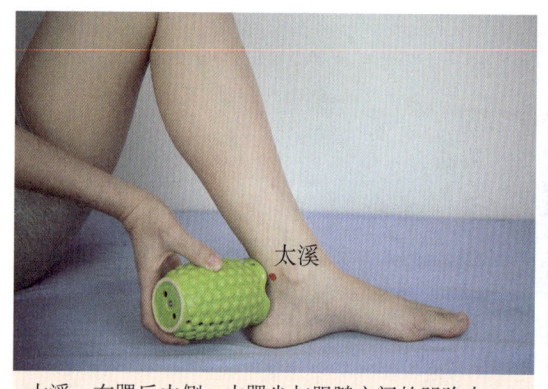
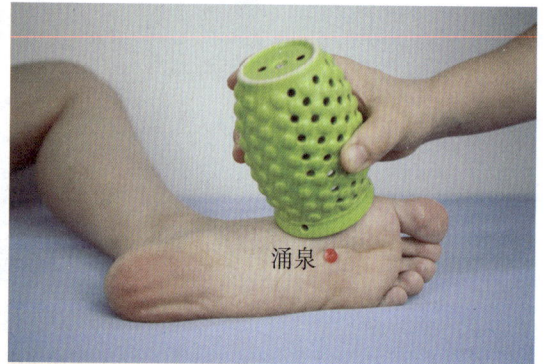

太溪：在踝后内侧，内踝尖与跟腱之间的凹陷中。

涌泉：在足底，屈足卷趾时足心最凹陷中。

图4-73　刮拭足少阴肾经治疗中风后遗症（肝肾亏虚证）的穴位

3. 辨证施膳

宜食补益肝肾之品，如枸杞子黄精炖鳖汤、二冬枸杞子鱼肚粥、山萸肉炖鸡肉汤等。

4. 注意事项

（1）饮食有节，宜低盐、低脂肪饮食，忌食辛辣刺激、肥甘厚腻之品。

（2）保持肢体处于良肢位摆放，尽早进行功能训练，促进肢体功能恢复。

5. 疗程疗效

每3天进行1次温通刮痧治疗（实际操作中，可根据痧象的消退情况，适当缩短治疗间隔），连续治疗3次为1个疗程。第3个疗程结束后，患者左侧肢体麻木乏力好转，肌力较前改善。

十四、面瘫

（一）概述

面瘫，又称口眼歪斜，是以口角向一侧歪斜、目不能闭合等为主要表现的病证。本病以一侧面部发病多见，可发生于任何年龄且无明显季节性。面瘫病因有外感、内伤之分，当实邪客于面部经络，致气血瘀阻，经筋功能失调，筋肉失于约束，则出现口眼歪斜。西医学的周围性面瘫属于本病范畴，可参照本病辨证论治。

（二）辨证论治

表4-14总结了面瘫各证型的症状特点及对应的温通刮痧基础治疗方案，包括刮痧手法和选用的经络、穴位。实际操作时，可根据患者的具体病情和身体状况进行适当调整。

表4-14 面瘫各证型的症状特点及对应的温通刮痧基础治疗方案

证型	症状特点	刮痧手法	经络与穴位
风寒袭络证	突然口眼歪斜，眼睑闭合不全，兼有面部受寒史。舌淡，苔薄白，脉浮紧	以泻法为主，刮拭按压力大，速度快	刮拭经外奇穴（太阳至牵正）、手阳明大肠经（迎香）、足少阳胆经（上关至听会，风池至肩井）、足阳明胃经（地仓至颊车）
风热袭络证	突然口眼歪斜，眼睑闭合不全，继发于感冒发热，或有咽部感染史。舌红，苔黄腻，脉浮数		刮拭经外奇穴（太阳至牵正）、手阳明大肠经（迎香）、手少阳三焦经（丝竹空）、足少阳胆经（上关至听会）、足阳明胃经（地仓至颊车）
风痰阻络证	突然口眼歪斜，眼睑闭合不全，或面部抽搐，颜面麻木作胀，伴头重如蒙，胸闷或呕吐痰涎。舌胖大，苔白腻，脉弦滑		刮拭经外奇穴（太阳至牵正）、手阳明大肠经（迎香）、足少阳胆经（上关至听会）、足阳明胃经（地仓至颊车，丰隆）
气虚血瘀证	口眼歪斜，眼睑闭合不全，日久不愈，面肌时有抽搐。舌淡紫，苔薄白，脉细涩或脉细弱	以平补平泻法为主，刮拭按压力适中，速度适中	刮拭经外奇穴（太阳至牵正）、手阳明大肠经（迎香）、足少阳胆经（上关至听会）、足阳明胃经（地仓至颊车）、任脉（气海至关元）、足太阴脾经（三阴交）

（三）典型案例

患者石某，女性，52岁，因"右侧口眼㖞斜，右眼闭合欠有力2天"就诊。患者2天前淋雨着凉后出现右侧口眼㖞斜，右眼闭合欠有力。

现症见：神清，精神一般，右侧口眼㖞斜，右眼闭合欠有力。纳一般，眠可，二便调。舌淡红，苔薄白，脉浮。平素饮食不规律。

中医诊断：面瘫（风寒袭络证）。

西医诊断：周围性面瘫。

扫码看操作

1. 温通刮痧辨证思路

四诊合参，患者平素饮食不规律，损伤脾胃，脾胃虚弱，肌肤失于濡养，脉络空虚，卫外不固，风邪乘虚入中经络，致气血痹阻，发生面瘫。本病病性属实，病位在面部，与脾、胃相关，病变经脉为手阳明大肠经、足少阳胆经、足阳明胃经。

2. 温通刮痧操作

1）手法要求　以泻法为主，刮拭按压力大，速度快。重点穴位刮拭2～3分钟。

2）操作流程

（1）刮拭经外奇穴：采用单边刮法刮拭太阳至牵正，重点揉刮太阳。刮拭的穴位见图4-74。

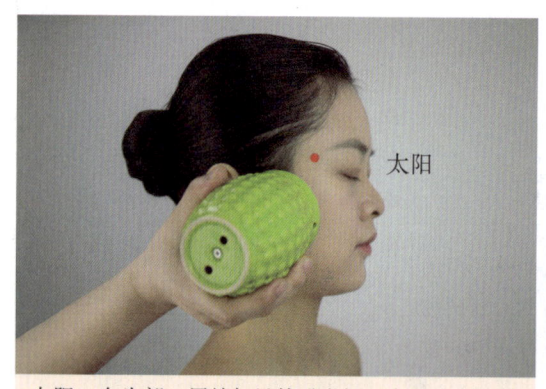
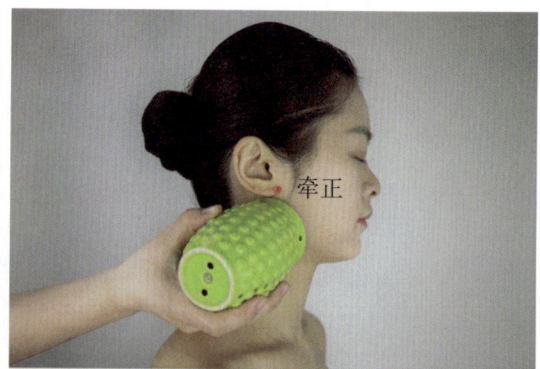

太阳：在头部，眉梢与目外眦之间，向后约一横指的凹陷中。

牵正：在面部，耳垂前0.5～1寸的压痛处。

图4-74　刮拭经外奇穴治疗面瘫（风寒袭络证）的穴位

（2）刮拭手阳明大肠经：采用揉刮法刮拭迎香。刮拭的穴位见图4-75。

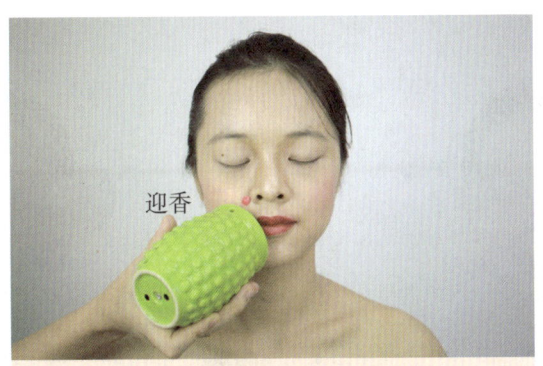

迎香：在面部，鼻翼外缘中点旁，鼻唇沟中。

图4-75　刮拭手阳明大肠经治疗面瘫（风寒袭络证）的穴位

（3）刮拭足少阳胆经：采用单边刮法刮拭上关至听会；继续采用单边刮法刮拭风池至肩井。刮拭的穴位见图4-76。

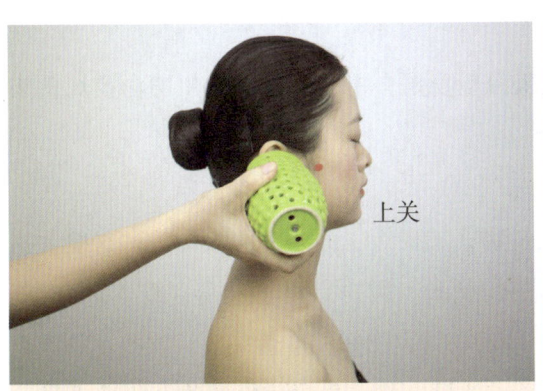

上关：在面部，颧弓上缘中央的凹陷中。

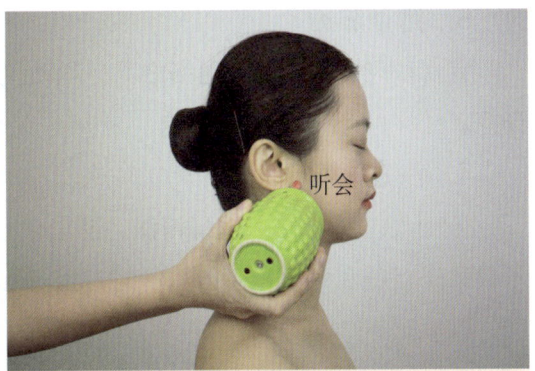

听会：在面部，耳屏间切迹与下颌骨髁突之间的凹陷中。

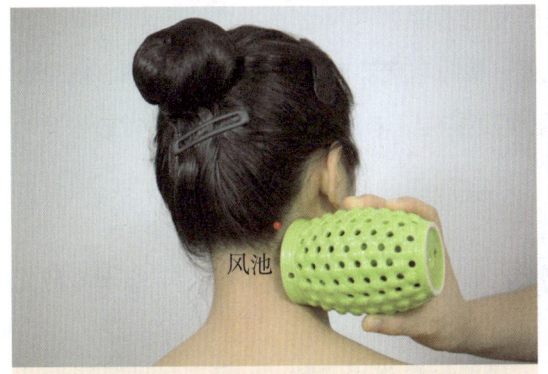

风池：在颈后部，枕骨之下，横平风府，胸锁乳突肌与斜方肌之间的凹陷中。

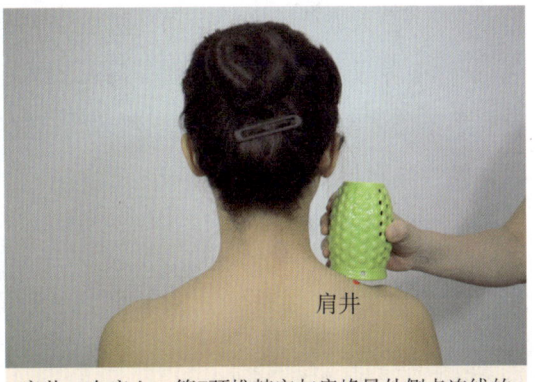

肩井：在肩上，第7颈椎棘突与肩峰最外侧点连线的中点。

图4-76　刮拭足少阳胆经治疗面瘫（风寒袭络证）的穴位

（4）刮拭足阳明胃经：采用单边刮法刮拭地仓至颊车，重点点拨地仓、颊车。刮拭的穴位见图4-77。

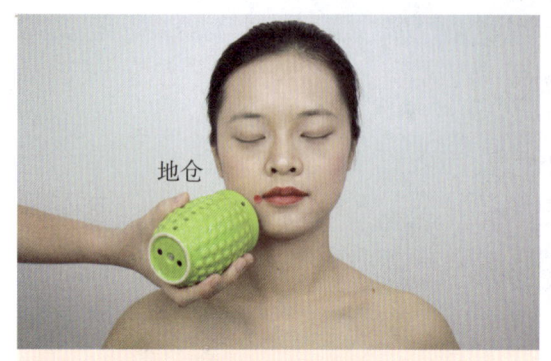
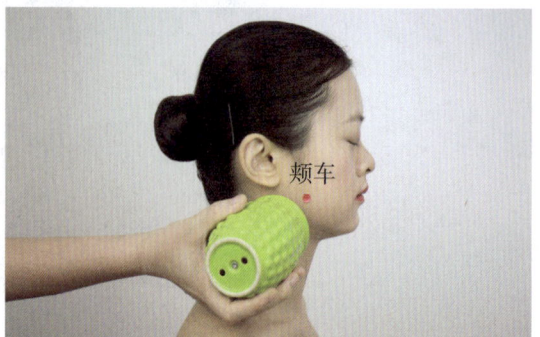

地仓：在面部，口角旁开0.4寸

颊车：在面部，下颌角前上方一横指，闭口咬紧牙时咬肌隆起，放松时按之凹陷处。

图4-77　刮拭足阳明胃经治疗面瘫（风寒袭络证）的穴位

3．辨证施膳

宜食祛风散寒、温经通络之品，如防风葱白生姜粥、桂枝大枣粥、川芎白芷炖鱼头汤等。

4．注意事项

（1）饮食有节，宜选择清淡、易消化的食物，如稀饭、面条、蔬菜汤等。这些食物不仅易于咀嚼和吞咽，还能减少对口腔和面部的刺激。同时，可多吃富含维生素B的食物，以帮助面神经的恢复。避免食用粗糙、干硬的食物，如坚果、骨头等，这些食物难以咀嚼和吞咽，容易滞留患侧牙龈处，造成不适或加重症状。忌食凉性食物及生冷瓜果等食品。

（2）白天进行适度的运动，防止因贪睡而夜间不眠。

（3）养成良好的睡眠习惯，每天按时就寝、按时起床。睡前6小时应忌烟酒、咖啡，且晚餐不可多食。睡前不宜做剧烈运动，避免使用手机、电脑等电子产品，可做放松身心的事情，如泡足、静坐、冥想等。

5．疗程疗效

每周进行2次温通刮痧治疗，连续治疗3次为1个疗程。第2个疗程结束后，患者右侧无口眼歪斜，右眼闭合有力。

第五章 外科疾病

一、项痹

（一）概述

项痹是由风寒湿邪、肌肉劳损、脾肾气虚引起的瘀血阻脉、血运不畅、气血筋骨失养所致，以颈肩部疼痛、筋急、项强等为主要表现的病证。本病发生与年老体衰、长期劳损、感受外邪或跌仆损伤等因素有关。临床有虚实之分，初期、中期多为实证，后期多为虚证。西医学的颈椎病属于本病范畴，可参照本病辨证论治。

（二）辨证论治

表5-1总结了项痹各证型的症状特点及对应的温通刮痧基础治疗方案，包括刮痧手法和选用的经络、穴位。实际操作时，可根据患者的具体病情和身体状况进行适当调整。

表5-1 项痹各证型的症状特点及对应的温通刮痧基础治疗方案

证型	症状特点	刮痧手法	经络与穴位
风寒湿阻证	颈肩上肢窜痛麻木，以痛为主，头有沉重感，颈部僵硬，活动不利，恶寒畏风。舌淡红，苔薄白，脉弦紧	以泻法为主，刮拭按压力大，速度快	刮拭督脉（风府至大椎）、足太阳膀胱经（天柱至风门）、足少阳胆经（风池至肩井）、手太阳小肠经（肩贞至天宗）
气滞血瘀证	颈肩上肢刺痛，痛处固定，伴肢体麻木。舌暗，苔薄，脉弦		刮拭督脉（风府至大椎）、足太阳膀胱经（天柱至风门）、足少阳胆经（风池至肩井）
痰湿阻络证	头晕目眩，头重如裹，四肢麻木不仁，纳呆。舌暗红，苔厚腻，脉弦滑		刮拭督脉（风府至身柱）、足太阳膀胱经（天柱至肺俞）、足少阳胆经（风池至肩井，阳陵泉至悬钟）、手阳明大肠经（巨骨至合谷）、足阳明胃经（足三里至丰隆）

续表

证型	症状特点	刮痧手法	经络与穴位
肝肾不足证	眩晕头痛，耳鸣耳聋，失眠多梦，肢体麻木，面红目赤。舌红少津，苔薄，脉弦	以补法为主，刮拭按压力小，速度慢	刮拭督脉（风府至大椎）、足太阳膀胱经（天柱至大杼）、手太阳小肠经（肩中俞至少泽）、手少阳三焦经（翳风至肩髎，天井至关冲）、手阳明大肠经（肩髃至商阳）
气血亏虚证	头晕目眩，面色苍白，心悸气短，四肢麻木，疲倦乏力。舌淡红，苔薄，脉细弱		刮拭督脉（百会，风府至大椎）、足太阳膀胱经（天柱至大杼）、足少阳胆经（风池）；刮拭后艾灸百会、气海、血海、足三里

（三）典型案例

患者周某，男性，36岁，因"颈肩部疼痛1年"就诊。患者1年前长时间低头伏案工作后出现颈肩部疼痛，痛处固定，呈间断性刺痛，夜间尤甚，无头晕头痛，无恶心呕吐，曾于外院接受治疗，效果欠佳。

现症见：颈肩部疼痛，痛处固定，呈间断性刺痛，夜间尤甚。纳可，眠一般，二便调。舌暗，苔薄白，脉弦。查体：第2至第7颈椎及棘突旁压痛，压顶试验阳性，椎间孔挤压试验阳性。

中医诊断：项痹（气滞血瘀证）。

西医诊断：颈椎病。

1. 温通刮痧辨证思路

四诊合参，患者长时间低头伏案工作，致颈肩部气血瘀滞，脉络不畅，发为项痹；瘀血致病，故痛处固定，以刺痛为主，夜间尤甚；舌暗，苔薄白，脉弦均为气滞血瘀之征象。本病病性属实，病位在颈部，与肝、肾相关，病变经脉为督脉、足太阳膀胱经、足少阳胆经。

2. 温通刮痧操作

1）手法要求 以泻法为主，刮拭按压力大，速度快。重点穴位刮拭2～3分钟。大椎、肩井轻刮，出痧重的部位及阿是穴重刮。

2）操作流程

（1）刮拭督脉：采用单边刮法刮拭风府至哑门，重点点拨风府；继续采用单边刮法刮拭哑门至大椎，重点揉刮大椎。刮拭的穴位见图5-1。

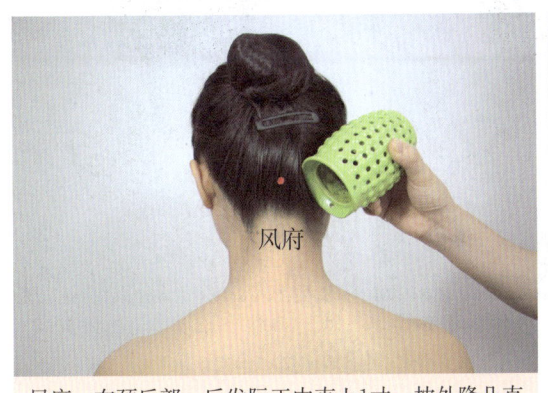

风府：在颈后部，后发际正中直上1寸，枕外隆凸直下，两侧斜方肌之间的凹陷中。

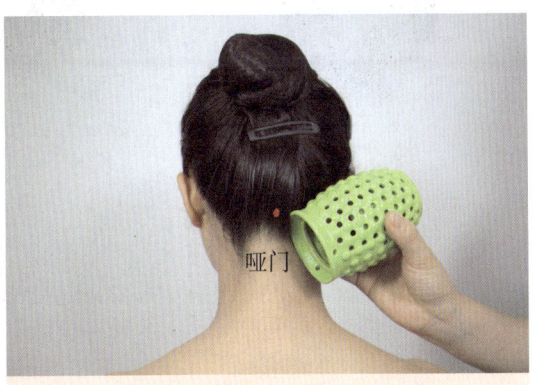

哑门：在颈后部，后发际正中直上0.5寸。

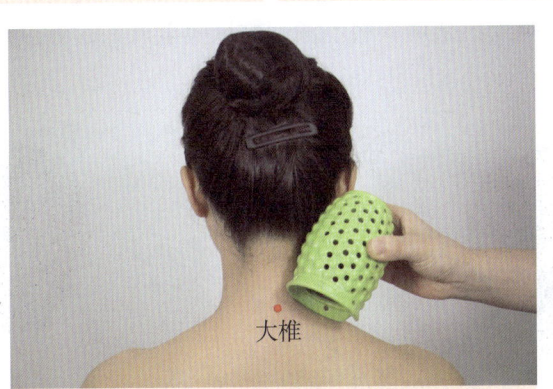

大椎：在颈后部，第7颈椎棘突下凹陷中，后正中线上。

图5-1　刮拭督脉治疗项痹（气滞血瘀证）的穴位

（2）刮拭足太阳膀胱经：采用单边刮法刮拭天柱至大杼，顺刮至风门，重点点拨天柱；继续采用单边刮法缓慢刮拭天柱至风门。刮拭的穴位见图5-2。

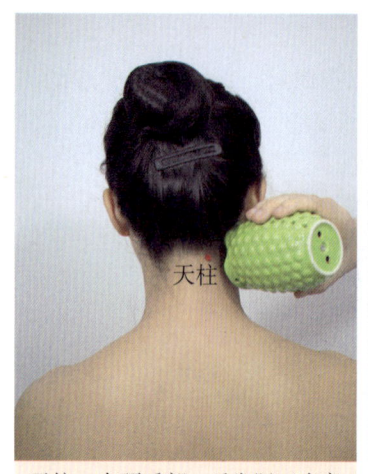 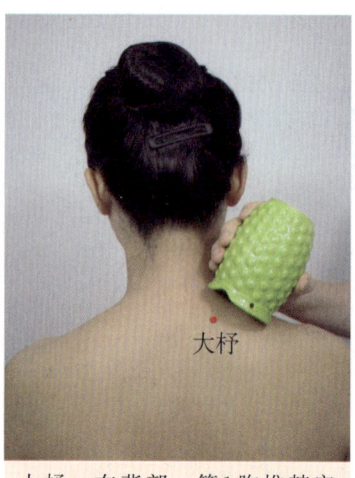 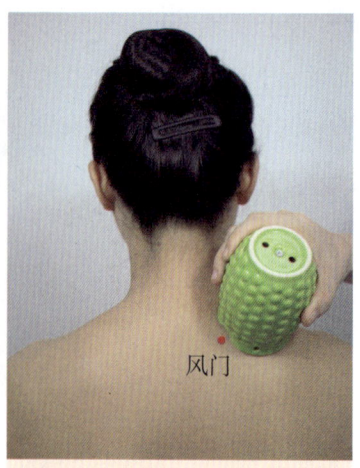

天柱：在颈后部，后发际正中旁开1.3寸，斜方肌外缘凹陷中。

大杼：在背部，第1胸椎棘突下，后正中线旁开1.5寸。

风门：在背部，第2胸椎棘突下，后正中线旁开1.5寸。

图5-2　刮拭足太阳膀胱经治疗项痹（气滞血瘀证）的穴位

（3）刮拭足少阳胆经：采用单边刮法刮拭风池至肩井，重点点拨风池、肩井。刮拭的穴位见图5-3。

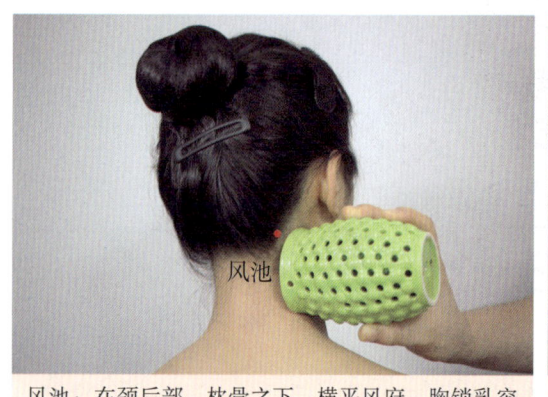 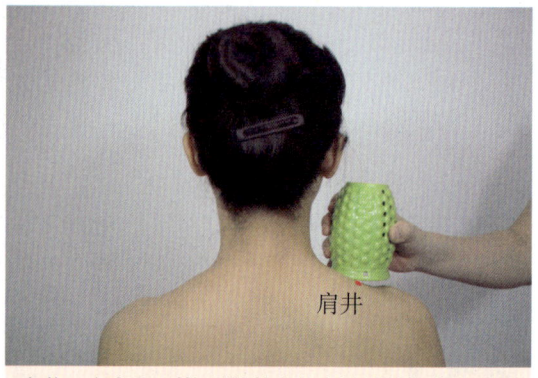

风池：在颈后部，枕骨之下，横平风府，胸锁乳突肌与斜方肌之间的凹陷中。

肩井：在肩上，第7颈椎棘突与肩峰最外侧点连线的中点。

图5-3　刮拭足少阳胆经治疗项痹（气滞血瘀证）的穴位

3．辨证施膳

宜食行气活血化瘀之品，如山楂、白萝卜、黑木耳等。

4．注意事项

（1）饮食有节，忌食煎炸、肥腻、厚味之品。

（2）劳逸有度，避免长时间低头工作、学习，或避免颈部长时间保持一个动作。

（3）注意安全，避免头颈部受到外伤。

（4）积极做颈椎操，放松颈部肌肉。适度进行游泳、打羽毛球等运动，加强颈部肌肉力量，从而更好地保护颈椎，预防颈椎病的发生。

（5）注意颈部保暖，避免颈部受冷或空调直吹。

5. 疗程疗效

每3天进行1次温通刮痧治疗，配合火龙罐疗法，连续治疗3次为1个疗程。第1个疗程结束后，患者颈肩部疼痛明显好转。

二、落枕

（一）概述

落枕，又称失枕，是指颈部一侧的肌肉因枕头高低不合适、睡眠姿势不良或感受风寒后，而引起痉挛，导致颈部疼痛、活动受限的一种疾患。本病好发于青壮年，以冬春两季多见。症状轻者数日内可自愈，重者病程可延续数周不愈，故要及时治疗。西医学的急性颈椎关节周围炎或肌肉筋膜炎属于本病范畴，可参照本病辨证论治。

（二）辨证论治

表5-2总结了落枕证型的症状特点及对应的温通刮痧基础治疗方案，包括刮痧手法和选用的经络、穴位。实际操作时，可根据患者的具体病情和身体状况进行适当调整。

表5-2 落枕证型的症状特点及对应的温通刮痧基础治疗方案

证型	症状特点	刮痧手法	经络与穴位
风寒湿阻证	颈部疼痛、酸胀，活动不利。舌淡红，苔薄白，脉弦紧	以泻法为主，刮拭按压力大，速度快	刮拭督脉（风府至大椎）、足太阳膀胱经（天柱至风门）、足少阳胆经（风池至肩井）

（三）典型案例

> 患者李某，男性，31岁，因"颈部疼痛、活动受限1天"就诊。患者今晨起突感颈部疼痛不适，活动受限，不能自由旋转。
>
> 现症见：颈部疼痛，活动受限，不能自由旋转。纳一般，眠可，二便调。舌淡，苔薄白，脉弦紧。查体：第2至第7颈椎及棘突旁压痛，压顶试验阳性，椎间孔挤压试验阳性，颈后伸试验阳性。平素低头伏案工作，常觉颈部僵硬不适。

中医诊断：落枕（风寒湿阻证）。

西医诊断：急性颈椎关节周围炎。

扫码看操作

1. 温通刮痧辨证思路

四诊合参，患者素有颈部肌筋劳损，局部气血瘀滞，加之风寒湿邪侵袭，经络痹阻，不通则痛，故颈部疼痛，活动受限；舌淡，苔薄白，脉弦紧均为风寒湿阻之征象。本病病性属实，病位在颈部，病变经脉为督脉、足太阳膀胱经、足少阳胆经。

2. 温通刮痧操作

1）手法要求 以泻法为主，刮拭按压力大，速度快。重点穴位刮拭2~3分钟。大椎、肩井轻刮，出痧重的部位及阿是穴重刮。

2）操作流程

（1）刮拭督脉：采用单边刮法刮拭风府至哑门，重点点拨风府；继续采用单边刮法刮拭哑门至大椎，重点揉刮大椎。刮拭的穴位见图5-4。

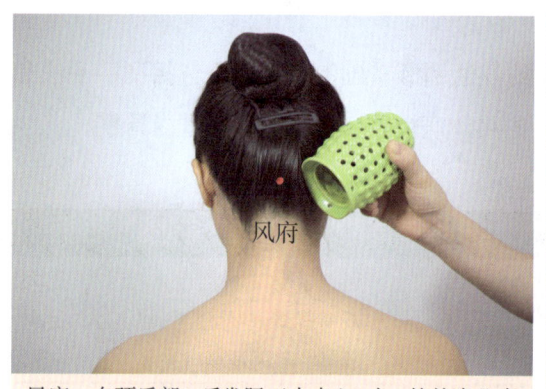

风府：在颈后部，后发际正中直上1寸，枕外隆凸直下，两侧斜方肌之间的凹陷中。

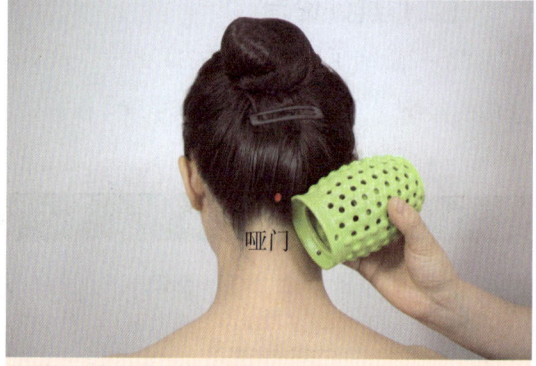

哑门：在颈后部，后发际正中直上0.5寸。

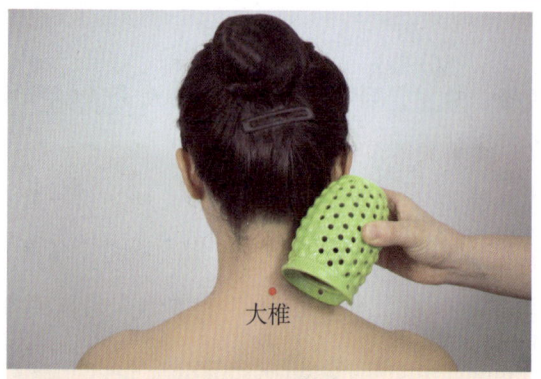

大椎：在颈后部，第7颈椎棘突下凹陷中，后正中线上。

图5-4 刮拭督脉治疗落枕（风寒湿阻证）的穴位

（2）刮拭足太阳膀胱经：采用单边刮法刮拭天柱至大杼，顺刮至风门，重点点拨天柱。刮拭的穴位见图5-5。

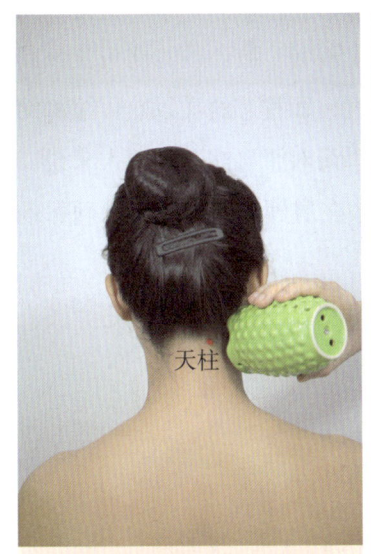
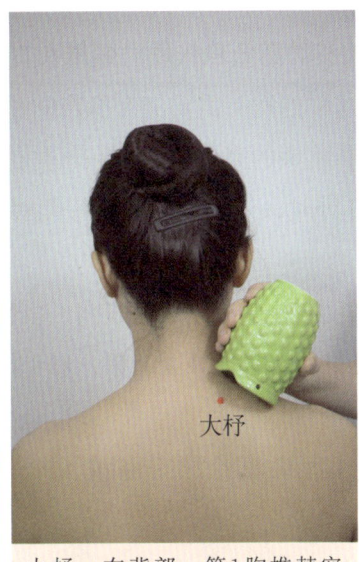
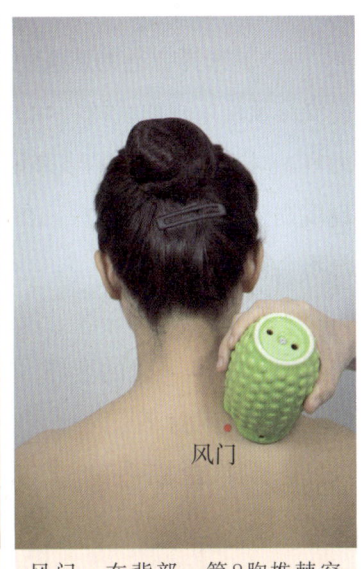

天柱：在颈后部，后发际正中旁开1.3寸，斜方肌外缘凹陷中。

大杼：在背部，第1胸椎棘突下，后正中线旁开1.5寸。

风门：在背部，第2胸椎棘突下，后正中线旁开1.5寸。

图5-5　刮拭足太阳膀胱经治疗落枕（风寒湿阻证）的穴位

（3）刮拭足少阳胆经：采用单边刮法刮拭风池至肩井，重点点拨风池、肩井。刮拭的穴位见图5-6。

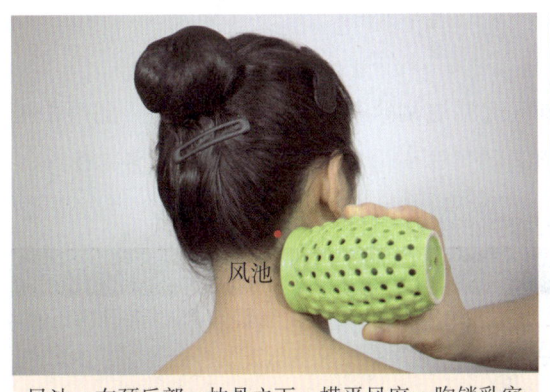
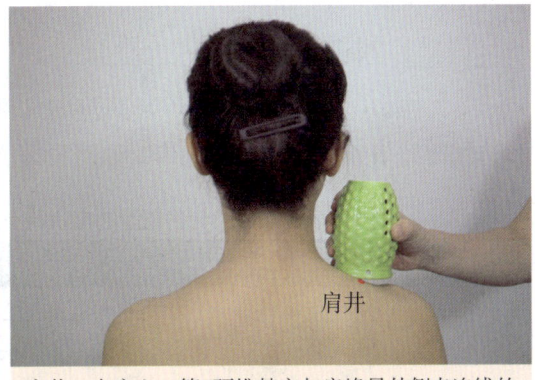

风池：在颈后部，枕骨之下，横平风府，胸锁乳突肌与斜方肌之间的凹陷中。

肩井：在肩上，第7颈椎棘突与肩峰最外侧点连线的中点。

图5-6　刮拭足少阳胆经治疗落枕（风寒湿阻证）的穴位

3. 辨证施膳

宜食散寒除湿通络之品,如木瓜薏苡仁粥、桂枝葛根羊肉汤、紫苏生姜鳝鱼汤等。

4. 注意事项

(1)选择合适的枕头,枕头的高低和软硬对颈椎有直接影响。最合适的枕头应该具备支撑颈椎生理曲线的特性。这样的枕头需要拥有稳定的弹性,而枕芯材质以热压缩海绵为宜。对于喜欢仰卧的人来说,枕头的高度建议为8 cm左右;而对于喜欢侧卧的人来说,高度则建议为10 cm左右。在仰卧时,枕头的下缘最好能够垫在肩胛骨的上缘,以确保颈部不会悬空。

(2)注意颈部保暖,颈部受寒冷刺激,会使肌肉、血管痉挛,加重颈部疼痛。

(3)保证正确的姿势,良好的姿势能减少劳累,避免损伤。

5. 疗程疗效

进行1次温通刮痧治疗。治疗后,患者颈部疼痛好转,可转侧。

三、肘劳

(一)概述

肘劳,俗称网球肘,是由肘部外伤、劳损或外感风寒湿邪使局部气血凝滞、脉络瘀阻所致,以肘部疼痛、活动受限为主要表现的疾病。肘劳的特点是肱骨外上髁处局限性疼痛和压痛,有时疼痛可向上臂和前臂放射。中年人发病率较高,右侧多于左侧。西医学的肱骨外上髁炎属于本病范畴,可参照本病辨证论治。

(二)辨证论治

表5-3总结了肘劳各证型的症状特点及对应的温通刮痧基础治疗方案,包括刮痧手法和选用的经络、穴位。实际操作时,可根据患者的具体病情和身体状况进行适当调整。

表5-3 肘劳各证型的症状特点及对应的温通刮痧基础治疗方案

证型	症状特点	刮痧手法	经络与穴位
风寒湿阻证	肘部重滞疼痛,酸胀不舒,遇风寒疼痛加重。舌淡红,苔薄白,脉弦紧	以泻法为主,刮拭按压力大,速度快	刮拭手阳明大肠经(臂臑至肘髎,曲池、手三里至阳溪,合谷)、手少阳三焦经(臑会至天井,四渎至阳池)、手太阳小肠经(肩贞至小海,支正至养老)、阿是穴

续表

证型	症状特点	刮痧手法	经络与穴位
瘀血阻络证	肘部肿痛或刺痛拒按，活动后疼痛加重，夜间疼痛加重，面色暗沉。舌暗淡，或有瘀点、瘀斑，苔白，脉细涩	以泻法为主，刮拭按压力大，速度快	刮拭足太阳膀胱经（膈俞）、手阳明大肠经（臂臑至肘髎，曲池，手三里至阳溪，合谷）、手少阳三焦经（臑会至天井，四渎至阳池）、手太阳小肠经（肩贞至小海，支正至养老）、阿是穴
气血亏虚证	肘部酸痛反复发作，提物无力，肘外压痛，喜揉喜按，可见少气懒言。舌淡红，苔薄，脉细弱	以补法为主，刮拭按压力小，速度慢	刮拭督脉（大椎）、手阳明大肠经（臂臑至肘髎，曲池，手三里至阳溪，合谷）、手少阳三焦经（臑会至天井，四渎至阳池）、手太阳小肠经（肩贞至小海，支正至养老）、手太阴肺经（尺泽）、手少阴心经（少海）、阿是穴

（三）典型案例

患者李某，女性，37岁，因"右肘部酸痛不舒3个月，加重2天"就诊。患者3个月前做家务后出现右肘部酸痛不舒，休息后可缓解，之后肘痛常于劳累后出现。2天前患者劳作时因吹风感寒，右肘部疼痛加剧，甚则影响右上肢活动。

现症见：右肘部重滞疼痛，酸胀不舒，影响右上肢活动。纳可，眠一般，二便调。舌淡红，苔薄白，脉弦紧。查体：右肘关节局部压痛。患者为家庭主妇，长期从事前臂及肘部活动强度较大的劳作。

中医诊断：肘劳（风寒湿阻证）。

西医诊断：肱骨外上髁炎。

扫码看操作

1. 温通刮痧辨证思路

四诊合参，患者长期劳累，右前臂及肘部频繁活动，局部气血不通，加之感受风寒湿邪，气血经络痹阻，故右肘部重滞疼痛，酸胀不舒；疼痛日久，向上臂及前臂放射，故影响右上肢活动；舌淡红，苔薄白，脉弦紧均为风寒湿阻之征象。本病病性属实，病位在肘部，病变经脉为手阳明大肠经、手少阳三焦经、手太阳小肠经。

2. 温通刮痧操作

1）手法要求　以泻法为主，刮拭按压力大，速度快。重点穴位刮拭2~3分钟。肘关节连接处和肘窝不可重刮。

2)操作流程

(1)刮拭手阳明大肠经:采用单边刮法刮拭臂臑至手五里,顺刮至肘髎;采用点拨法点拨曲池;继续采用单边刮法刮拭手三里至阳溪,重点点拨阳溪;采用点拨法点拨合谷。刮拭的穴位见图5-7。

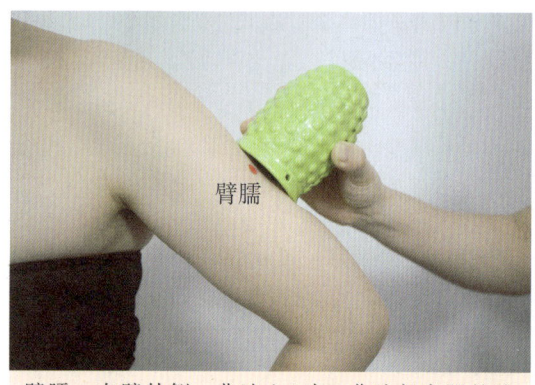

臂臑:在臂外侧,曲池上7寸,曲池与肩髃的连线上。

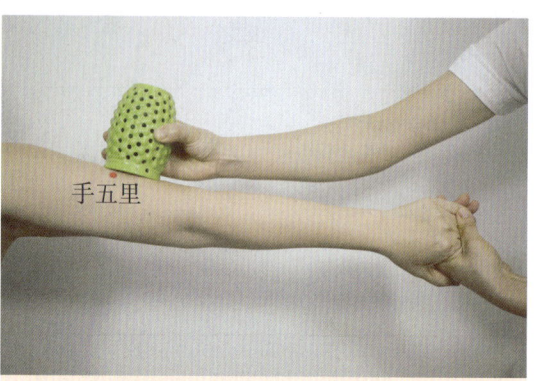

手五里:在臂外侧,曲池上3寸,曲池与肩髃的连线上。

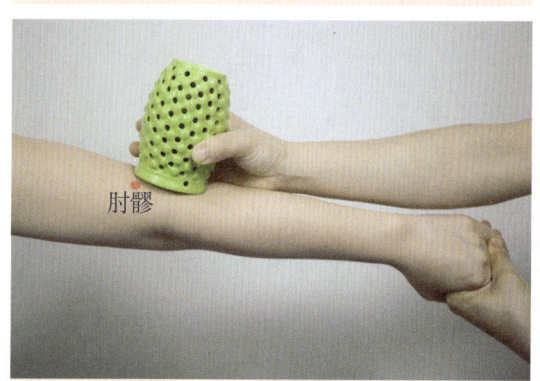

肘髎:在肘后外侧,屈肘,曲池上1寸,肱骨边缘处。

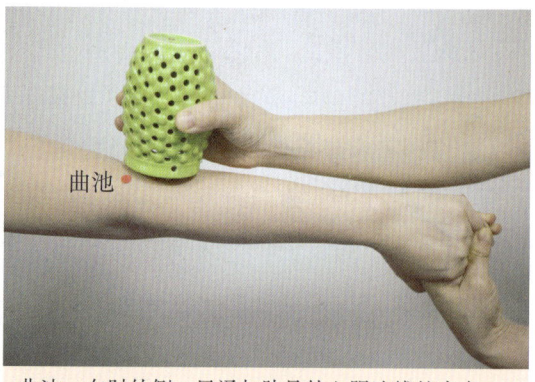

曲池:在肘外侧,尺泽与肱骨外上髁连线的中点。

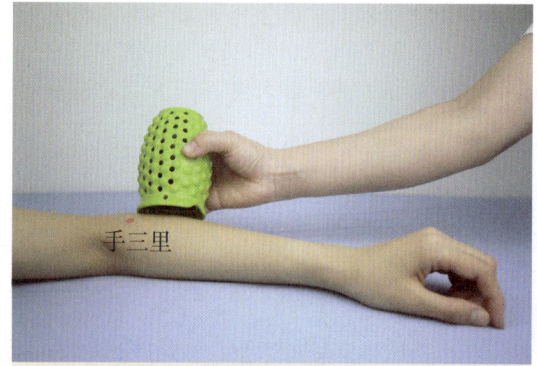

手三里:在前臂后外侧,前臂背面桡侧,肘横纹下2寸,阳溪与曲池的连线上。

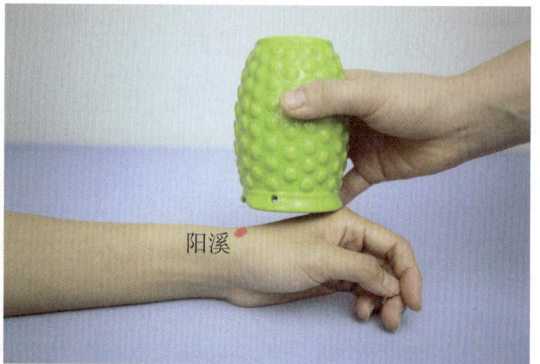

阳溪:在腕后外侧,腕背侧远端横纹桡侧,桡骨茎突远端,拇指向上翘时,拇短伸肌腱与拇长伸肌腱之间的凹陷中。

图5-7 刮拭手阳明大肠经治疗肘劳(风寒湿阻证)的穴位

合谷：在手背，第1、第2掌骨间，约平第2掌骨桡侧的中点。

图5-7　刮拭手阳明大肠经治疗肘劳（风寒湿阻证）的穴位（续）

（2）刮拭手少阳三焦经：采用单边刮法刮拭臑会至天井，重点点拨天井；继续采用单边刮法刮拭四渎至阳池。刮拭的穴位见图5-8。

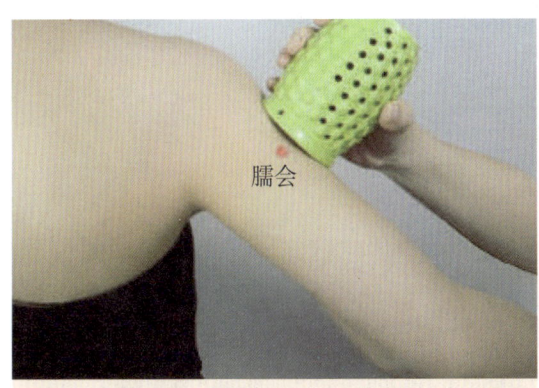

臑会：在臂后侧，肩峰角下3寸，三角肌的后下缘。

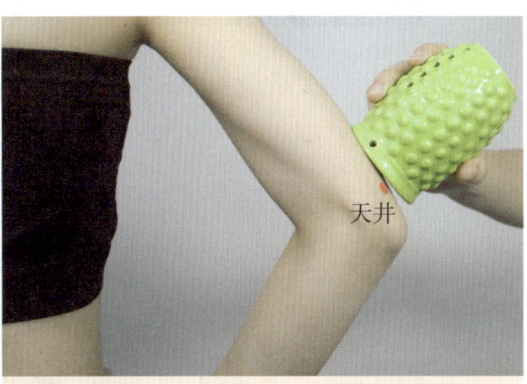

天井：在肘后侧，屈肘时，肘尖直上1寸的凹陷中。

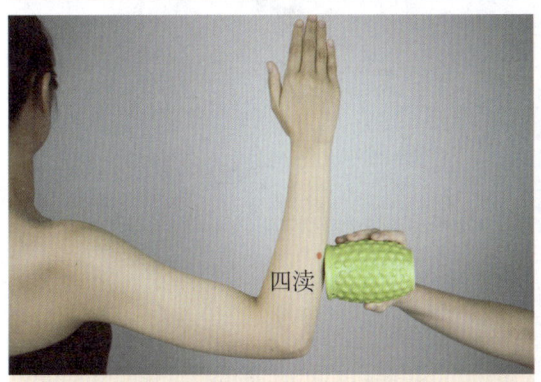

四渎：在前臂后侧，阳池与肘尖的连线上，肘尖下5寸，尺骨与桡骨之间。

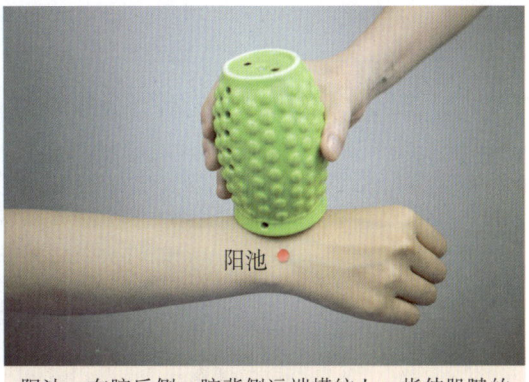

阳池：在腕后侧，腕背侧远端横纹上，指伸肌腱的尺侧缘凹陷中。

图5-8　刮拭手少阳三焦经治疗肘劳（风寒湿阻证）的穴位

（3）刮拭手太阳小肠经：先采用点拨法点拨肩贞，再采用单边刮法刮拭肩贞至小海，重点点拨小海；继续采用单边刮法刮拭支正至养老。刮拭的穴位见图5-9。

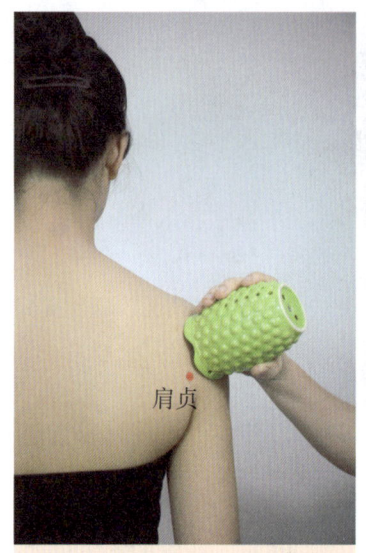

肩贞：在肩部，肩关节后下方，臂内收时，腋后纹头上1寸。

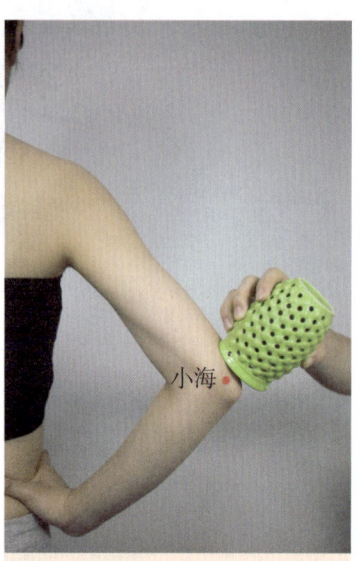

小海：在肘后内侧，肘尖与肱骨内上髁之间的凹陷中。

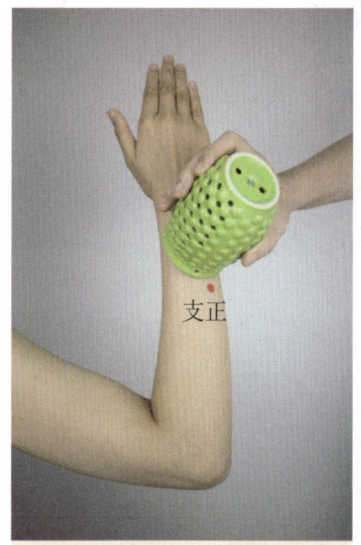

支正：在前臂后侧，腕背侧远端横纹上5寸，尺骨尺侧与尺侧腕屈肌之间。

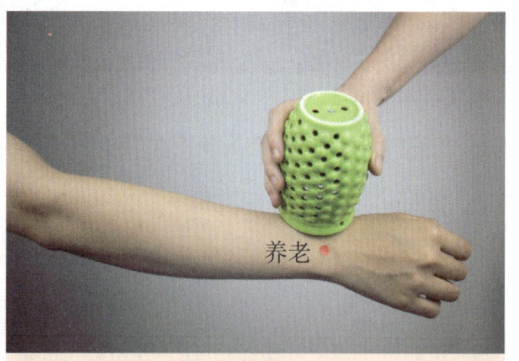

养老：在前臂后侧，腕背横纹上1寸，尺骨头桡侧凹陷中。

图5-9　刮拭手太阳小肠经治疗肘劳（风寒湿阻证）的穴位

3. 辨证施膳

宜食温经散寒、祛湿止痛之品，如独活黑豆汤、五加皮炖鸡肉汤、生姜薏苡仁粥等。

4. 注意事项

（1）肘部疼痛，应注意休息，暂停家务劳作和运动锻炼。

（2）注意肘部保暖，避免患处着凉，导致病情加重。

5. 疗程疗效

每3天进行1次温通刮痧治疗，连续治疗3次为1个疗程。第1个疗程结束后，患者右肘部重滞疼痛感基本消失，无酸胀不适，右上肢可活动。

四、肩痹

（一）概述

肩痹是以肩部酸重疼痛、肩关节活动不利为主要表现的病证。其病名较多，因感受风寒是本病的重要诱因，故又称"漏肩风"；因肩部活动明显受限，故又称"冻结肩"；因该病多发于50岁左右的人群，故又称"五十肩"。本病与风寒侵袭、体虚、劳损等因素有关。西医学的肩关节周围炎属于本病范畴，可参照本病辨证论治。

（二）辨证论治

表5-4总结了肩痹各证型的症状特点及对应的温通刮痧基础治疗方案，包括刮痧手法和选用的经络、穴位。实际操作时，可根据患者的具体病情和身体状况进行适当调整。

表5-4 肩痹各证型的症状特点及对应的温通刮痧基础治疗方案

证型	症状特点	刮痧手法	经络与穴位
风寒痹阻证	肩部疼痛，多牵扯肩胛、背部、上臂、颈项，并有拘急感，天冷或受凉时加重，得热痛减，肩部活动受限，压痛明显。舌淡，苔薄白，脉浮或浮紧	以泻法为主，刮拭按压力大、速度快	刮拭督脉（大椎至至阳）、足太阳膀胱经（肺俞至膈俞）、手阳明大肠经（肩髃至臂臑）、手少阳三焦经（肩髎至臑会）、手太阴肺经（云门至中府）
气滞血瘀证	肩部疼痛，呈胀痛或刺痛，痛势剧烈，痛处不移，拒按，多牵扯上肢、颈背部，入夜更甚，甚至夜间难眠，受情志刺激可加重，肩部可有肿胀。舌紫暗，或有瘀斑、瘀点，脉细涩		刮拭督脉（大椎至至阳）、足太阳膀胱经（肺俞至膈俞）、手阳明大肠经（肩髃至臂臑）、手少阳三焦经（肩髎至臑会）、手太阴肺经（云门至中府）、肩背部的肌肉及肩胛骨周围、阿是穴

续表

证型	症状特点	刮痧手法	经络与穴位
痰湿阻滞证	肩痛缠绵难愈，筋肉疼痛，有沉重感，痛处拒按，活动受限，阴雨天或遇冷疼痛加重，得热则舒。舌淡，苔白腻，脉细濡	以泻法为主，刮拭按压力大，速度快	刮拭督脉（大椎至至阳）、足太阳膀胱经（天柱至膈俞）、手阳明大肠经（肩髃至合谷）、手少阳三焦经（肩髎至外关）
肝肾亏虚证	肩部酸痛或隐痛，举动无力，劳累后加重，休息后减轻，头晕目眩，腰膝酸软。舌淡红，苔薄白，脉沉细无力	以补法为主，刮拭按压力小，速度慢	刮拭督脉（大椎至至阳）、足太阳膀胱经（天柱至膈俞）、手阳明大肠经（肩髃至臂臑）、手少阳三焦经（肩髎至臑会）、手太阳小肠经（肩中俞至肩贞）、手太阴肺经（云门至中府）、足阳明胃经（足三里至内庭）、足少阳胆经（阳陵泉至侠溪）、足太阴脾经（血海至太白）
气血亏虚证	肩部疼痛，痛势不重，隐隐作痛，劳累后加重，休息后减轻，身倦乏力，面白头晕，手足发冷，四肢麻木，心慌气短。舌淡，苔薄白，脉细无力		刮拭督脉（大椎至至阳）、足太阳膀胱经（天柱至膈俞）、手阳明大肠经（肩髃至合谷）、手少阳三焦经（肩髎至外关）、手太阳小肠经（肩中俞至肩贞）

（三）典型案例

患者张某，男性，52岁，因"肩部疼痛、活动不利3个月，加重2天"就诊。患者近3个月长时间伏案工作，肩部疼痛。2天前患者肩部受凉后疼痛症状加重，牵扯肩胛、背部、上臂、颈项，并有拘急感。

现症见：肩部疼痛，牵扯肩胛、背部、上臂、颈项，并有拘急感，天冷或受凉时加重，得热痛减。纳可，眠差，二便调。舌暗淡，苔薄白，脉浮紧。查体：三角肌前束压痛，三角肌中束压痛，肩关节外展上举100°。

中医诊断：肩痹（风寒痹阻证）。

西医诊断：肩关节周围炎。

扫码看操作

1. 温通刮痧辨证思路

四诊合参，患者长时间低头伏案工作，颈肩上肢肌肉劳损，局部气血运行不畅，加之风寒湿邪乘虚侵袭，痹阻筋脉、肌肉、骨节，致营卫行涩，经络不通，发为疼痛；舌暗淡，苔薄白，脉浮紧均为风寒痹阻之征象。本病病性属实，病位在肩部，病变经脉为督脉、足太阳膀胱经、手阳明大肠经、手少阳三焦经、手太阴肺经。

2. 温通刮痧操作

1）手法要求　以泻法为主，刮拭按压力大，速度快。重点穴位刮拭2～3分钟。

2）操作流程

（1）刮拭督脉：采用单边刮法刮拭大椎至至阳。刮拭的穴位见图5-10。

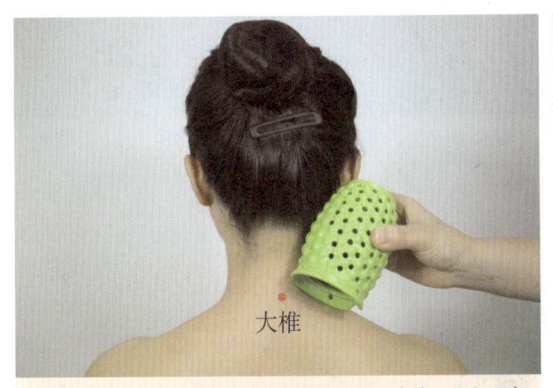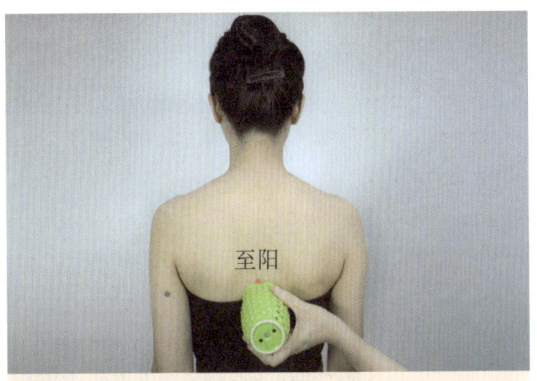

大椎：在颈后部，第7颈椎棘突下凹陷中，后正中线上。

至阳：在背部，第7胸椎棘突下凹陷中，后正中线上。

图5-10　刮拭督脉治疗肩痹（风寒痹阻证）的穴位

（2）刮拭足太阳膀胱经：采用单边刮法刮拭肺俞至膈俞。刮拭的穴位见图5-11。

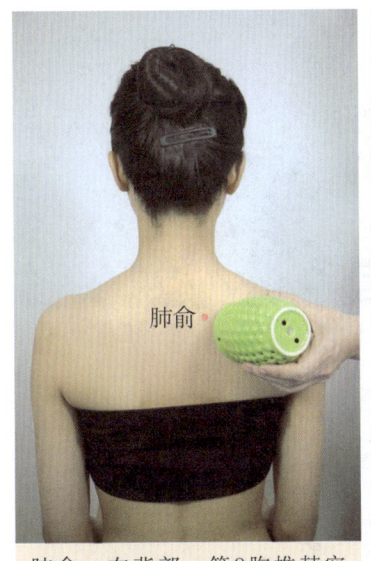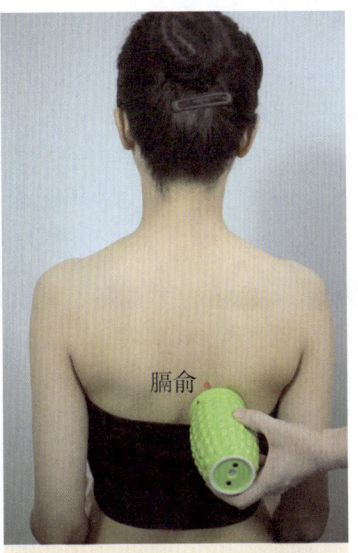

肺俞：在背部，第3胸椎棘突下，后正中线旁开1.5寸。

膈俞：在背部，第7胸椎棘突下，后正中线旁开1.5寸。

图5-11　刮拭足太阳膀胱经治疗肩痹（风寒痹阻证）的穴位

（3）刮拭手阳明大肠经：采用单边刮法刮拭肩髃至臂臑。刮拭的穴位见图5-12。

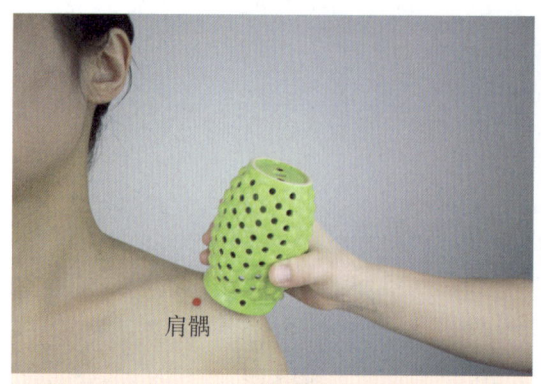
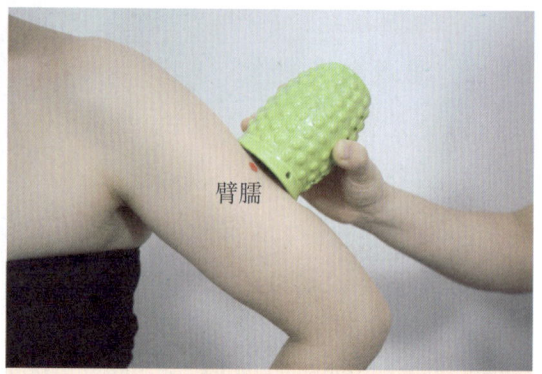

肩髃：在肩部，肩峰外侧缘前端与肱骨大结节之间的凹陷中。

臂臑：在臂外侧，曲池上7寸，曲池与肩髃的连线上。

图5-12　刮拭手阳明大肠经治疗肩痹（风寒痹阻证）的穴位

（4）刮拭手少阳三焦经：采用单边刮法刮拭肩髎至臑会。刮拭的穴位见图5-13。

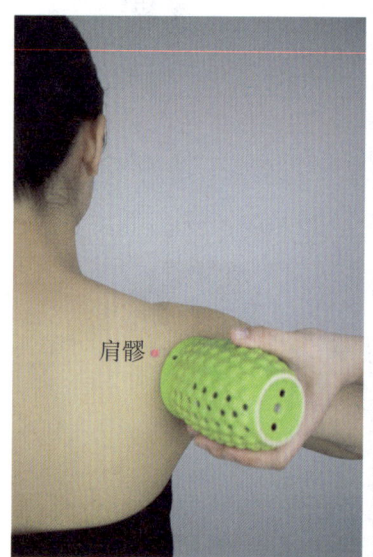
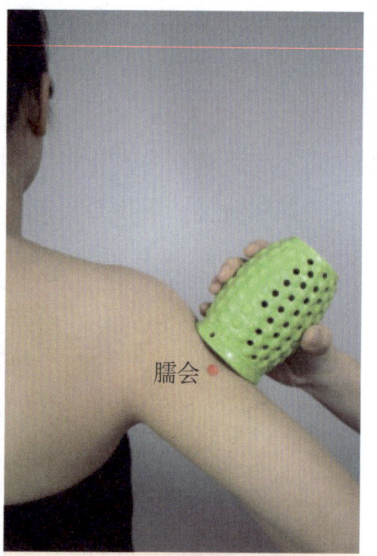

肩髎：在肩部，肩峰角与肱骨大结节之间的凹陷中。

臑会：在臂后侧，肩峰角下3寸，三角肌的后下缘。

图5-13　刮拭手少阳三焦经治疗肩痹（风寒痹阻证）的穴位

（5）刮拭手太阴肺经：采用单边刮法刮拭中府至云门。刮拭的穴位见图5-14。

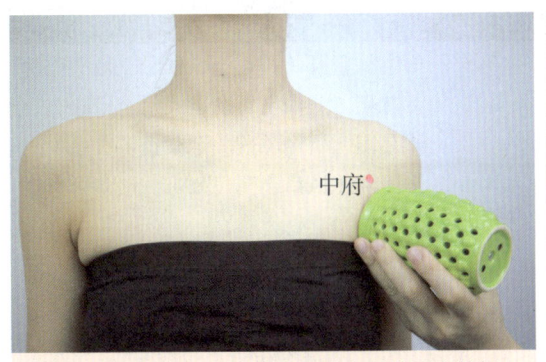
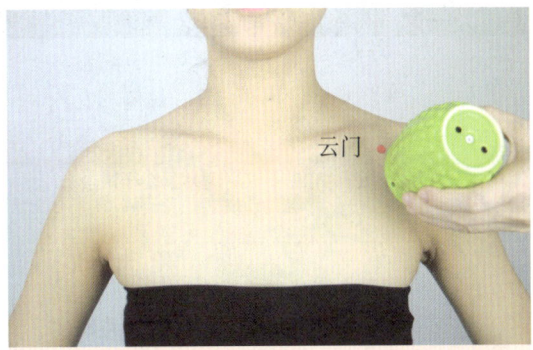

中府：在前胸部，横平第1肋间隙，锁骨下窝外侧，前正中线旁开6寸（即云门下1寸）。

云门：在前胸部，锁骨下窝凹陷中，肩胛骨喙突内缘，前正中线旁开6寸。

图5-14　刮拭手太阴肺经治疗肩痹（风寒痹阻证）的穴位

3．辨证施膳

宜食温经散寒通络之品，如桑枝桂心粥、羌活瘦肉汤、姜黄猪蹄汤等。

4．注意事项

（1）注意防寒保暖，避免肩部受凉。

（2）加强肩部功能训练，可做爬墙、体后拉手、双手摆动等运动。但在运动时，要注意控制运动量，以免对肩关节及其周围的软组织造成损伤。

（3）注意调整工作姿势，以免因不良姿势造成颈肩部的慢性劳损或积累性损伤。

5．疗程疗效

每3天进行1次温通刮痧治疗，配合火龙罐疗法，连续治疗3次为1个疗程。第1个疗程结束后，患者肩部疼痛明显好转，肩关节活动度明显改善。

五、膝痹

（一）概述

膝痹是以膝部长期固定疼痛、活动时关节内有声响等为主要表现的病证。多因外感六淫之邪、劳损外伤、年老体虚等所致。病机主要是肝肾亏虚、痰瘀气滞、精血失养等。西医学的膝骨关节炎等属于本病范畴，可参照本病辨证论治。

（二）辨证论治

表5-5总结了膝痹各证型的症状特点及对应的温通刮痧基础治疗方案，包括刮痧手法和选用的经络、穴位。实际操作时，可根据患者的具体病情和身体状况进行适当调整。

表5-5 膝痹各证型的症状特点及对应的温通刮痧基础治疗方案

证型	症状特点	刮痧手法	经络与穴位
湿热痹阻证	膝部肿胀、疼痛，局部有热感，拒按，发热，口渴，烦闷不安，或伴腰膝酸软，四肢乏力，小便黄，大便干结。舌红，苔黄腻。脉滑数或濡数	以泻法为主，刮拭按压力大，速度快	刮拭督脉（神道至长强）、足太阳膀胱经（肝俞至肾俞，殷门至昆仑）、足阳明胃经（髀关至梁丘）、足少阳胆经（风市至阳陵泉）、足太阴脾经（血海至阴陵泉）
寒湿痹阻证	膝部冷痛、肿胀，屈伸不利，遇寒痛增，得热痛减，腰膝酸软，四肢乏力，或纳食欠佳，小便清长，大便溏薄。舌淡，苔薄白或白滑，脉沉紧		刮拭督脉（神道至长强）、足太阳膀胱经（心俞至膀胱俞，委中、委阳）、手少阴心经（少海）、经外奇穴（鹤顶）、足阳明胃经（梁丘至足三里、犊鼻）、足太阴脾经（血海至三阴交）、足少阴肾经（阴谷）
痰瘀互结证	单膝或双膝刺痛，固定不移，局部肿胀，僵硬，可有瘀斑，面色晦暗。舌紫暗，有瘀点，苔薄，脉弦涩		刮拭督脉（神道至长强）、足太阳膀胱经（肺俞至肾俞，委中、委阳）、足阳明胃经（梁丘至足三里）、足太阴脾经（血海至三阴交）
气血亏虚证	膝部酸痛无力、肿胀，面黄少华，神疲乏力，活动后气短，心悸，肌肤不泽。舌淡，苔薄白，脉沉细弱	以补法为主，刮拭按压力小，速度慢	刮拭督脉（神道至长强）、足太阳膀胱经（肺俞至肾俞）、足阳明胃经（梁丘至足三里）、足太阴脾经（血海至三阴交）
肝肾亏虚证	膝部疼痛、肿胀，屈伸不利，甚则步履艰难，腰膝酸软，头晕耳鸣。舌淡红，苔薄白，脉沉弱		开四关（艾灸合谷、太冲）；刮拭督脉（神道至长强，艾灸身柱）、手太阳小肠经（肩贞至支正）、足阳明胃经（梁丘至足三里）、足太阴脾经（血海至地机）、足厥阴肝经（曲泉至中都）、足少阴肾经（阴谷至筑宾）；艾灸经外奇穴（膝眼、鹤顶）

（三）典型案例

案例 ❶

患者张某，男性，68岁，因"双膝关节疼痛、活动受限半年"就诊。患者半年来双膝关节疼痛，活动受限，难以下蹲，影响行走。

现症见：双膝关节疼痛，活动受限，左膝为甚，屈伸运动时疼痛加剧，肿胀不明显，皮温不高，难以下蹲，行走不便，时有腰膝酸软、乏力。纳可，失眠，多梦易醒，二便调。舌淡红，苔薄白，脉沉细。查体：髌骨边缘及左膝关节内侧间隙压痛明显；左膝关节主动活动度10°～110°，右膝关节主动活动度0°～120°，双膝研磨试验弱阳性，浮髌试验阴性；疼痛评分左膝4分、右膝1分。

中医诊断：膝痹（肝肾亏虚证）。

西医诊断：膝骨关节炎。

扫码看操作

1. 温通刮痧辨证思路

四诊合参，患者年老体虚，肝肾不足，筋骨关节脉络失濡，故膝部疼痛，屈伸不利，行走不便，乏力；肝肾不足，精血不充，头窍、心神失养，故失眠多梦；舌淡红，苔薄白，脉沉细皆为肝肾亏虚之征象。本病病性属虚，病位在膝部，与肝、肾相关，病变经脉为督脉、手太阳小肠经、足阳明胃经、足太阴脾经、足厥阴肝经、足少阴肾经。

2. 温通刮痧操作

1）手法要求 以补法为主，刮拭按压力小，速度慢。重点穴位刮拭2～3分钟。

2）操作流程

（1）开四关：艾灸合谷、太冲。开四关的穴位见图5-15。

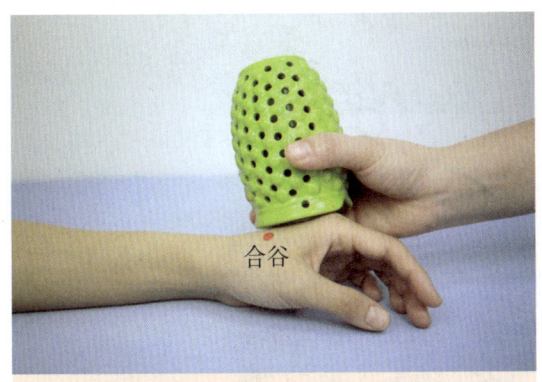
合谷：在手背，第1、第2掌骨间，约平第2掌骨桡侧的中点。

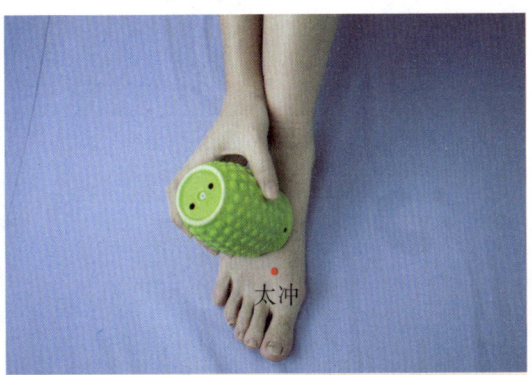
太冲：在足背，第1、第2跖骨间，跖骨底结合部前方的凹陷中。

图5-15 开四关治疗膝痹（肝肾亏虚证）的穴位

（2）刮拭督脉：采用单边刮法刮拭神道至长强，重点揉刮神道、筋缩、命门、腰阳关、长强，艾灸身柱。穴位见图5-16。

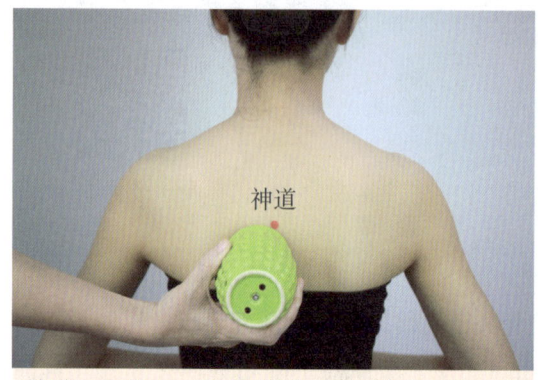

神道：在背部，第5胸椎棘突下凹陷中，后正中线上。

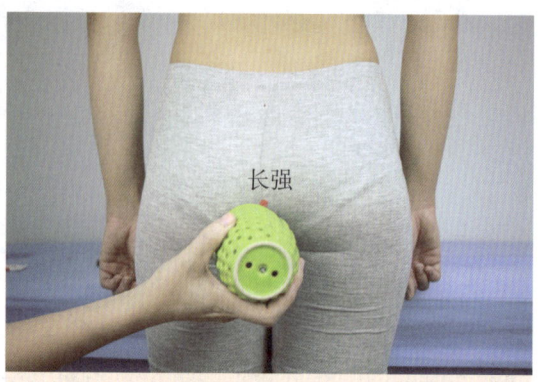

长强：在会阴部，尾骨下方，尾骨端与肛门连线的中点处。

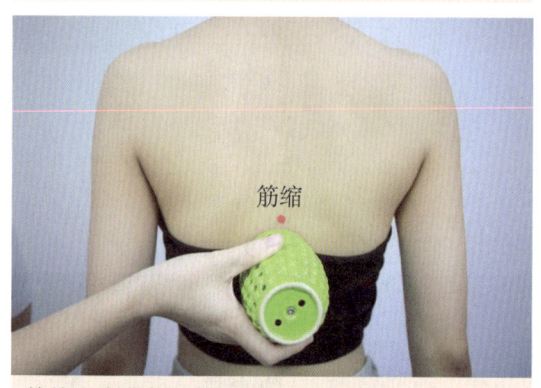

筋缩：在背部，第9胸椎棘突下凹陷中，后正中线上。

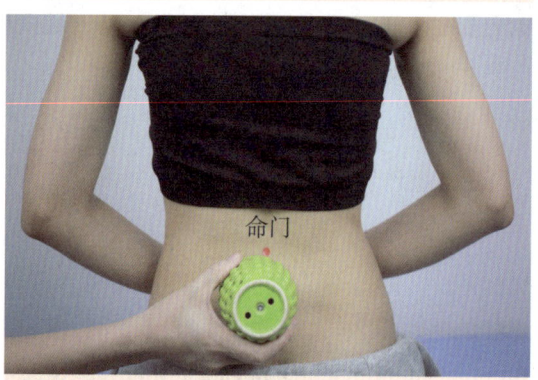

命门：在腰部，第2腰椎棘突下凹陷中，后正中线上。

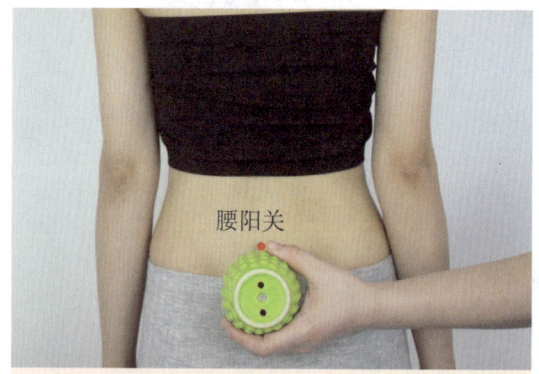

腰阳关：在腰部，第4腰椎棘突下凹陷中，后正中线上。

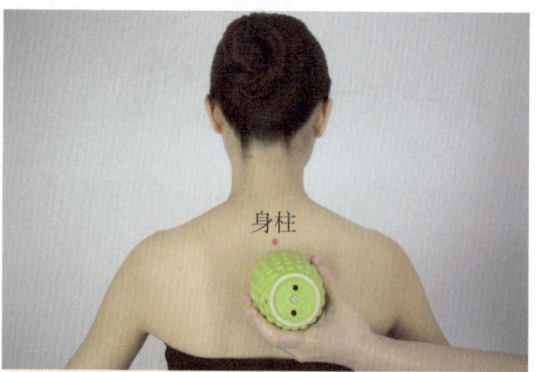

身柱：在背部，第3胸椎棘突下凹陷中，后正中线上。

图5-16　督脉上治疗膝痹（肝肾亏虚证）的穴位

（3）刮拭手太阳小肠经：采用单边刮法刮拭肩贞至支正。刮拭的穴位见图5-17。

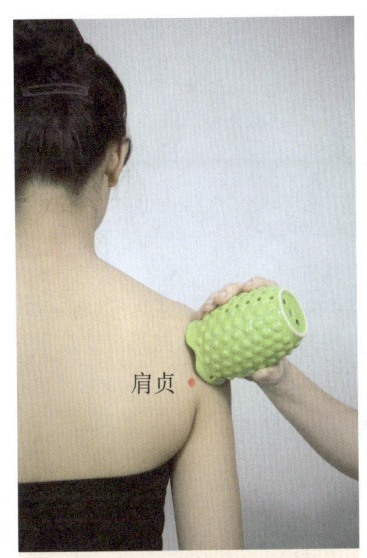
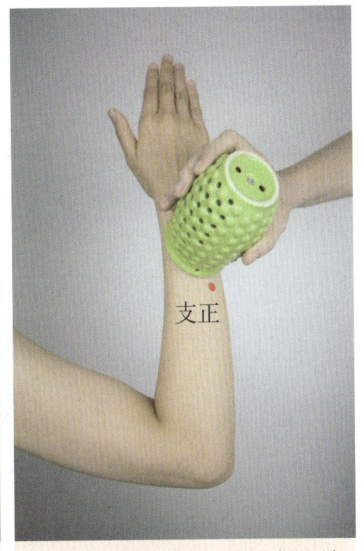

肩贞：在肩部，肩关节后下方，臂内收时，腋后纹头上1寸。

支正：在前臂后侧，腕背侧远端横纹上5寸，尺骨尺侧与尺侧腕屈肌之间。

图5-17　刮拭手太阳小肠经治疗膝痹（肝肾亏虚证）的穴位

（4）刮拭足阳明胃经：采用单边刮法刮拭梁丘至足三里。刮拭的穴位见图5-18。

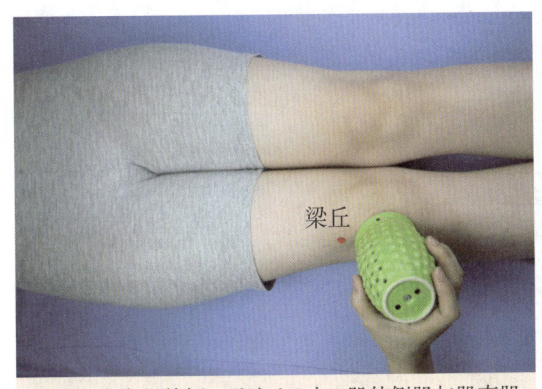
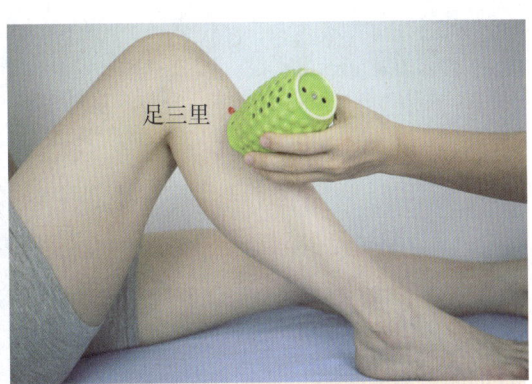

梁丘：在大腿前侧，髌底上2寸，股外侧肌与股直肌肌腱之间。

足三里：在小腿外侧，犊鼻下3寸，胫骨前嵴外一横指。

图5-18　刮拭足阳明胃经治疗膝痹（肝肾亏虚证）的穴位

（5）刮拭足太阴脾经：采用单边刮法刮拭血海至地机。刮拭的穴位见图5-19。

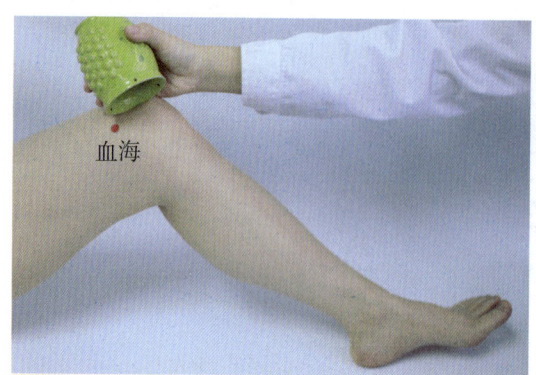

血海：在大腿内侧，髌底内侧端上2寸，股内侧肌隆起处。

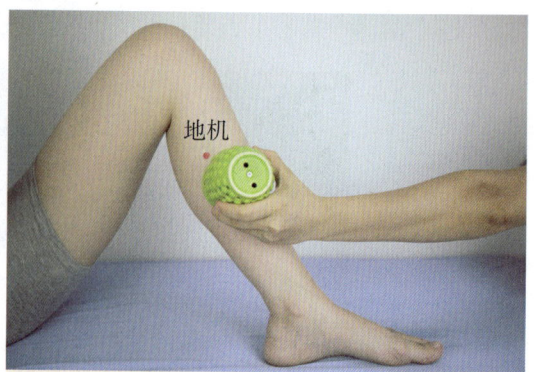

地机：在小腿内侧，阴陵泉下3寸，胫骨内侧缘后际。

图5-19　刮拭足太阴脾经治疗膝痹（肝肾亏虚证）的穴位

（6）刮拭足厥阴肝经：采用单边刮法刮拭曲泉至中都。刮拭的穴位见图5-20。

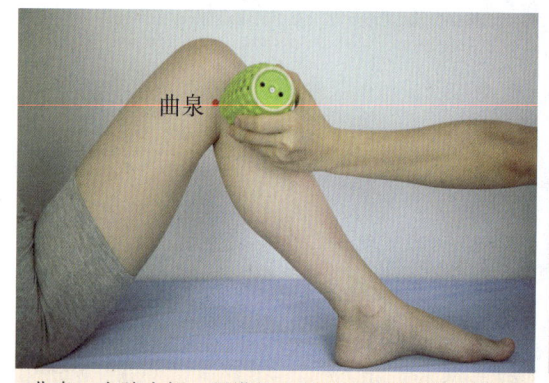

曲泉：在膝内侧，腘横纹内侧端，半腱肌肌腱内缘凹陷中。

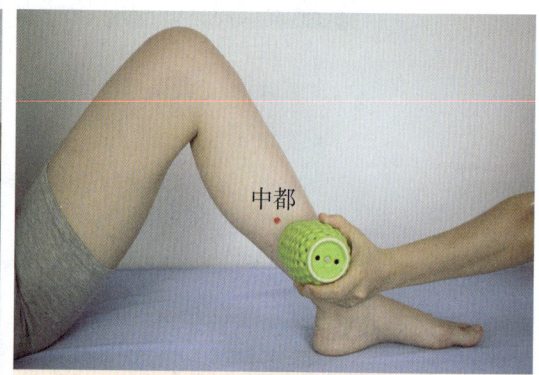

中都：在小腿内侧，内踝尖上7寸，胫骨内侧面的中央。

图5-20　刮拭足厥阴肝经治疗膝痹（肝肾亏虚证）的穴位

（7）刮拭足少阴肾经：采用单边刮法刮拭阴谷至筑宾。刮拭的穴位见图5-21。

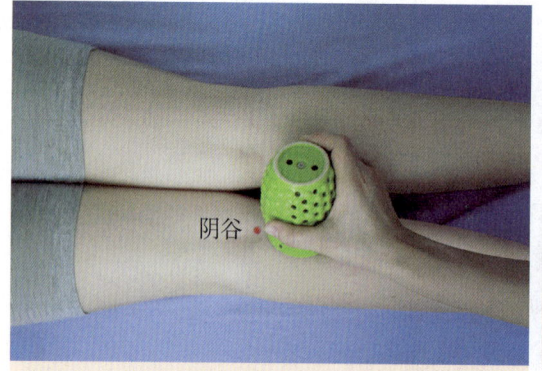

阴谷：在膝后内侧，腘横纹上，半腱肌肌腱外侧缘。

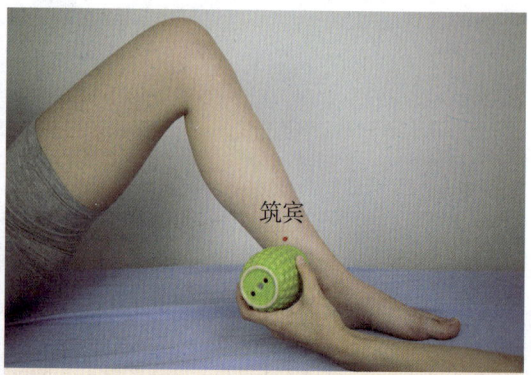

筑宾：在小腿内侧，太溪直上5寸，比目鱼肌与跟腱之间。

图5-21　刮拭足少阴肾经治疗膝痹（肝肾亏虚证）的穴位

（8）艾灸经外奇穴：艾灸膝眼和鹤顶。艾灸的穴位见图5-22。

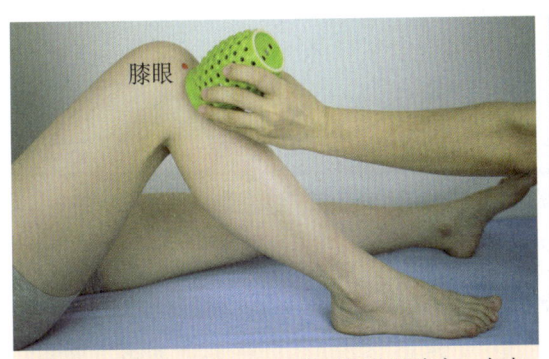
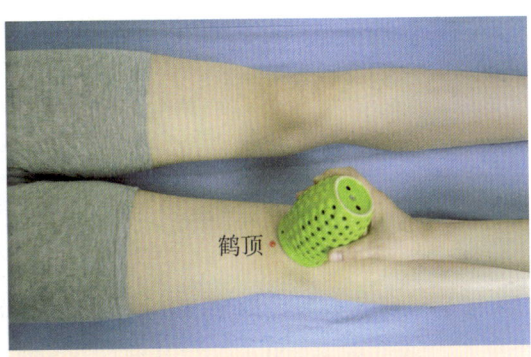

膝眼：在膝部，屈膝，髌韧带两侧的凹陷中，在内侧的为内膝眼，在外侧的为外膝眼。

鹤顶：在膝上部，髌底上缘中点的凹陷中。

图5-22 艾灸经外奇穴治疗膝痹（肝肾亏虚证）的穴位

3. 辨证施膳

宜食补益肝肾之品，如杜仲炒腰花、枸杞子熟地山药粥等药膳，以及黑木耳、黑枸杞、黑芝麻、黑枣、黑豆等食物。

4. 注意事项

（1）适当休息，避免做加重膝关节负担的动作。

（2）疼痛较为严重时，可用拐杖辅助行走。扶拐可分担膝关节的负荷，减轻膝关节的压力，缓解疼痛。

（3）行走时佩戴护膝。护膝可以增加膝关节的稳定性，并有利于膝关节保暖，但在休息或卧床时应取下护膝，以免影响下肢血液循环。

（4）加强膝关节周围肌肉的力量，可通过抬高下肢的训练来实现，通常建议持续抬高15～20分钟，这样有利于增强股四头肌的力量，进而增加膝关节的稳定性。

5. 疗程疗效

每3天进行1次温通刮痧治疗，连续治疗3次为1个疗程。第2个疗程结束后，患者双膝关节疼痛缓解，活动较前自如，失眠多梦的症状有所改善。

案例 ❷

患者李某，女性，62岁，因"右膝关节肿痛2个月"就诊。患者近2个月右膝关节肿胀、酸痛，屈伸不利，局部畏寒。

现症见：右膝关节肿胀、重着、酸痛，屈伸不利，局部畏寒，寒冷刺激后疼痛加剧，热疗后减轻。纳欠佳，眠一般，小便清长，大便溏。舌淡，苔白腻，脉沉紧。查体：右膝关节肿胀明显，周径39.1 cm（较左膝关节周径多2.9 cm），活动度20°~95°，局部无发红，浮髌试验阳性，疼痛评分2分。

中医诊断：膝痹（寒湿痹阻证）。

西医诊断：膝骨关节炎。

1. 温通刮痧辨证思路

四诊合参，患者寒湿阻滞于膝，筋脉不通，故膝部酸痛；寒湿稽留，湿邪黏滞，故膝部重着、肿胀；遇寒则凝滞加重，故疼痛加剧，得热则寒凝渐散，气血得行，故疼痛减轻；舌淡，苔白腻，脉沉紧皆为寒湿痹阻之征象。本病病性属实，病位在膝部，病变经脉为督脉、足太阳膀胱经、手少阴心经、足阳明胃经、足太阴脾经、足少阴肾经。

2. 温通刮痧操作

1）手法要求　以泻法为主，刮拭按压力大，速度快。重点穴位刮拭2~3分钟。

2）操作流程

（1）刮拭督脉：采用单边刮法刮拭神道至长强，重点揉刮神道。刮拭的穴位见图5-23。

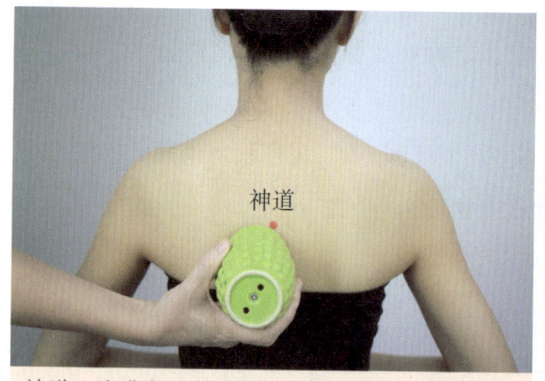 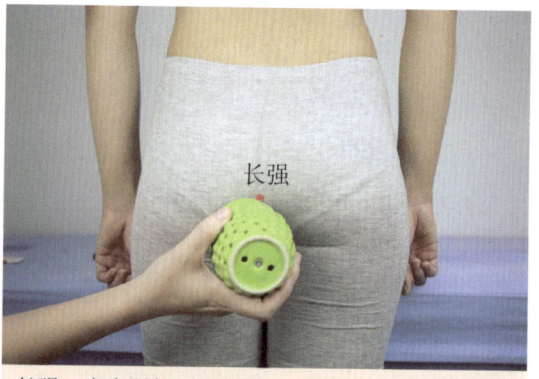

神道：在背部，第5胸椎棘突下凹陷中，后正中线上。

长强：在会阴部，尾骨下方，尾骨端与肛门连线的中点处。

图5-23　刮拭督脉治疗膝痹（寒湿痹阻证）的穴位

（2）刮拭足太阳膀胱经（背部）：采用单边刮法刮拭心俞至膀胱俞。刮拭的穴位见图5-24。

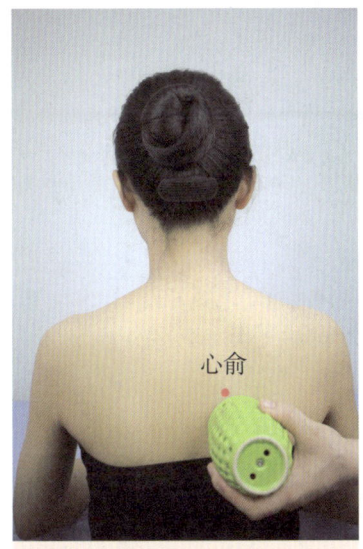
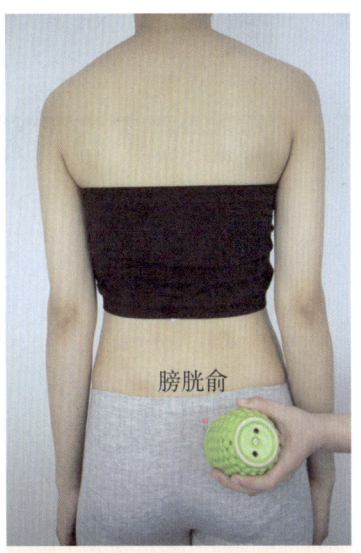

心俞：在背部，第5胸椎棘突下，后正中线旁开1.5寸。

膀胱俞：在骶部，横平第2骶后孔，骶正中嵴旁开1.5寸。

图5-24　刮拭足太阳膀胱经（背部）治疗膝痹（寒湿痹阻证）的穴位

（3）刮拭手少阴心经：采用揉刮法刮拭少海。刮拭的穴位见图5-25。

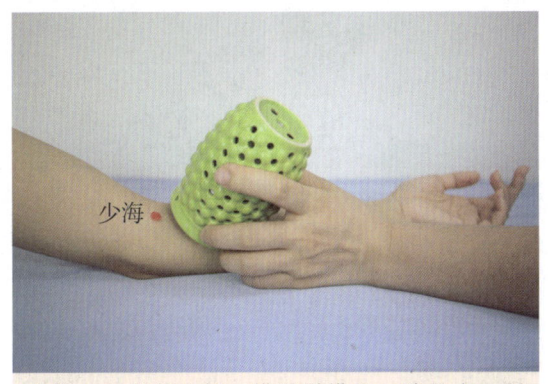

少海：在肘前内侧，横平肘横纹，肱骨内上髁前缘。

图5-25　刮拭手少阴心经治疗膝痹（寒湿痹阻证）的穴位

（4）刮拭经外奇穴：采用揉刮法刮拭鹤顶。刮拭的穴位见图5-26。

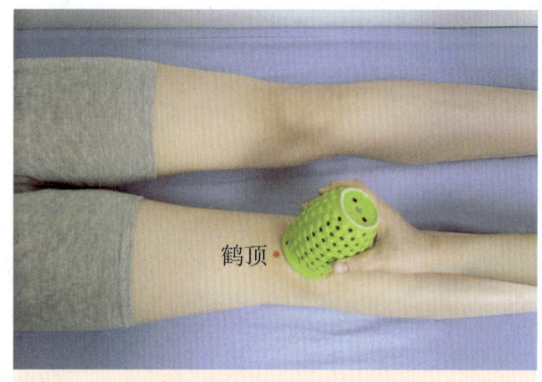

鹤顶：在膝上部，髌底上缘中点的凹陷中。

图5-26　刮拭经外奇穴治疗膝痹（寒湿痹阻证）的穴位

（5）刮拭足阳明胃经：采用单边刮法刮拭梁丘至足三里，采用揉刮法刮拭犊鼻。刮拭的穴位见图5-27。

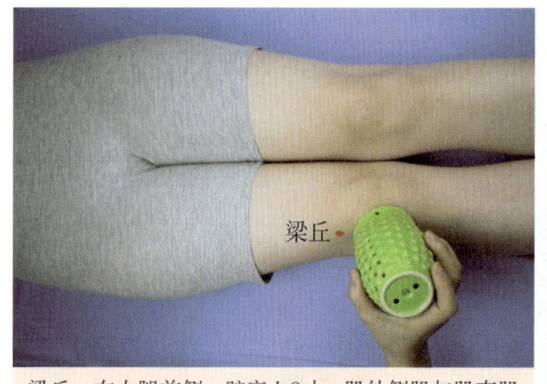

梁丘：在大腿前侧，髌底上2寸，股外侧肌与股直肌肌腱之间。

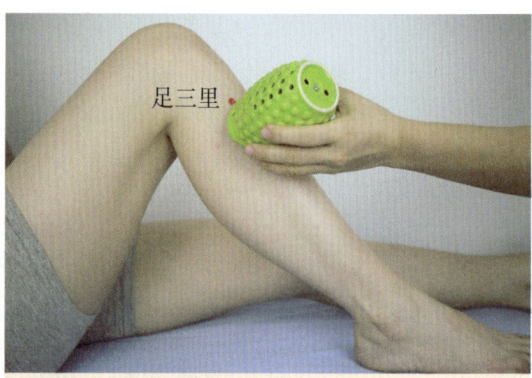

足三里：在小腿外侧，犊鼻下3寸，胫骨前嵴外一横指。

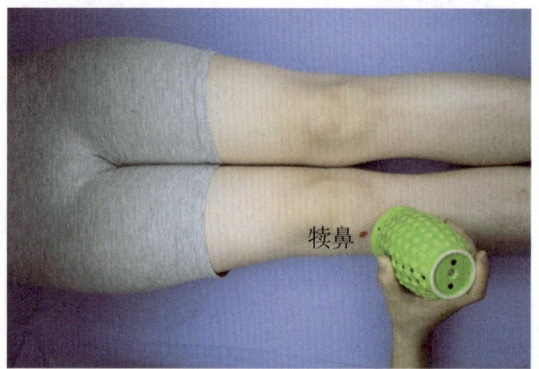

犊鼻：在膝前侧，髌韧带外侧凹陷中。

图5-27　刮拭足阳明胃经治疗膝痹（寒湿痹阻证）的穴位

（6）刮拭足太阳膀胱经（下肢）：采用揉刮法刮拭委中、委阳。刮拭的穴位见图5-28。

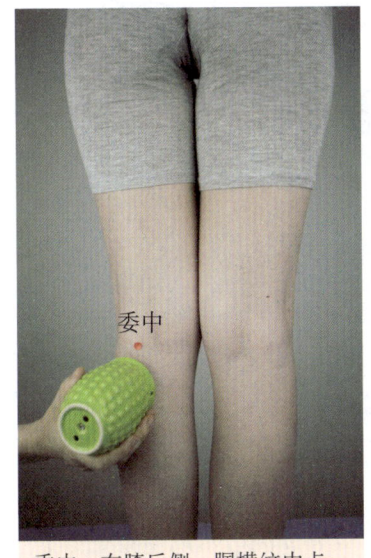
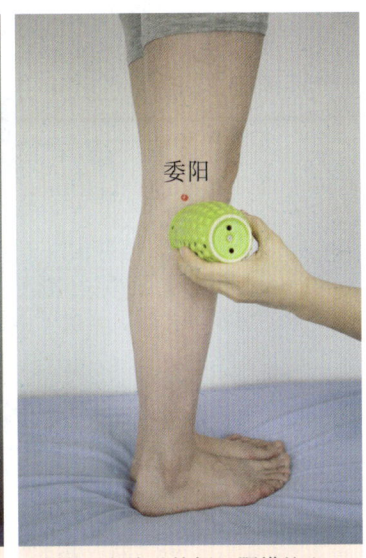

委中：在膝后侧，腘横纹中点，股二头肌肌腱与半腱肌肌腱的中间。

委阳：在膝后外侧，腘横纹上，股二头肌肌腱的内侧缘。

图5-28　刮拭足太阳膀胱经（下肢）治疗膝痹（寒湿痹阻证）的穴位

（7）刮拭足太阴脾经：采用单边刮法刮拭血海至三阴交。刮拭的穴位见图5-29。

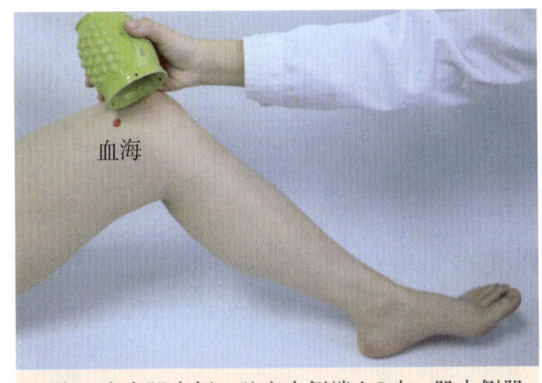
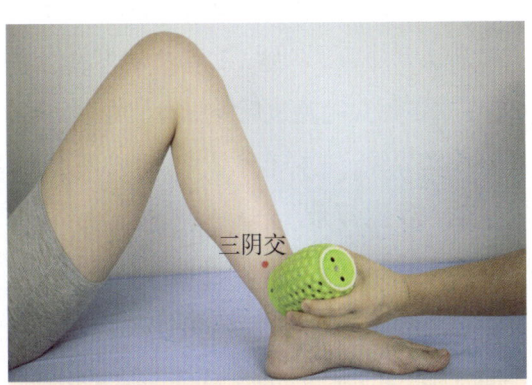

血海：在大腿内侧，髌底内侧端上2寸，股内侧肌隆起处。

三阴交：在小腿内侧，内踝尖上3寸，胫骨内侧缘后际。

图5-29　刮拭足太阴脾经治疗膝痹（寒湿痹阻证）的穴位

（8）刮拭足少阴肾经：采用揉刮法刮拭阴谷。刮拭的穴位见图5-30。

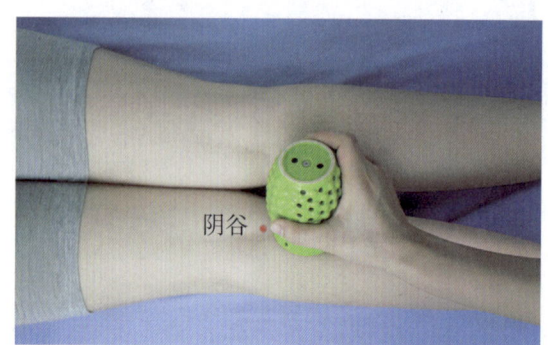

阴谷：在膝后内侧，腘横纹上，半腱肌肌腱外侧缘。

图5-30　刮拭足少阴肾经治疗膝痹（寒湿痹阻证）的穴位

3．辨证施膳

宜食散寒除湿通络之品，如独活鳝鱼汤、威灵仙酒、木瓜生姜粥等。

4．注意事项

（1）适当休息，避免做加重膝关节负担的动作。

（2）疼痛较为严重时，可用拐杖辅助行走。拐杖可分担膝关节的负荷，减轻膝关节的压力，缓解疼痛。

（3）行走时佩戴护膝。护膝可以增加膝关节的稳定性，有利于膝关节保暖，但在休息或卧床时应取下护膝，以免影响下肢血液循环。

（4）加强膝关节周围肌肉的力量，可通过抬高下肢的训练来实现，通常建议持续抬高15~20分钟，这样有利于增强股四头肌的力量，进而增加膝关节的稳定性。

5．疗程疗效

每3天进行1次温通刮痧治疗，连续治疗3次为1个疗程。第2个疗程结束后，患者右膝关节周径降至36.5 cm，肿痛减轻。第3个疗程结束后，患者右膝关节周径降至35.9 cm，已无肿胀。

六、腰痛

（一）概述

腰痛是指外感、内伤及挫伤导致腰部气血运行不畅或失于濡养所引起的，以腰部疼痛伴下肢放射性麻木、疼痛等为主要表现的疾病。本病基本病机为筋脉痹阻，腰府失养。腰痛可反复发作，严重者甚至出现间歇性跛行。西医学的腰椎间盘突出症、腰肌劳损、强直性脊柱炎等腰部疾病属于本病范畴，可参照本病辨证论治。

（二）辨证论治

表5-6总结了腰痛各证型的症状特点及对应的温通刮痧基础治疗方案，包括刮痧手法和选用的经络、穴位。实际操作时，可根据患者的具体病情和身体状况进行适当调整。

表5-6 腰痛各证型的症状特点及对应的温通刮痧基础治疗方案

证型	症状特点	刮痧手法	经络与穴位
寒湿腰痛	腰部冷痛沉重，活动不便，遇阴雨天或受寒后疼痛加剧，痛处喜温恶寒，得热痛减。舌淡，苔白腻而润，脉沉紧或沉迟	以泻法为主，刮拭按压力大，速度快	刮拭督脉（中枢至长强）、足太阳膀胱经（脾俞至膀胱俞，阳纲至胞肓，委中、承山）、腰部阿是穴
湿热腰痛	腰髋疼痛，牵掣拘急，痛处有热感，腰部遇热后疼痛加重，口渴不欲饮，尿色黄赤。舌红，苔黄腻，脉濡数或弦数		刮拭督脉（中枢至长强）、足太阳膀胱经（脾俞至膀胱俞，阳纲至胞肓，委中、承山、昆仑）、足少阴肾经（太溪）、腰部阿是穴
瘀血腰痛	痛处固定，痛如锥刺，夜晚加重，甚则不能转侧，痛处拒按。舌暗紫，或有瘀斑、瘀点，脉弦涩	以补法为主，刮拭按压力小，速度慢	刮拭督脉（中枢至长强）、足太阳膀胱经（膈俞，脾俞至膀胱俞，阳纲至胞肓，秩边、承山）、足少阳胆经（环跳）、腰部阿是穴
肾虚腰痛	腰部酸软疼痛，痛处喜按，腿膝无力，遇劳则甚。偏阳虚者，伴见面色㿠白，手足不温，舌淡，苔薄白，脉沉细。偏阴虚者，伴见面色潮红，手足心热，舌红，少苔，脉细数		刮拭督脉（中枢至长强）、足太阳膀胱经（脾俞至膀胱俞，阳纲至胞肓，殷门至委中、承山至昆仑）

（三）典型案例

患者何某，男性，48岁，因"腰部酸痛不适1个月，加重伴左下肢放射痛2天"就诊。患者1个月前加班久坐后出现腰部酸痛不适，休息后可缓解，当时未予重视。2天前患者夜间受凉，腰痛加重，不能缓解，伴见左下肢放射痛。

现症见：腰部疼痛，左下肢抬举无力伴放射痛。纳可，眠差，经常失眠，小便调，大便溏软。舌淡，苔薄白，脉沉细无力。查体：腰背肌紧张，第3、第

4腰椎棘突压痛、叩击痛；双下肢肌肉容量可，左下肢肌力稍弱，左侧直腿抬高试验阳性。平素怕风怕寒，易感冒。

中医诊断：腰痛（肾虚腰痛）。

西医诊断：腰椎间盘突出症。

1. 温通刮痧辨证思路

四诊合参，患者平素怕风怕寒，易感冒，长期失眠，可见督脉阳气虚衰；久坐劳逸失度，致腰部劳损；腰部损伤未及时调理，日久必肾虚，肾主骨生髓，精血无以营养筋骨，筋骨缺乏营养，筋骨萎缩，且肾气为一身元气之本，肾虚则无力推动血液运行，加上受凉，外邪入侵，血流瘀滞，不通则痛，故腰部疼痛；舌淡，苔薄白，脉沉细无力均为肾虚腰痛之征象。本病病性属虚，病位在腰部，与肾相关，病变经脉为督脉、足太阳膀胱经。

2. 温通刮痧操作

1）手法要求　以补法为主，刮拭按压力小，速度慢。重点穴位刮拭2～3分钟。

2）操作流程

（1）刮拭督脉：采用单边刮法刮拭中枢至腰俞，顺刮至长强，重点揉刮腰俞。刮拭的穴位见图5-31。

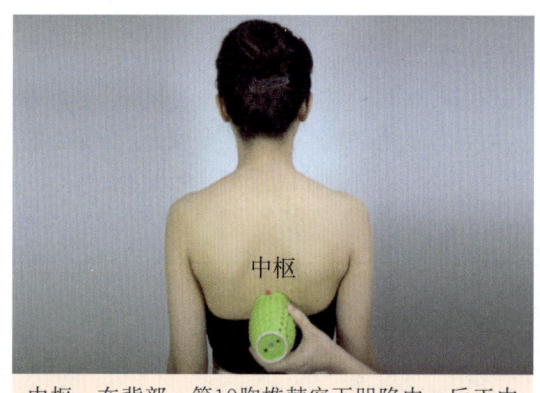
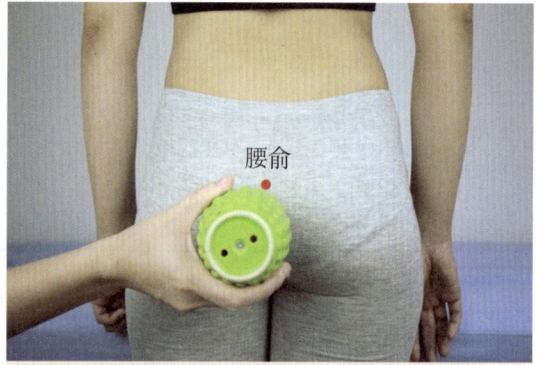

中枢：在背部，第10胸椎棘突下凹陷中，后正中线上。

腰俞：在骶部，正对骶管裂孔，后正中线上。

图5-31　刮拭督脉治疗腰痛（肾虚腰痛）的穴位

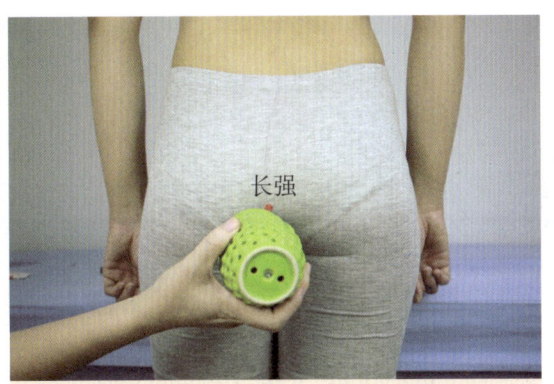

长强：在会阴部，尾骨下方，尾骨端与肛门连线的中点处。

图5-31　刮拭督脉治疗腰痛（肾虚腰痛）的穴位（续）

（2）刮拭足太阳膀胱经：采用单边刮法刮拭脾俞至膀胱俞，阳纲至胞肓；继续采用单边刮法刮拭殷门至委中，承山至昆仑，重点揉刮殷门、委中。刮拭的穴位见图5-32。

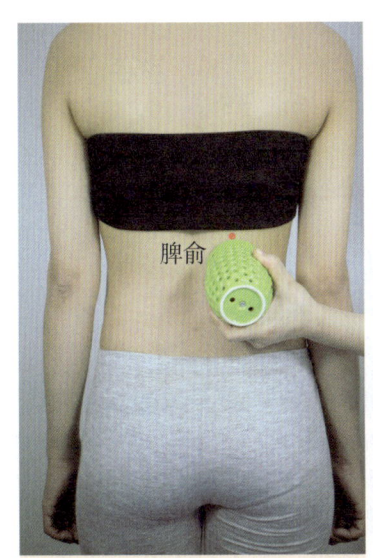
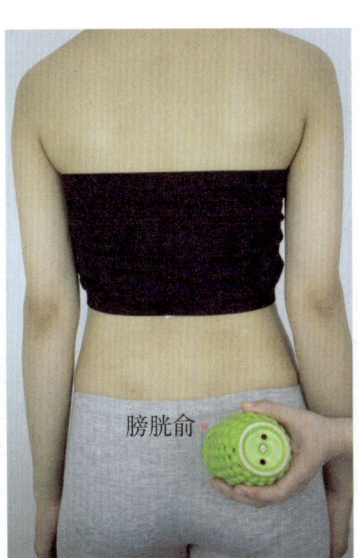
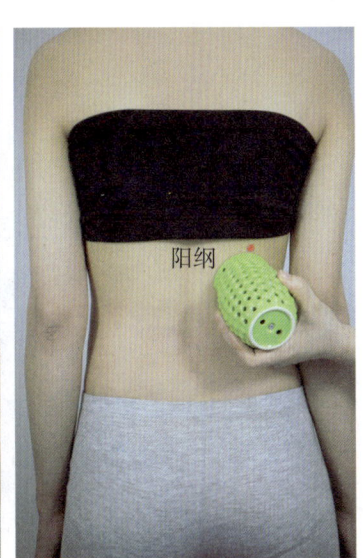

脾俞：在背部，第11胸椎棘突下，后正中线旁开1.5寸。

膀胱俞：在骶部，横平第2骶后孔，骶正中嵴旁开1.5寸。

阳纲：在背部，第10胸椎棘突下，后正中线旁开3寸。

图5-32　刮拭足太阳膀胱经治疗腰痛（肾虚腰痛）的穴位

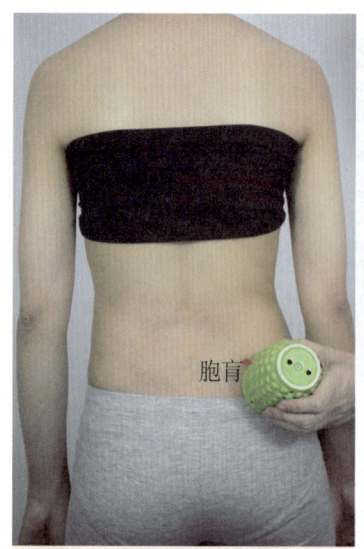
胞肓：在臀部，横平第2骶后孔，骶正中嵴旁开3寸。

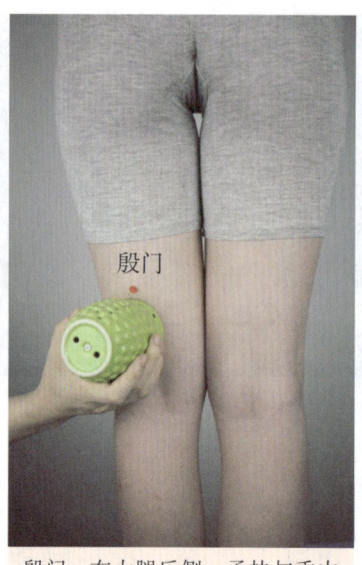
殷门：在大腿后侧，承扶与委中的连线上，承扶下6寸。

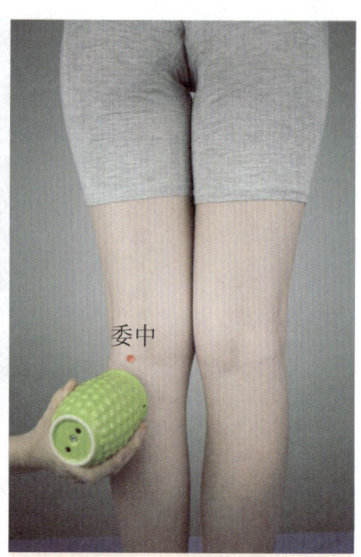
委中：在膝后侧，腘横纹中点，股二头肌肌腱与半腱肌肌腱的中间。

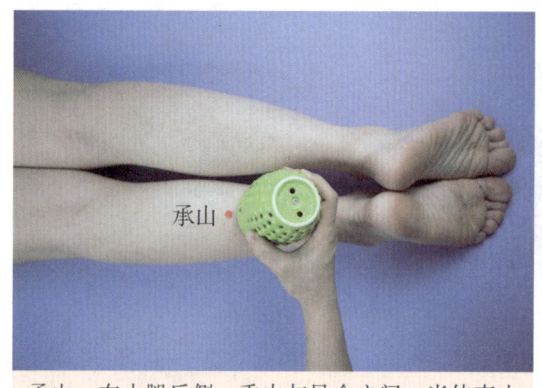
承山：在小腿后侧，委中与昆仑之间，当伸直小腿或足跟上提时，腓肠肌肌腹下出现的三角形凹陷中。

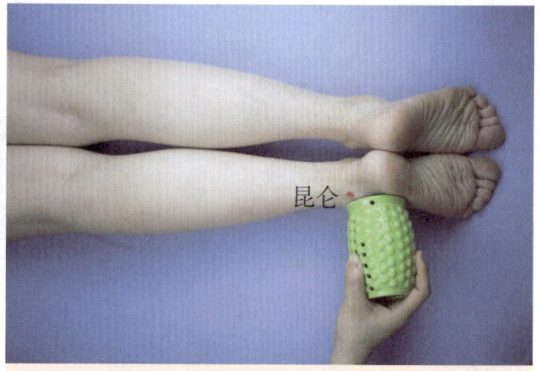
昆仑：在足部，外踝后方，外踝尖与跟腱之间的凹陷中。

图5-32 刮拭足太阳膀胱经治疗腰痛（肾虚腰痛）的穴位（续）

3. 辨证施膳

宜食补肾强腰之品，如黑豆猪腰瘦肉汤、杜仲核桃牛尾汤、肉桂巴戟天炖羊肉等。

4. 注意事项

（1）防寒保暖，避免腰部受凉。

（2）加强腰背肌锻炼，可循序渐进地进行三点支撑法、五点支撑法等练习。

（3）避免久坐久站，避免弯腰提重物，注意休息。长时间坐车或行走，应佩戴护腰进行保护。急性期需卧硬板床休息，尽量减少下地活动，减少身体负重。

（4）补充含钙、蛋白质、维生素B等营养素的食物，以增强骨骼强度和肌肉力量。

5. 疗程疗效

每3天进行1次温通刮痧治疗，连续治疗4次。第4次治疗后，患者腰痛明显缓解，无左下肢放射痛。

七、精癃

（一）概述

精癃是中老年男性的常见疾病之一，其临床特点以尿频、夜尿次数增多、排尿困难为主，其中尿频是最常见的早期症状，夜间更为显著，严重影响患者的睡眠及日常生活和工作。本病的病理基础是年老肾气虚衰，气化不利，血行不畅，与肾和膀胱的功能失调有关。西医学的良性前列腺增生属于本病范畴，可参照本病辨证论治。

（二）辨证论治

表5-7总结了精癃各证型的症状特点及对应的温通刮痧基础治疗方案，包括刮痧手法和选用的经络、穴位。实际操作时，可根据患者的具体病情和身体状况进行适当调整。

表5-7　精癃各证型的症状特点及对应的温通刮痧基础治疗方案

证型	症状特点	刮痧手法	经络与穴位
湿热下注证	小便频数、黄赤，尿道灼热或涩痛，排尿不畅，甚或点滴而出，下腹胀满，口苦口黏，大便干燥。舌暗红，苔黄腻，脉滑数或弦数	以泻法为主，刮拭按压力大，速度快	刮拭督脉（命门至长强）、足太阳膀胱经（肾俞至八髎）、任脉（气海至曲骨）
气滞血瘀证	小便不畅，尿线变细，或点滴而下，尿道涩痛，闭塞不通，或下腹胀满隐痛。舌暗，或有瘀斑、瘀点，苔白或薄黄，脉弦或弦涩		刮拭督脉（命门至长强）、足太阳膀胱经（肾俞至八髎）、任脉（水分至曲骨，艾灸神阙）、足阳明胃经（水道至归来）、足厥阴肝经（大敦至蠡沟）
中气不足证	尿频，滴沥不畅，尿线细，甚或夜间遗尿，或尿闭不畅，肢体浮肿，神疲乏力，纳谷不香，面色无华，便溏脱肛。舌淡，苔白，脉细无力	以补法为主，刮拭按压力小，速度慢	刮拭督脉（命门至长强）、足太阳膀胱经（肾俞至八髎）、任脉（气海至曲骨，艾灸神阙）、足阳明胃经（水道至归来）、足太阴脾经（血海至三阴交）

续表

证型	症状特点	刮痧手法	经络与穴位
肾虚瘀阻证	尿频尿急，夜尿增多，排尿无力，尿线细，排尿时间延长，腰膝酸痛，下腹胀痛。舌淡紫，或有齿痕，苔白，脉细涩或细滑	以平补平泻法为主，刮拭按压力大，速度慢。出痧后即以补法为主，刮拭按压力小，速度慢	刮拭督脉（命门至长强）、足太阳膀胱经（肾俞至八髎）、任脉（水分至曲骨，艾灸神阙）、足阳明胃经（水道至归来）、足厥阴肝经（蠡沟至大敦）

（三）典型案例

患者李某，男性，73岁，因"夜尿多、排尿不畅1年，加重半天"就诊。患者近1年夜尿多，排尿不畅。半天前患者症状加重。

现症见：神清，精神差，乏力。纳一般，眠差，夜尿3～4次，排尿不畅，尿线变细，排尿须等待，大便调。舌暗淡，苔白，脉细涩。查体：膀胱区压痛。

中医诊断：精癃（肾虚瘀阻证）。

西医诊断：良性前列腺增生。

1. 温通刮痧辨证思路

四诊合参，患者年老体弱，脏腑渐衰，肾气不足，无力固摄，故夜尿多；肾气虚无力推动血行，血行不畅，瘀血阻滞，水道不通，故排尿不畅；舌暗淡，苔白，脉细涩均为肾虚瘀阻之征象。本病病性属虚实夹杂，病位在膀胱，与肾、脾、肝相关，病变经脉为督脉、足太阳膀胱经、任脉、足阳明胃经、足厥阴肝经。

2. 温通刮痧操作

1）手法要求　以平补平泻法为主，刮拭按压力大，速度慢。出痧后即以补法为主，刮拭按压力小，速度慢。重点穴位刮拭2～3分钟。

2）操作流程

（1）刮拭督脉：采用单边刮法刮拭命门至长强，重点点拨命门。刮拭的穴位见图5-33。

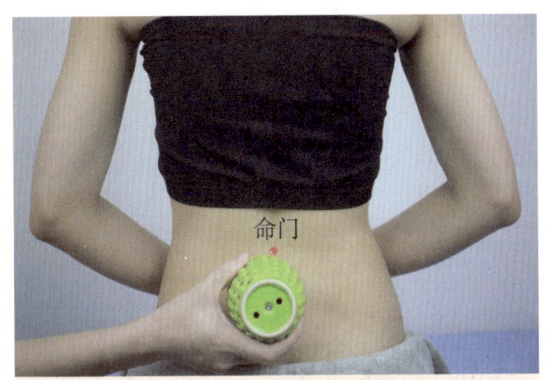
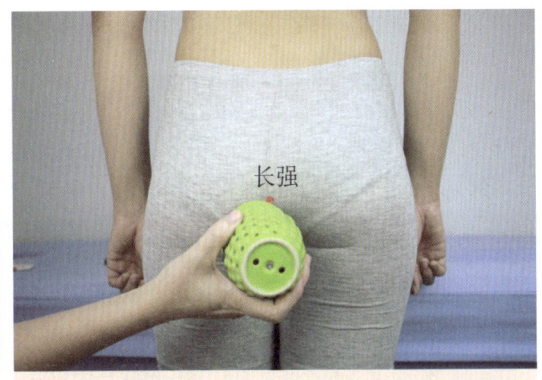

命门：在腰部，第2腰椎棘突下凹陷中，后正中线上。

长强：在会阴部，尾骨下方，尾骨端与肛门连线的中点处。

图5-33　刮拭督脉治疗精癃（肾虚瘀阻证）的穴位

（2）刮拭足太阳膀胱经：采用单边刮法刮拭肾俞至八髎，重点揉刮肾俞、膀胱俞、八髎。刮拭的穴位见图5-34。

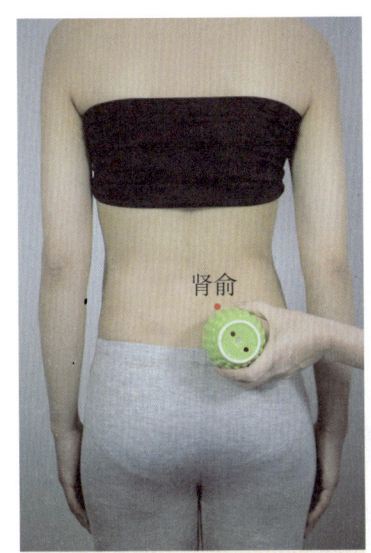
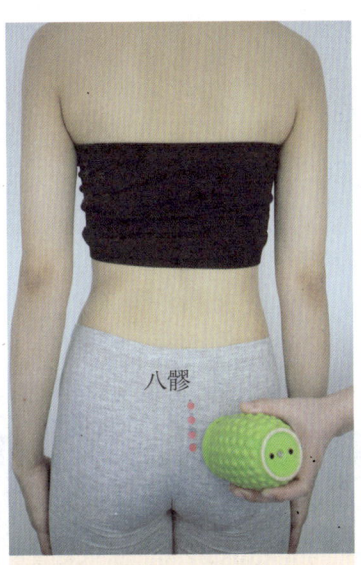
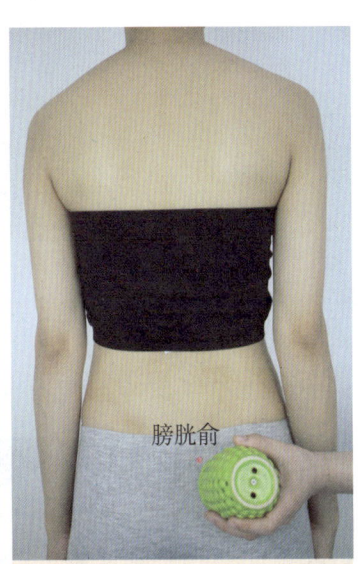

肾俞：在腰部，第2腰椎棘突下，后正中线旁开1.5寸。

八髎：在骶部，上髎、次髎、中髎、下髎分别正对第1、第2、第3、第4骶后孔中，左右共8穴。

膀胱俞：在骶部，横平第2骶后孔，骶正中嵴旁开1.5寸。

图5-34　刮拭足太阳膀胱经治疗精癃（肾虚瘀阻证）的穴位

（3）刮拭任脉：采用单边刮法刮拭水分至曲骨，艾灸神阙。穴位见图5-35。

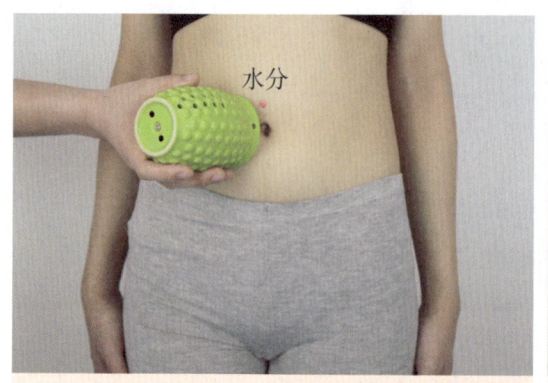
水分：在上腹部，脐中上1寸，前正中线上。

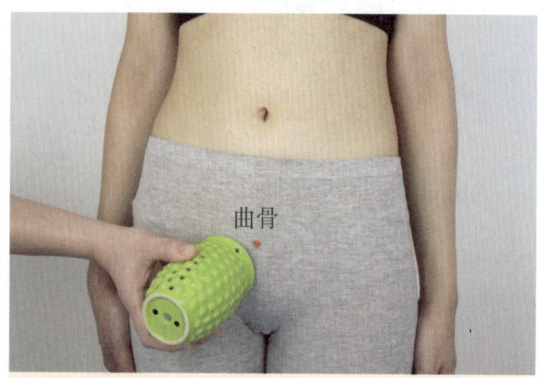
曲骨：在下腹部，耻骨联合上缘，前正中线上。

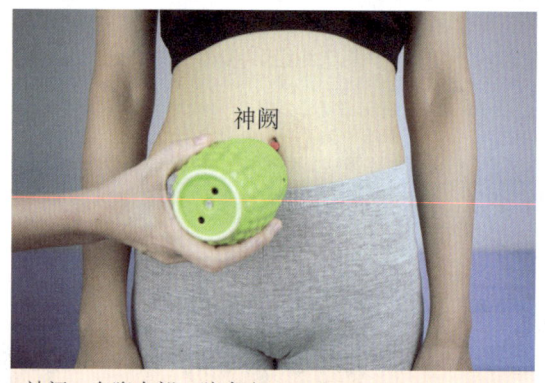
神阙：在腹中部，脐中央。

图5-35　任脉上治疗精癃（肾虚瘀阻证）的穴位

（4）刮拭足阳明胃经：采用单边刮法刮拭水道至归来。刮拭的穴位见图5-36。

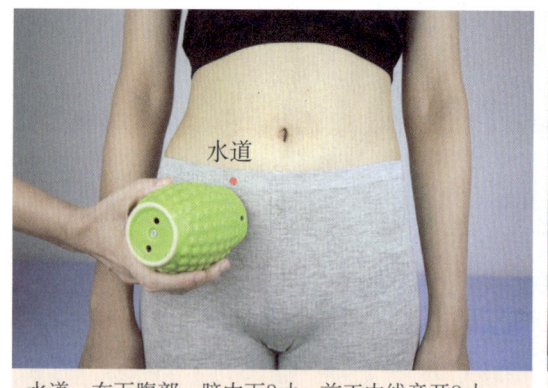
水道：在下腹部，脐中下3寸，前正中线旁开2寸。

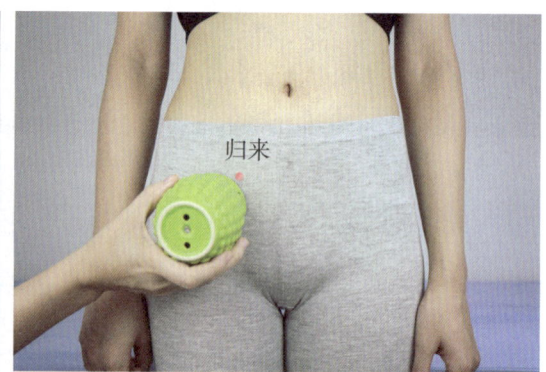
归来：在下腹部，脐中下4寸，前正中线旁开2寸。

图5-36　刮拭足阳明胃经治疗精癃（肾虚瘀阻证）的穴位

(5)刮拭足厥阴肝经：采用单边刮法刮拭蠡沟至大敦，重点揉刮大敦。刮拭的穴位见图5-37。

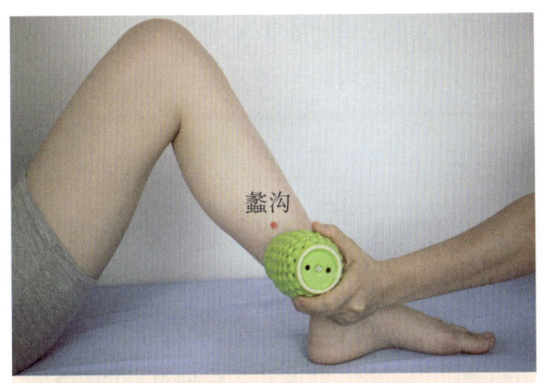
蠡沟：在小腿内侧，内踝尖上5寸，胫骨内侧面的中央。

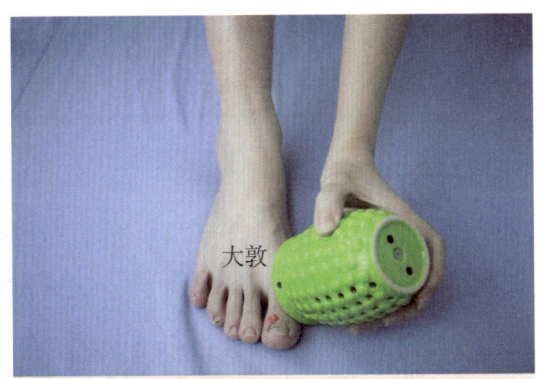
大敦：在足趾，大趾末节外侧，距指甲角0.1寸。

图5-37 刮拭足厥阴肝经治疗精癃（肾虚瘀阻证）的穴位

3. 辨证施膳

宜食补肾活血利尿之品，如川牛膝猪蹄汤、杜仲黑豆猪骨汤等。

4. 注意事项

（1）冬居温密，防寒保暖，预防感冒；夏居虚敞，远避温热燥邪侵袭，消除诱因。改变忍尿不解、冷暖失宜、纵欲过度等不良生活习惯。

（2）平素注意锻炼身体，生活起居规律，劳逸适度，减少复发。保持个人卫生，防止感染。保持乐观情绪，避免由于忧郁而加重病情。戒除烟酒。遵医嘱用药。

（3）饮食有节，勿过饥、过饱，饮食宜清淡、富有营养、易消化，忌辛辣、肥甘及助火生湿之品。

（4）积极治疗水肿、结石、淋证等疾患，以防癃闭的发生。

5. 疗程疗效

在配合药物等其他治疗的基础上，每3天进行1次温通刮痧治疗，连续治疗3次为1个疗程。第1个疗程结束后，患者夜尿减少至1次，无排尿不畅，无膀胱区压痛。

八、乳癖

（一）概述

乳癖是乳腺组织的既非炎症也非肿瘤的良性增生性疾病。其临床特点是单侧或双侧乳房疼痛并出现肿块，与月经周期及情志变化密切相关。乳房疼痛以胀痛为主，可有刺痛或牵拉痛，以乳房肿块处为甚，常涉及胸胁部或肩背部，痛甚者不可触碰，行走或活动时也有疼痛。乳房肿块常大小不等，形态不一，边界不清，质地不硬，活动度好。本病好发于25~45岁的中青年妇女，其发病率约占乳房疾病的75%，是临床上最常见的乳房疾病。本病病因主要有两个方面：一为肝郁痰凝；二为冲任失调。西医学的乳腺增生属于本病范畴，可参照本病辨证论治。

（二）辨证论治

表5-8总结了乳癖各证型的症状特点及对应的温通刮痧基础治疗方案，包括刮痧手法和选用的经络、穴位。实际操作时，可根据患者的具体病情和身体状况进行适当调整。

表5-8　乳癖各证型的症状特点及对应的温通刮痧基础治疗方案

证型	症状特点	刮痧手法	经络与穴位
肝郁痰凝证	多见于青壮年妇女，乳房肿块，质韧不坚，胀痛或刺痛，症状随喜怒消长，伴胸闷胁胀，善郁易怒，失眠多梦，心烦口苦。舌淡红，苔薄黄，脉弦滑或细涩	以泻法为主，刮拭按压力大，速度快	刮拭督脉（风府至命门）、足太阳膀胱经（天柱至肾俞）、乳房对应区（天宗、大杼、膏肓、神堂、肩胛骨内侧）、任脉（天突至鸠尾）、足阳明胃经（气舍至膺窗，乳根）、足厥阴肝经（期门至章门）、手少阴心经（极泉至少冲）
冲任失调证	多见于中年妇女，乳房肿块，月经前加重，月经后减轻，疼痛较轻或无疼痛，伴腰酸乏力，神疲倦怠，月经失调，经量少，经色淡，或闭经。舌淡，苔白，脉沉细	以补法为主，刮拭按压力小，速度慢	刮拭足太阳膀胱经（天柱至肾俞）、乳房对应区（天宗、大杼、膏肓、神堂、肩胛骨内侧）、任脉（膻中）、足厥阴肝经（期门）、足阳明胃经（足三里至上巨虚）、足太阴脾经（血海至三阴交）

（三）典型案例

案例 ❶

患者李某，女性，33岁，因"双侧乳房胀痛1年"就诊。患者近1年双侧乳房胀痛，月经前加重，月经后减轻。

现症见：双侧乳房胀痛，情绪不稳定，心烦易怒，肩颈酸胀，腰部酸痛，手脚冰凉，怕冷。纳一般，眠差，二便调。舌暗，边有齿痕，苔白微腻，舌下络脉粗黑，脉弦。平素月经周期欠规律。

中医诊断：乳癖（肝郁痰凝证，脾肾阳虚证）。

西医诊断：乳腺增生。

1. 温通刮痧辨证思路

四诊合参，患者肝气郁结，故情绪不稳定，心烦易怒，加之脾失健运，痰浊内生，气血阻滞于乳房，经脉阻塞不通，不通则痛，故月经前乳房胀痛；疼痛牵涉肩背，则肩颈酸胀；脾肾阳虚，温煦不足，故腰部酸痛，手脚冰凉，怕冷；舌暗，边有齿痕，苔白微腻，舌下络脉粗黑，脉弦均为肝郁痰凝兼脾肾阳虚之征象。本病病性属虚实夹杂，病位在乳房，与肾、肝、心、脾相关，病变经脉为督脉、足太阳膀胱经、任脉、足阳明胃经、足厥阴肝经、手少阴心经。

2. 温通刮痧操作

1）手法要求　以平补平泻法为主，刮拭按压力适中，速度适中。重点穴位刮拭2～3分钟。

2）操作流程

（1）刮拭督脉：采用单边刮法刮拭风府至大椎，重点揉刮大椎；继续采用单边刮法刮拭大椎至命门。刮拭的穴位见图5-38。

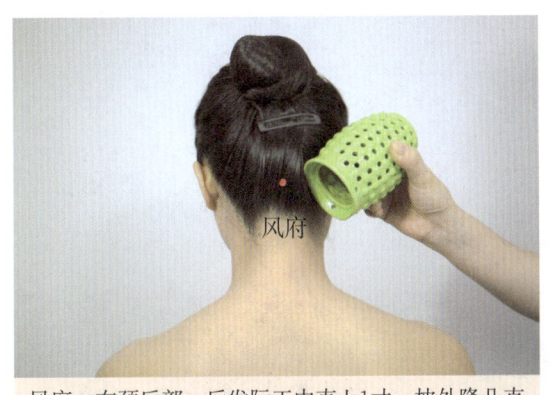

风府：在颈后部，后发际正中直上1寸，枕外隆凸直下，两侧斜方肌之间的凹陷中。

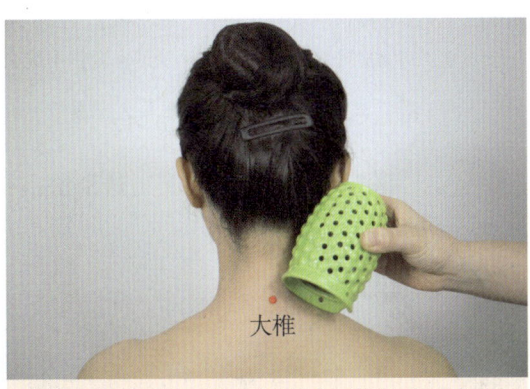

大椎：在颈后部，第7颈椎棘突下凹陷中，后正中线上。

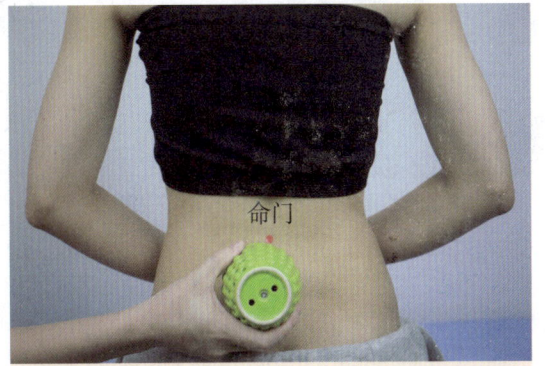

命门：在腰部，第2腰椎棘突下凹陷中，后正中线上。

图5-38　刮拭督脉治疗乳癖（肝郁痰凝证）的穴位

（2）刮拭足太阳膀胱经：采用单边刮法刮拭天柱至肾俞，重点揉刮脾俞、肾俞。刮拭的穴位见图5-39。

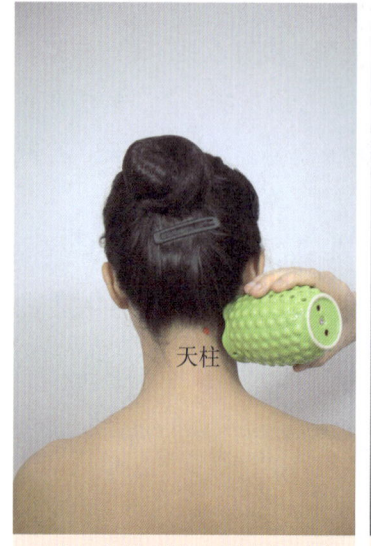
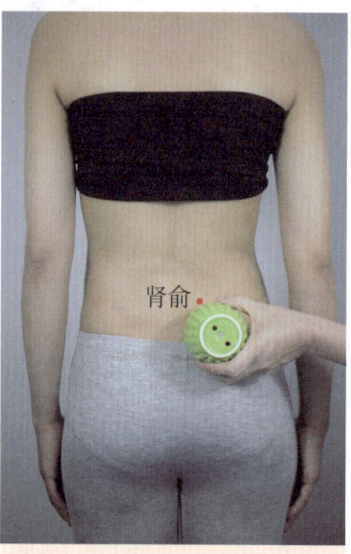
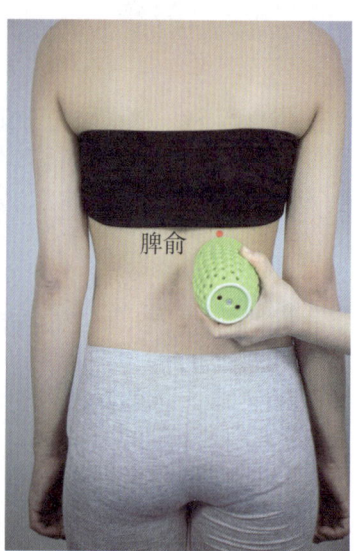

天柱：在颈后部，后发际正中旁开1.3寸，斜方肌外缘凹陷中。

肾俞：在腰部，第2腰椎棘突下，后正中线旁开1.5寸。

脾俞：在背部，第11胸椎棘突下，后正中线旁开1.5寸。

图5-39 刮拭足太阳膀胱经治疗乳癖（肝郁痰凝证）的穴位

（3）刮拭乳房对应区：采用揉刮法刮拭天宗、大杼、膏肓、神堂和肩胛骨内侧。刮拭的穴位见图5-40。

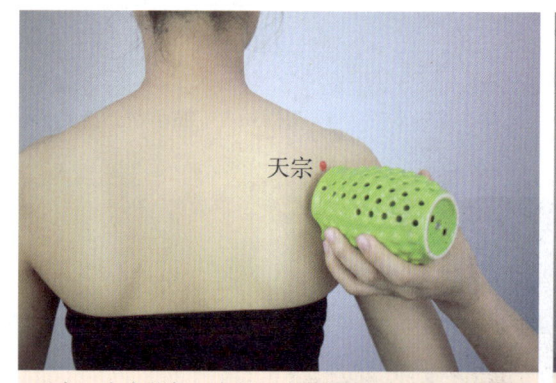
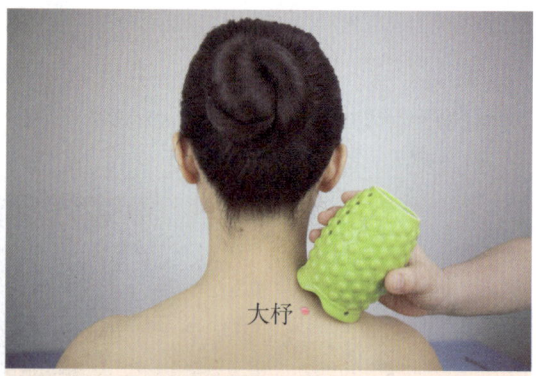

天宗：在肩胛部，肩胛冈中点与肩胛骨下角连线的上1/3与下2/3的交点。

大杼：在背部，第1胸椎棘突下，后正中线旁开1.5寸。

图5-40 刮拭乳房对应区治疗乳癖（肝郁痰凝证）的穴位

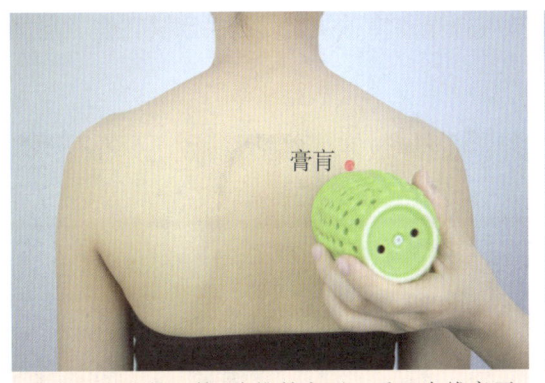
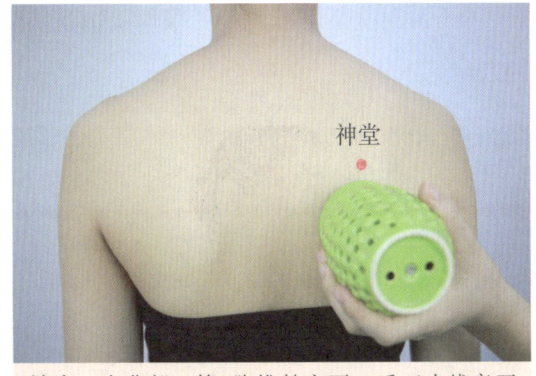

膏肓:在背部,第4胸椎棘突下,后正中线旁开3寸。

神堂:在背部,第5胸椎棘突下,后正中线旁开3寸。

图5-40 刮拭乳房对应区治疗乳癖(肝郁痰凝证)的穴位(续)

(4)刮拭任脉:采用单边刮法刮拭天突至鸠尾,重点揉刮膻中。刮拭的穴位见图5-41。

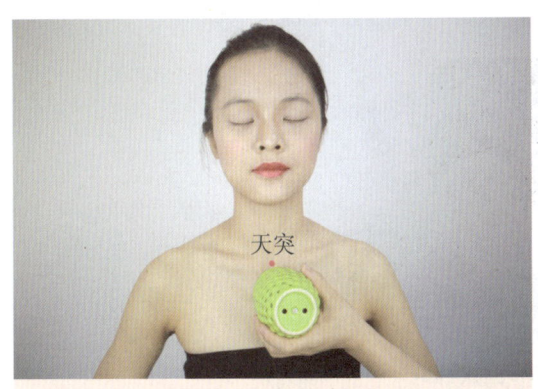
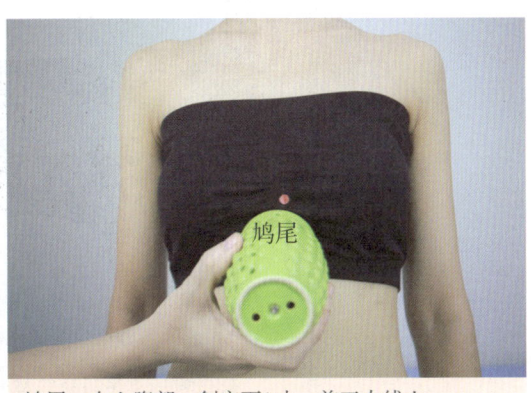

天突:在颈前部,胸骨上窝中央,前正中线上。

鸠尾:在上腹部,剑突下1寸,前正中线上。

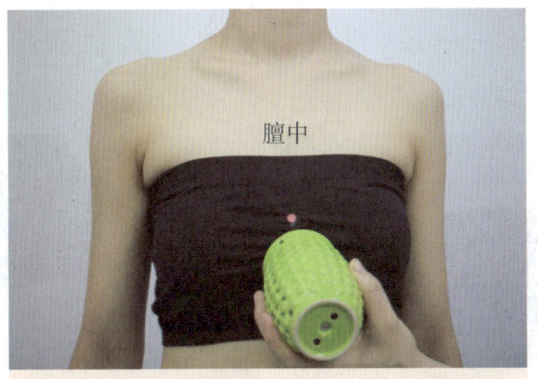

膻中:在前胸部,横平第4肋间隙,前正中线上。

图5-41 刮拭任脉治疗乳癖(肝郁痰凝证)的穴位

（5）刮拭足阳明胃经：采用单边刮法刮拭气舍至膺窗，采用揉刮法刮拭乳根。刮拭的穴位见图5-42。

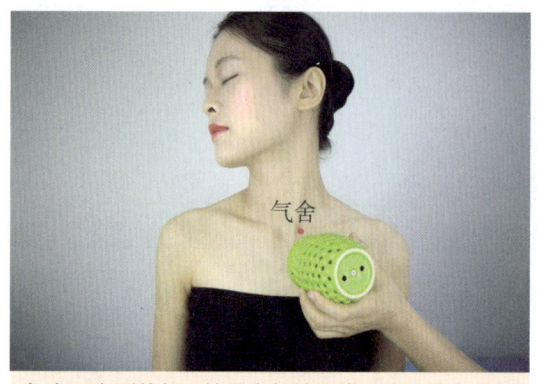
气舍：在颈前部，锁骨内侧端上缘，胸锁乳突肌的胸骨头与锁骨头之间的凹陷中。

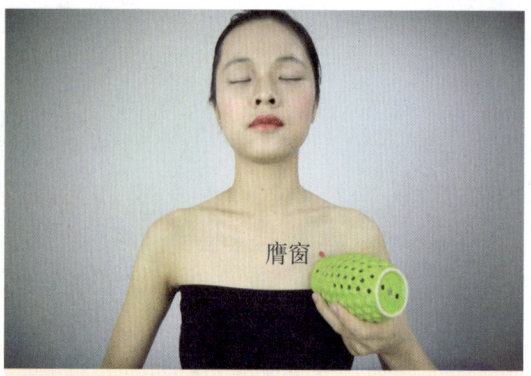
膺窗：在前胸部，第3肋间隙，前正中线旁开4寸。

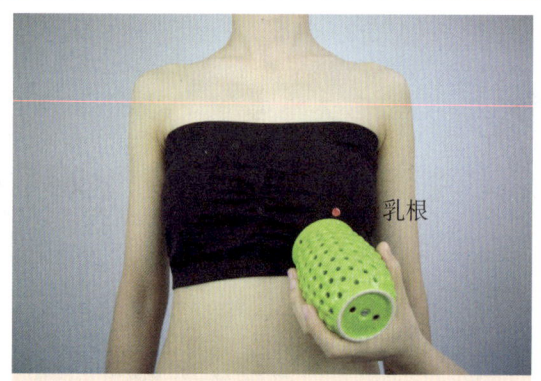
乳根：在前胸部，第5肋间隙，前正中线旁开4寸。

图5-42　刮拭足阳明胃经治疗乳癖（肝郁痰凝证）的穴位

（6）刮拭足厥阴肝经：采用单边刮法刮拭期门至章门，重点揉刮期门。刮拭的穴位见图5-43。

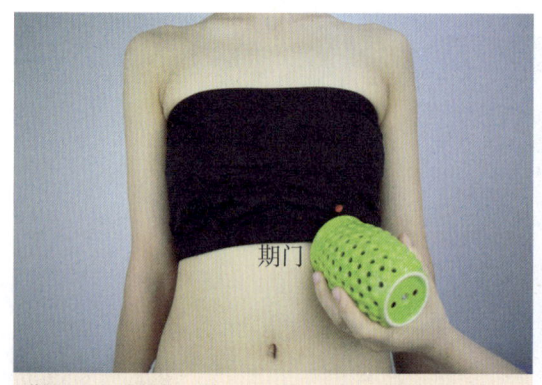
期门：在前胸部，第6肋间隙，前正中线旁开4寸。

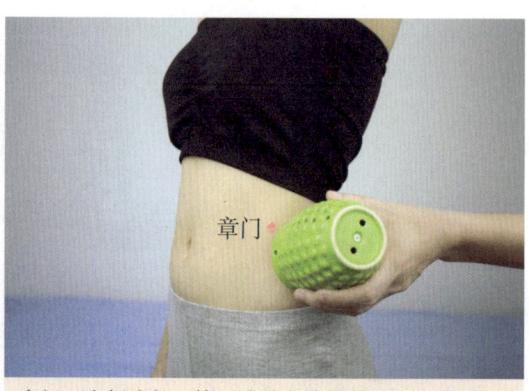
章门：在侧腹部，第11肋游离端的下际。

图5-43　刮拭足厥阴肝经治疗乳癖（肝郁痰凝证）的穴位

（7）刮拭手少阴心经：采用单边刮法刮拭极泉至少冲，重点揉刮少海。刮拭的穴位见图5-44。

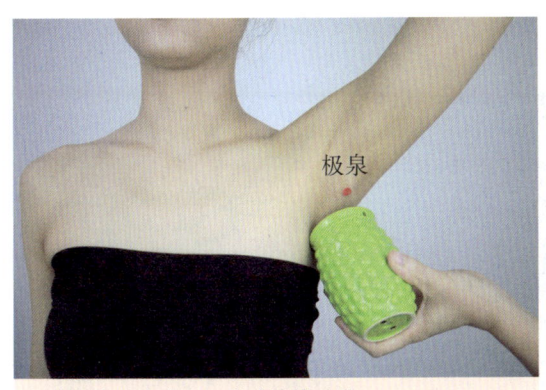

极泉：在腋窝中央，腋动脉搏动处。

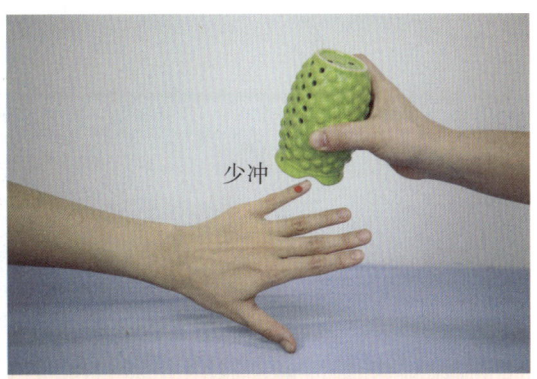

少冲：在手指，小指末节桡侧，距指甲角0.1寸。

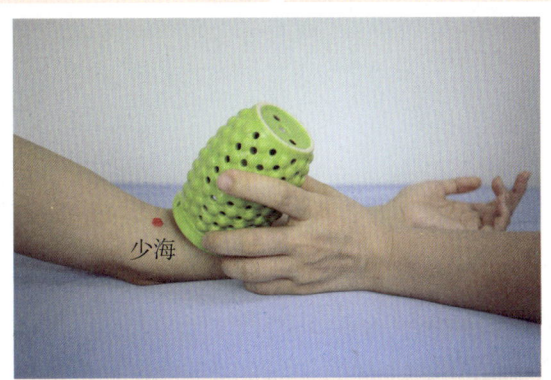

少海：在肘前内侧，横平肘横纹，肱骨内上髁前缘。

图5-44 刮拭手少阴心经治疗乳癖（肝郁痰凝证）的穴位

3. 辨证施膳

宜食疏肝解郁、化痰散结之品，如佛手露、麦芽青皮茶、玫瑰橘络饮等。

4. 注意事项

（1）乳腺增生需要定期接受检查。日常生活中，可在月经结束后1周左右进行简单的自我检查，以便及早发现乳房疾病。

（2）养成合理的饮食习惯，多吃谷类、蔬菜及豆类等低脂肪、高纤维的食物，避免摄入含雌激素的食物。

（3）可通过适当揉按乳房周围穴位进行自我保健，同时应关注心理健康，及时调节好情绪。

5. 疗程疗效

每3天进行1次温通刮痧治疗，连续治疗3次为1个疗程，月经期暂停治疗。第4个疗程结束后，患者乳房胀痛明显缓解，情绪好转，手足温暖，月经周期规律。

案例 ❷

患者黄某，女性，54岁，因"双侧乳房隐痛1年"就诊。患者近1年双侧乳房隐痛，乳房内结块大小及疼痛等症状常于月经前明显加重，月经后显著减轻。

现症见：精神疲惫，面色少华，双侧乳房隐痛，腰酸膝软。纳一般，眠差，二便调。舌淡，苔白，脉沉细。平素月经周期紊乱，经量少，经色淡。

中医诊断：乳癖（冲任失调证）。

西医诊断：乳腺增生。

1. 温通刮痧辨证思路

四诊合参，患者为围绝经期妇女，冲任失调，上则乳房痰浊凝结，乳房疼痛伴有肿块，下则经水逆乱，月经周期紊乱，经量少，经色淡；脾失健运，气血亏虚，故精神疲惫，面色少华；冲为血海，隶属肝肾，冲任失调，肝气不舒，故月经前症状加重，经水一行，肝气得舒，故月经后症状缓解；肝肾不足，故腰酸膝软；舌淡，苔白，脉沉细均为冲任失调之征象。本病病性属虚，病位在乳房，与肝、肾、脾、胃相关，病变经脉为足太阳膀胱经、任脉、足厥阴肝经、足阳明胃经、足太阴脾经。

2. 温通刮痧操作

1）手法要求　以补法为主，刮拭按压力小，速度慢。重点穴位刮拭2～3分钟。

2）操作流程

（1）刮拭足太阳膀胱经：采用单边刮法刮拭天柱至肾俞，重点揉刮肝俞、脾俞、肾俞。刮拭的穴位见图5-45。

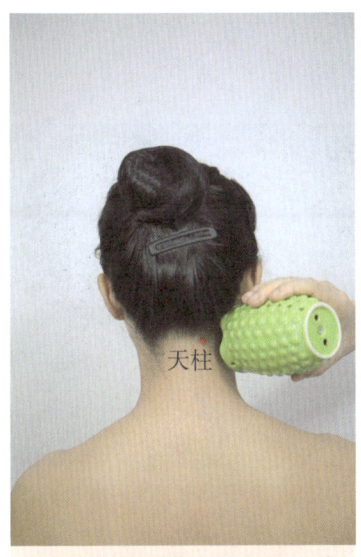

天柱：在颈后部，后发际正中旁开1.3寸，斜方肌外缘凹陷中。

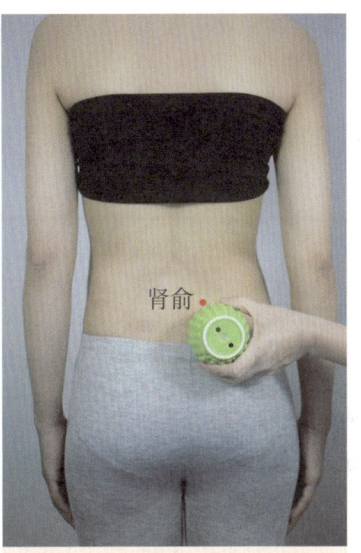

肾俞：在腰部，第2腰椎棘突下，后正中线旁开1.5寸。

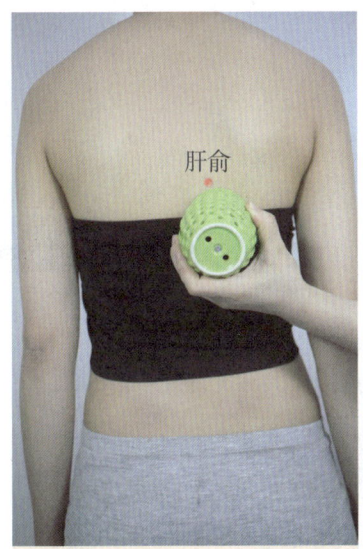

肝俞：在背部，第9胸椎棘突下，后正中线旁开1.5寸。

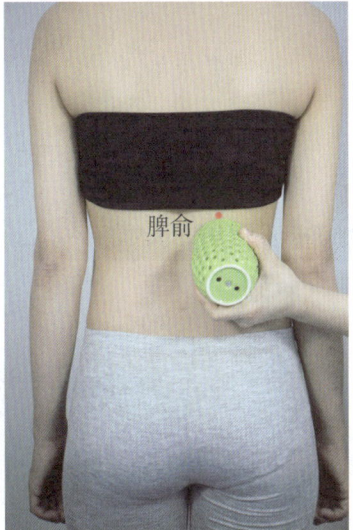

脾俞：在背部，第11胸椎棘突下，后正中线旁开1.5寸。

图5-45 刮拭足太阳膀胱经治疗乳癖（冲任失调证）的穴位

（2）刮拭乳房对应区：采用揉刮法刮拭天宗、大杼、膏肓、神堂和肩胛骨内侧。刮拭的穴位见图5-46。

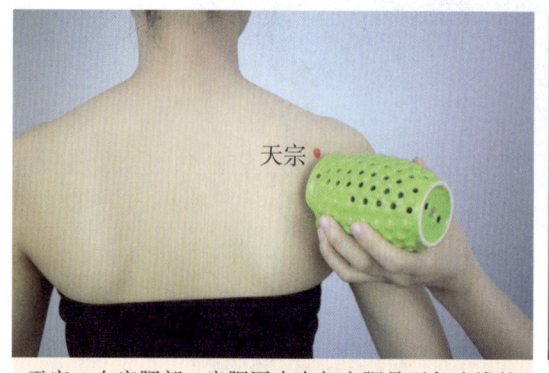

天宗：在肩胛部，肩胛冈中点与肩胛骨下角连线的上1/3与下2/3的交点。

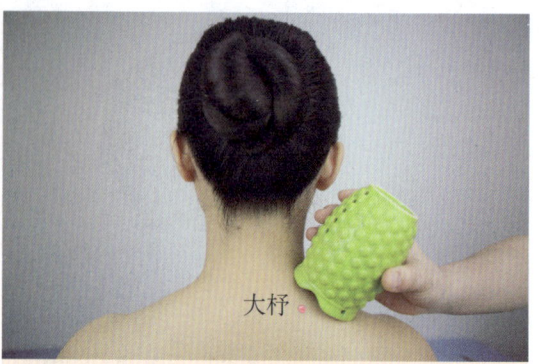

大杼：在背部，第1胸椎棘突下，后正中线旁开1.5寸。

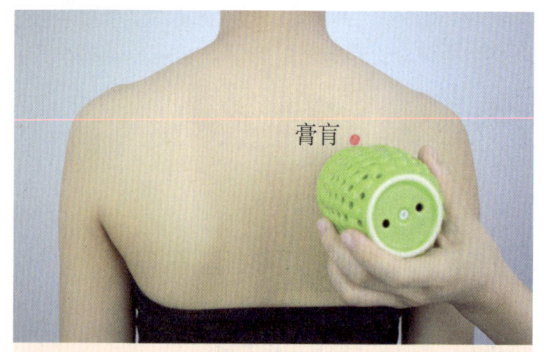

膏肓：在背部，第4胸椎棘突下，后正中线旁开3寸。

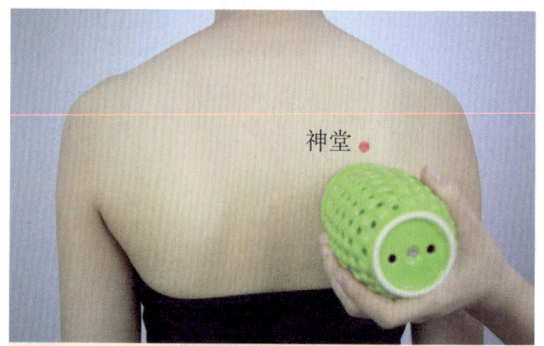

神堂：在背部，第5胸椎棘突下，后正中线旁开3寸。

图5-46 刮拭乳房对应区治疗乳癖（冲任失调证）的穴位

（3）刮拭任脉：采用揉刮法刮拭膻中。刮拭的穴位见图5-47。

（4）刮拭足厥阴肝经：采用揉刮法刮拭期门。刮拭的穴位见图5-48。

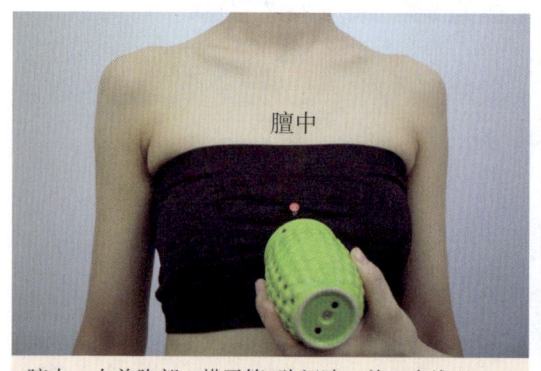

膻中：在前胸部，横平第4肋间隙，前正中线上。

图5-47 刮拭任脉治疗乳癖（冲任失调证）的穴位

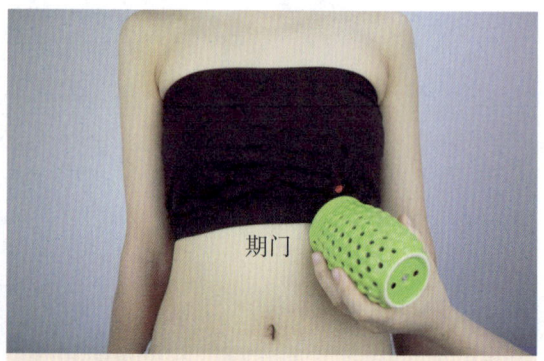

期门：在前胸部，第6肋间隙，前正中线旁开4寸。

图5-48 刮拭足厥阴肝经治疗乳癖（冲任失调证）的穴位

（5）刮拭足阳明胃经：采用单边刮法刮拭足三里至上巨虚。刮拭的穴位见图5-49。

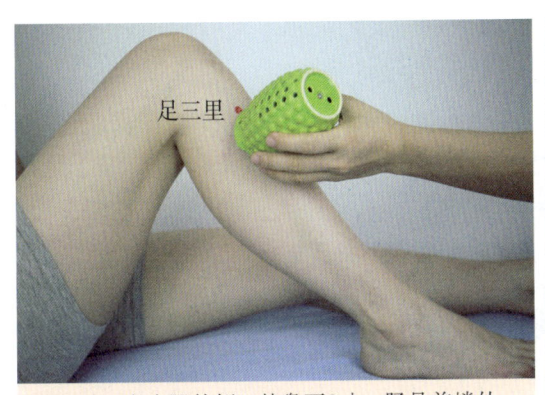
足三里：在小腿外侧，犊鼻下3寸，胫骨前嵴外一横指。

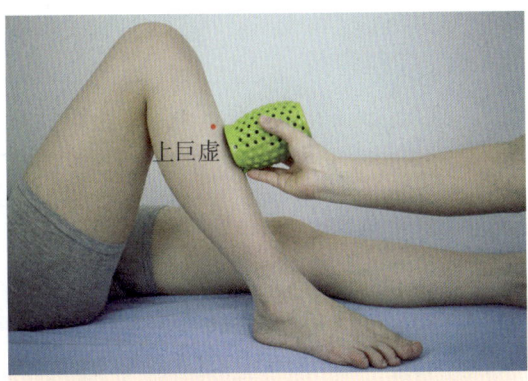
上巨虚：在小腿外侧，犊鼻下6寸，胫骨前嵴外一横指。

图5-49 刮拭足阳明胃经治疗乳癖（冲任失调证）的穴位

（6）刮拭足太阴脾经：采用单边刮法刮拭血海至三阴交。刮拭的穴位见图5-50。

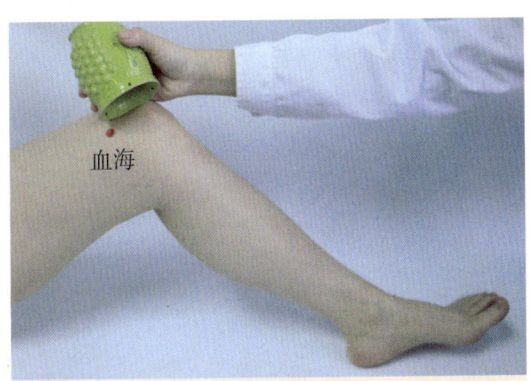
血海：在大腿内侧，髌底内侧端上2寸，股内侧肌隆起处。

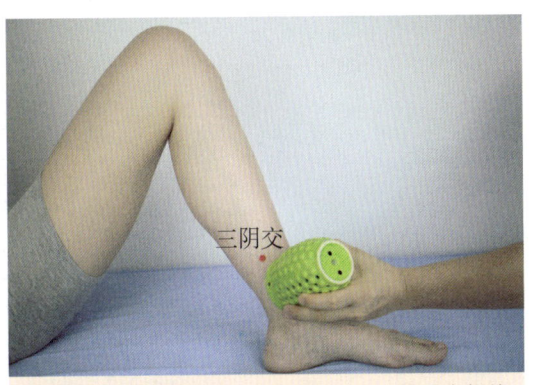
三阴交：在小腿内侧，内踝尖上3寸，胫骨内侧缘后际。

图5-50 刮拭足太阴脾经治疗乳癖（冲任失调证）的穴位

3．辨证施膳

宜食培补肝肾、调理冲任之品，如熟地黄精粥、二仙（仙茅、淫羊藿）烧羊肉等。

4．注意事项

（1）乳腺增生需要定期接受检查。日常生活中，可在月经结束后1周左右进行简单的自我检查，以便及早发现乳房疾病。

（2）养成合理的饮食习惯，多吃谷类、蔬菜及豆类等低脂肪、高纤维的食物，避免摄入含雌激素的食物。

（3）可通过适当揉按乳房周围穴位进行自我保健，同时应关注心理健康，及时调节好情绪。

5. 疗程疗效

每3天进行1次温通刮痧治疗，连续治疗3次为1个疗程，月经期暂停治疗。第4个疗程结束后，患者乳房隐痛缓解，面色好转，腰膝较前有力。

第六章 五官科疾病

一、耳鸣

（一）概述

耳鸣是以自觉耳内或头颅鸣响而周围环境无相应声源为主要特征的病证，常伴或不伴听力下降、睡眠障碍、心烦、恼怒、焦虑、注意力不集中、抑郁等表现。它既是多种疾病的常见症状之一，也是一种独立的疾病。临床上耳鸣极为常见，可发生于单侧，也可发生于双侧，其发病与年龄、噪声、心情等有关。病机主要是脏腑功能失调。西医学的原发性耳鸣属于本病范畴，可参照本病辨证论治。

（二）辨证论治

表6-1总结了耳鸣各证型的症状特点及对应的温通刮痧基础治疗方案，包括刮痧手法和选用的经络、穴位。实际操作时，可根据患者的具体病情和身体状况进行适当调整。

表6-1 耳鸣各证型的症状特点及对应的温通刮痧基础治疗方案

证型	症状特点	刮痧手法	经络与穴位
风热侵袭证	耳鸣起病较急，如吹风样，昼夜不停，耳内憋气作胀和阻塞感较明显，伴发热恶寒、咳嗽头痛、鼻塞流涕。舌红，苔薄黄，脉浮数	以泻法为主，刮拭按压力大，速度快	刮拭足太阳膀胱经（肝俞至胃俞，承山）、足少阳胆经（日月，阳陵泉至悬钟）、足厥阴肝经（期门，曲泉至蠡沟）
痰火壅结证	耳内鸣响，如闻"呼呼"之声，听力下降，头晕沉重，耳内闭塞憋气感明显，伴胸闷脘满，咳痰多。舌红，苔黄腻，脉弦滑	以泻法为主，刮拭按压力大，速度快	刮拭足太阳膀胱经（肺俞至肾俞）、足少阳胆经（听会，悬钟至阳陵泉）、手少阳三焦经（耳门，天井至阳池）、手太阳小肠经（听宫）、手阳明大肠经（肘髎至合谷）
气滞血瘀证	耳鸣病程长短不一。新病者，耳鸣多突发；久病者，多逐渐加重。全身可无其他明显症状，或有外伤史。舌暗红，或有瘀点，脉细涩	以泻法为主，刮拭按压力大，速度快	刮拭足少阳胆经（听会、风池，悬钟至阳陵泉）、手少阳三焦经（耳门，外关至中渚）、手太阳小肠经（听宫）、手阳明大肠经（肘髎至合谷）、足厥阴肝经（太冲）

续表

证型	症状特点	刮痧手法	经络与穴位
肾精亏损证	耳内鸣响，夜间较甚，听力逐渐下降，兼头晕目眩，腰膝酸软。舌红，少苔，脉细弱	以补法为主，刮拭按压力小，速度慢	刮拭足太阳膀胱经（肺俞至肾俞）、足少阳胆经（听会，悬钟至阳陵泉）、手少阳三焦经（耳门，翳风，外关至中渚）、手太阳小肠经（听宫）、手阳明大肠经（肘髎至合谷）
脾胃虚弱证	耳内鸣响，疲劳后更甚，或在蹲下站起时较甚，耳内有突然空虚或发凉的感觉，兼有倦怠乏力，纳呆，食后腹胀，大便溏薄，面色萎黄。舌淡红，苔薄白，脉虚弱		开穴（艾灸百会）；刮拭足太阳膀胱经（脾俞至肾俞）、任脉（膻中至下脘）、手厥阴心包经（内关）、足阳明胃经（足三里至条口）、足少阴肾经（涌泉）

（三）典型案例

案例 ❶

患者林某，女性，65岁，因"耳鸣数月，加重2天"就诊。患者数月前开始出现耳鸣，疲劳后更甚，耳内有空虚的感觉。2天前患者因工作过度劳累，耳鸣加重。

现症见：面色少光泽，耳鸣，疲劳后更甚，耳内有空虚的感觉，易疲倦，少气懒言。纳呆，食后腹胀，眠一般，多梦，小便清长，大便偏烂。舌淡红，苔薄白，脉虚弱。平素多思虑。

中医诊断：耳鸣（脾胃虚弱证）。

西医诊断：原发性耳鸣。

扫码看操作

1. 温通刮痧辨证思路

四诊合参，患者思虑伤脾，致脾胃虚弱，清阳不升，浊阴不降，宗脉空虚，引起耳鸣；劳累后脾胃更虚，故耳鸣加重；全身症状如易疲倦、少气懒言、纳呆，以及舌淡红、苔薄白，脉虚弱等均为脾胃虚弱之征象。本病病性属虚，病位在耳部，与脾、胃相关，病变经脉为足太阳膀胱经、任脉、手厥阴心包经、足阳明胃经、足少阴肾经。

2. 温通刮痧操作

1）手法要求　以补法为主，刮拭按压力小，速度慢。重点穴位刮拭2~3分钟。

2）操作流程

（1）开穴：艾灸百会1～2分钟。开穴的穴位见图6-1。

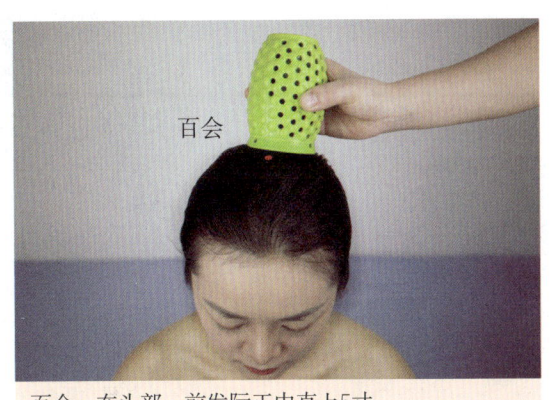

百会：在头部，前发际正中直上5寸。

图6-1 开穴治疗耳鸣（脾胃虚弱证）的穴位

（2）刮拭足太阳膀胱经：采用单边刮法刮拭脾俞至胃俞，顺刮至肾俞，重点揉刮脾俞、胃俞、肾俞。刮拭的穴位见图6-2。

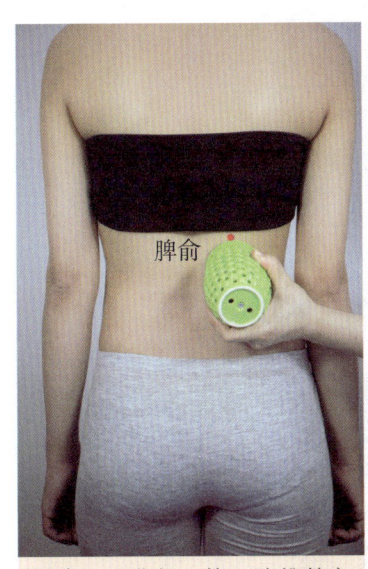 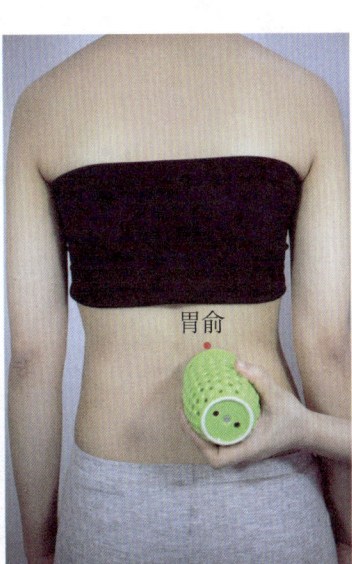 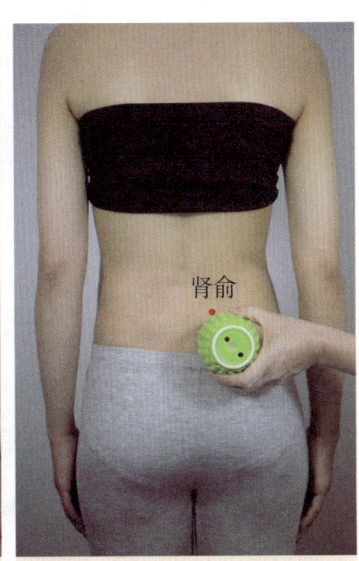

脾俞：在背部，第11胸椎棘突下，后正中线旁开1.5寸。

胃俞：在背部，第12胸椎棘突下，后正中线旁开1.5寸。

肾俞：在腰部，第2腰椎棘突下，后正中线旁开1.5寸。

图6-2 刮拭足太阳膀胱经治疗耳鸣（脾胃虚弱证）的穴位

（3）刮拭任脉：采用单边刮法刮拭膻中至中脘，顺刮至下脘，重点揉刮膻中、中脘、下脘。刮拭的穴位见图6-3。

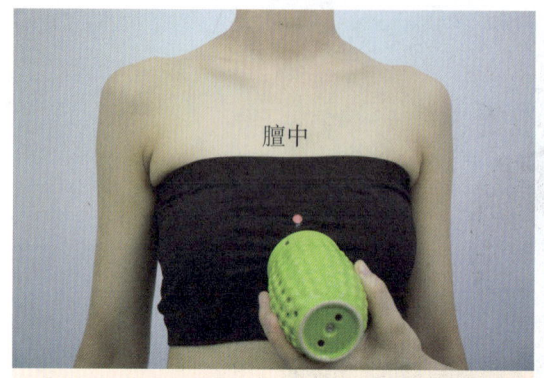

膻中：在前胸部，横平第4肋间隙，前正中线上。

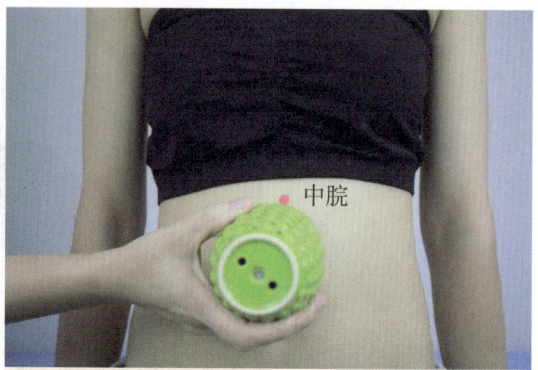

中脘：在上腹部，脐中上4寸，前正中线上。

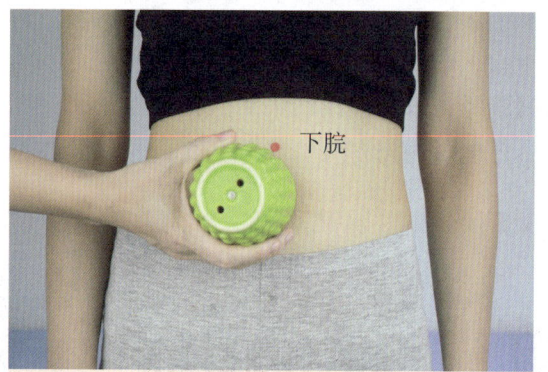

下脘：在上腹部，脐中上2寸，前正中线上。

图6-3　刮拭任脉治疗耳鸣（脾胃虚弱证）的穴位

（4）刮拭手厥阴心包经：采用揉刮法刮拭内关。刮拭的穴位见图6-4。

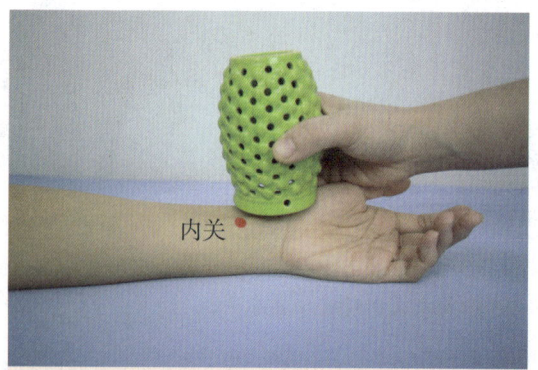

内关：在前臂前侧，腕掌侧远端横纹上2寸，掌长肌腱与桡侧腕屈肌腱之间。

图6-4　刮拭手厥阴心包经治疗耳鸣（脾胃虚弱证）的穴位

（5）刮拭足阳明胃经：采用单边刮法刮拭足三里至条口。刮拭的穴位见图6-5。

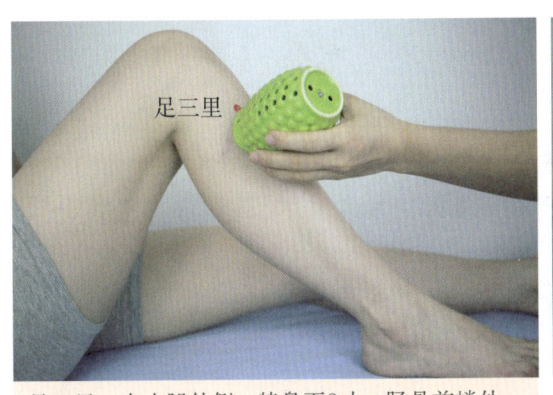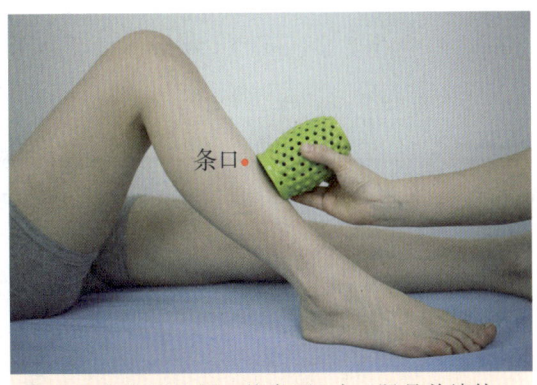

足三里：在小腿外侧，犊鼻下3寸，胫骨前嵴外一横指。

条口：在小腿外侧，犊鼻下8寸，胫骨前嵴外一横指。

图6-5 刮拭足阳明胃经治疗耳鸣（脾胃虚弱证）的穴位

（6）刮拭足少阴肾经：采用揉刮法刮拭涌泉。刮拭的穴位见图6-6。

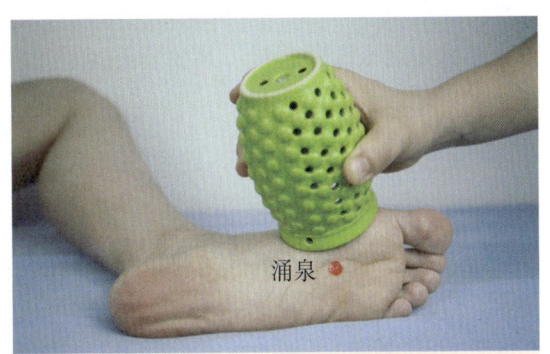

涌泉：在足底，屈足卷趾时足心最凹陷中。

图6-6 刮拭足少阴肾经治疗耳鸣（脾胃虚弱证）的穴位

3. 辨证施膳

宜食健脾养胃之品，如山药大枣汤、参芪菖蒲粥等。

4. 注意事项

（1）注意休息，避免劳累，可适当打八段锦、太极拳等，以增强体质。

（2）饮食有节，宜食易消化、富有营养的食物，少量多餐。忌食生冷、辛辣及肥甘厚腻等伤脾胃之品。

（3）保持情绪稳定，勿忧虑。

5. 疗程疗效

每3天进行1次温通刮痧治疗。治疗4次后，患者耳鸣症状减轻。

案例 ❷

患者吴某，女性，68岁，因"耳鸣数月，加重3天"就诊。患者耳鸣数月，3天前感冒后，耳鸣加重。

现症见：耳鸣，如吹风样，昼夜不停，耳内胀闷感明显，鼻塞流涕，头痛。纳一般，眠一般，小便偏黄，大便偏硬。舌红，苔薄黄，脉浮数。

中医诊断：耳鸣（风热侵袭证）。

西医诊断：原发性耳鸣。

1．温通刮痧辨证思路

四诊合参，手太阴肺经之络入耳中，若风热外袭，肺经受病，宣降失常，外邪可循经上犯，蒙蔽清窍，发生耳鸣；风热上犯，经气痞塞，则耳内胀闷；全身症状如鼻塞流涕、头痛，以及舌红，苔薄黄，脉浮数等均为风热侵袭之征象。本病病性属实，病位在耳部，与肺、肝、脾相关，病变经脉为足太阳膀胱经、足少阳胆经、足厥阴肝经。

2．温通刮痧操作

1）手法要求　以泻法为主，刮拭按压力大，速度快。重点穴位刮拭2～3分钟。

2）操作流程

（1）刮拭足太阳膀胱经（背部）：采用单边刮法刮拭肝俞至胆俞，顺刮至脾俞、胃俞，重点揉刮肝俞、胆俞、脾俞、胃俞。刮拭的穴位见图6-7。

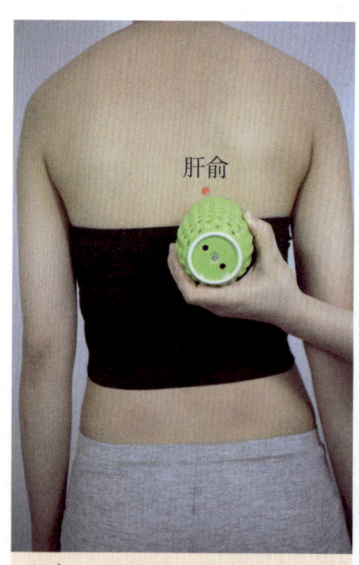
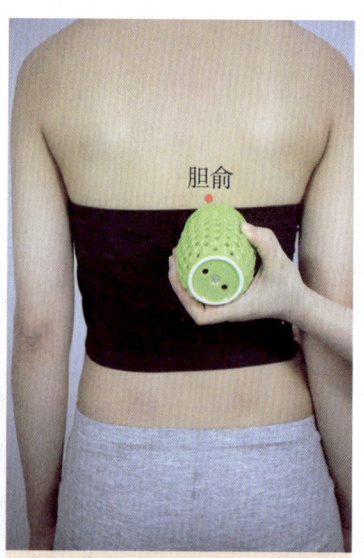

肝俞：在背部，第9胸椎棘突下，后正中线旁开1.5寸。

胆俞：在背部，第10胸椎棘突下，后正中线旁开1.5寸。

图6-7　刮拭足太阳膀胱经（背部）治疗耳鸣（风热侵袭证）的穴位

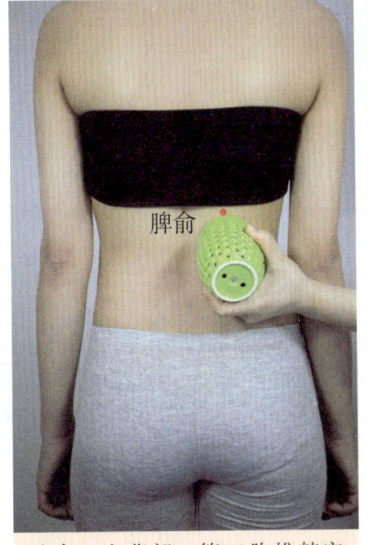
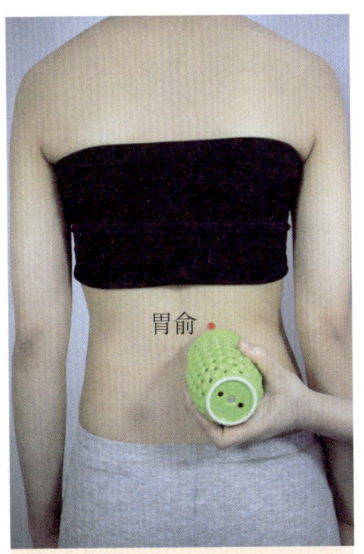

脾俞：在背部，第11胸椎棘突下，后正中线旁开1.5寸。

胃俞：在背部，第12胸椎棘突下，后正中线旁开1.5寸。

图6-7　刮拭足太阳膀胱经（背部）治疗耳鸣（风热侵袭证）的穴位（续）

（2）刮拭足少阳胆经（胸部）：采用揉刮法刮拭日月。刮拭的穴位见图6-8。

（3）刮拭足厥阴肝经（胸部）：采用揉刮法刮拭期门，刮拭的穴位见图6-9。

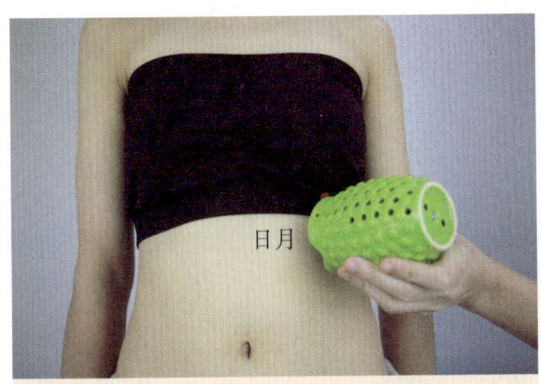
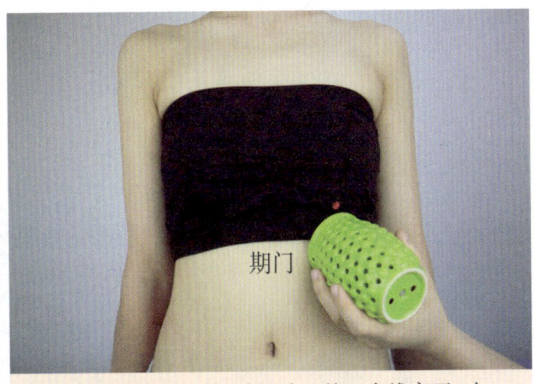

日月：在前胸部，第7肋间隙，前正中线旁开4寸。

期门：在前胸部，第6肋间隙，前正中线旁开4寸。

图6-8　刮拭足少阳胆经（胸部）治疗耳鸣（风热侵袭证）的穴位

图6-9　刮拭足厥阴肝经（胸部）治疗耳鸣（风热侵袭证）的穴位

（4）刮拭足少阳胆经（下肢）：采用单边刮法刮拭阳陵泉至悬钟，重点揉刮阳陵泉、悬钟。刮拭的穴位见图6-10。

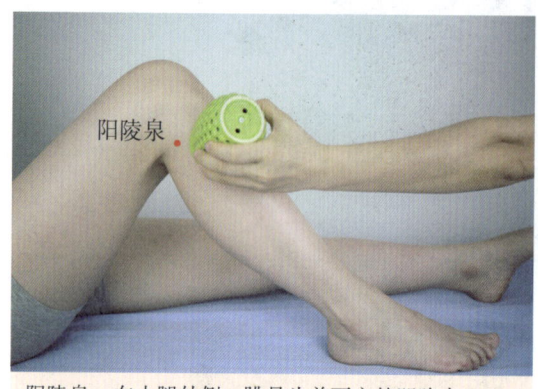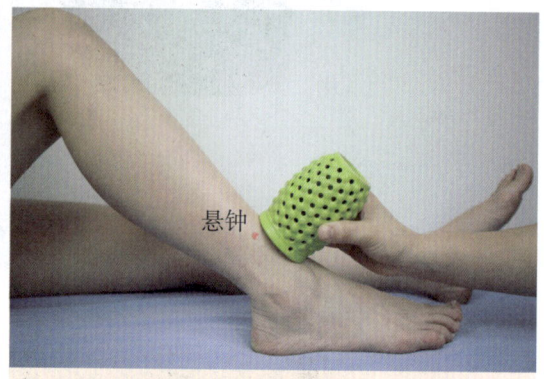

阳陵泉：在小腿外侧，腓骨头前下方的凹陷中。

悬钟：在小腿外侧，外踝尖上3寸，腓骨前缘。

图6-10　刮拭足少阳胆经（下肢）治疗耳鸣（风热侵袭证）的穴位

（5）刮拭足厥阴肝经（下肢）：采用单边刮法刮拭曲泉至蠡沟。刮拭的穴位见图6-11。

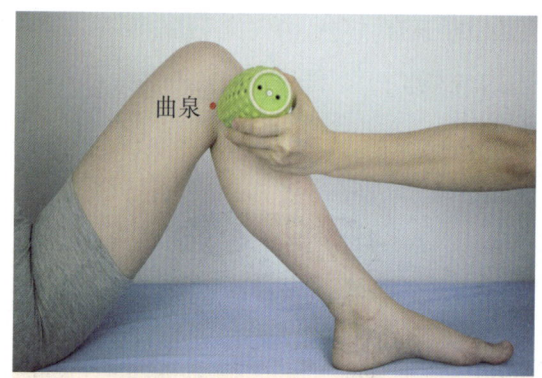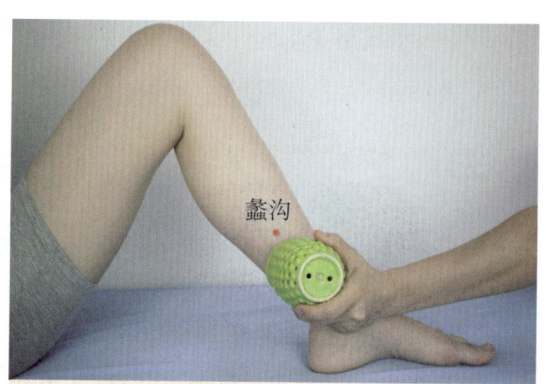

曲泉：在膝内侧，腘横纹内侧端，半腱肌肌腱内缘凹陷中。

蠡沟：在小腿内侧，内踝尖上5寸，胫骨内侧面的中央。

图6-11　刮拭足厥阴肝经（下肢）治疗耳鸣（风热侵袭证）的穴位

（6）刮拭足太阳膀胱经（下肢）：采用揉刮法刮拭承山。刮拭的穴位见图6-12。

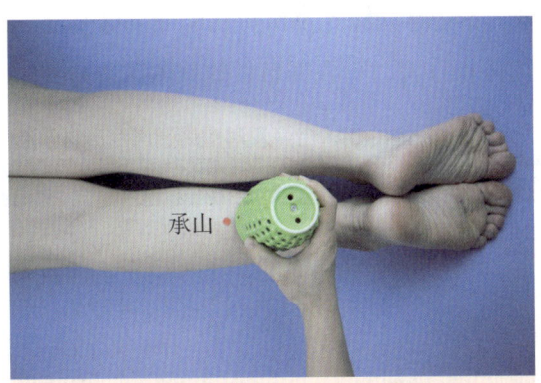

承山：在小腿后侧，委中与昆仑之间，当伸直小腿或足跟上提时，腓肠肌肌腹下出现的三角形凹陷中。

图6-12　刮拭足太阳膀胱经（下肢）治疗耳鸣（风热侵袭证）的穴位

3. 辨证施膳

宜食疏风清热之品，如薄荷粥、蒲公英粥等。

4. 注意事项

（1）注意休息，避免劳累，可适当打八段锦、太极拳等，以增强体质。

（2）饮食有节，宜食易消化、富有营养的食物，少量多餐。忌食生冷、辛辣及肥甘厚腻等伤脾胃之品。

（3）保持情绪稳定，勿忧虑。

5. 疗程疗效

每3天进行1次温通刮痧治疗。治疗4次后，患者耳鸣症状减轻。

二、近视

（一）概述

近视在古代医籍中早有认识，称为"目不能远视"，又名"能近怯远症"，至《目经大成》始称近视。近视程度较高者又称近觑。多因精血亏虚、心脾阳气不足、脏腑失调致目失滋养，加之过用目力，致神光衰微，远视不清。西医学也称为近视，是指当眼处于调节松弛状态时，平行光线经眼屈光系统折射后，聚焦在视网膜之前的眼病，近视的发生受遗传、发育和环境等多因素的影响。

（二）辨证论治

表6-2总结了近视各证型的症状特点及对应的温通刮痧基础治疗方案，包括刮痧手法和选用的经络、穴位。实际操作时，可根据患者的具体病情和身体状况进行适当调整。

表6-2　近视各证型的症状特点及对应的温通刮痧基础治疗方案

证型	症状特点	刮痧手法	经络与穴位
气血不足证	视近清楚，视远模糊，眼底见视网膜呈豹纹状改变，面色无华，神疲乏力，视物易疲劳。舌淡，苔薄白，脉细弱	以补法为主，刮拭按压力小，速度慢	刮拭督脉（印堂、百会，大椎至命门）、足太阳膀胱经（睛明、攒竹、眉冲，心俞至肾俞）、手少阳三焦经（翳风）、经外奇穴（印堂至太阳）、任脉（膻中，气海至关元）、手少阴心经（青灵至神门）、足阳明胃经（足三里）、足少阴肾经（涌泉）
心阳不足证	视近清楚，视远模糊，全身无明显不适，或面白畏寒，心悸，神倦，视物易疲劳。舌淡，苔薄白，脉弱		开穴（艾灸印堂）；刮拭足太阳膀胱经（睛明、攒竹、眉冲，肝俞至肾俞）、足少阳胆经（瞳子髎、风池，光明至阳辅）、手少阳三焦经（翳风）、经外奇穴（太阳）、手阳明大肠经（合谷）
肝肾两虚证	能近怯远，眼前可见黑花飘动，眼底可见玻璃体液化混浊，视网膜呈豹纹状改变，头晕耳鸣，腰膝酸软，寐差多梦，视物易疲劳。舌淡，苔薄白，脉细弱或弦细		刮拭督脉（印堂、百会，大椎至命门）、足太阳膀胱经（睛明、攒竹、眉冲，肾俞至志室）、足少阳胆经（瞳子髎、风池）、手少阳三焦经（翳风）、经外奇穴（太阳）、任脉（膻中，气海至关元）、手厥阴心包经（内关）、足阳明胃经（足三里）、足少阴肾经（涌泉）

（三）典型案例

案例 ❶

患者梁某，女性，18岁，因"视近清楚、视远模糊半年"就诊。患者近半年视近清楚，视远模糊，视物易疲劳，偶有心悸。

现症见：视近清楚，视远模糊，视物易疲劳，神倦，偶有心悸。纳可，眠一般，多梦，二便调。舌淡，苔薄白，脉弱。

中医诊断：近视（心阳不足证）。

西医诊断：近视。

扫码看操作

1. 温通刮痧辨证思路

四诊合参，火在目而为神光，患者心阳不足，阳虚阴盛，致神光不能发越于远处，故出现近视；全身症状如神倦、心悸，以及舌淡，苔薄白，脉弱等均为心阳不足之征象。本病病性属虚，病位在眼部，与心、胆相关，病变经脉为足太阳膀胱经、足少阳胆经、手少阳三焦经、手阳明大肠经。

2. 温通刮痧操作

1）手法要求　以补法为主，刮拭按压力小，速度慢。重点穴位刮拭2～3分钟。

2）操作流程

（1）开穴：艾灸印堂1～2分钟。开穴的穴位见图6-13。

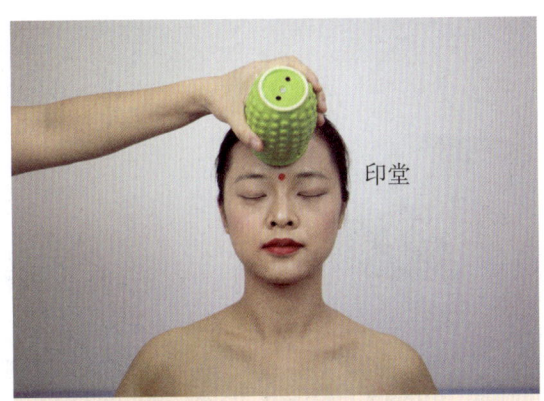

印堂：在头部，两眉毛内侧端中间的凹陷中。

图6-13　开穴治疗近视（心阳不足证）的穴位

（2）刮拭足太阳膀胱经：采用揉刮法刮拭睛明、攒竹、眉冲，采用单边刮法刮拭肝俞至肾俞。刮拭的穴位见图6-14。

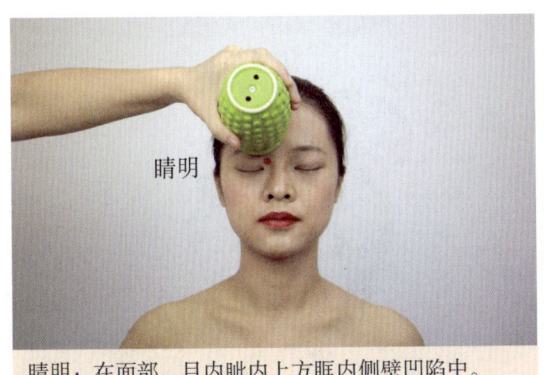

睛明：在面部，目内眦内上方眶内侧壁凹陷中。

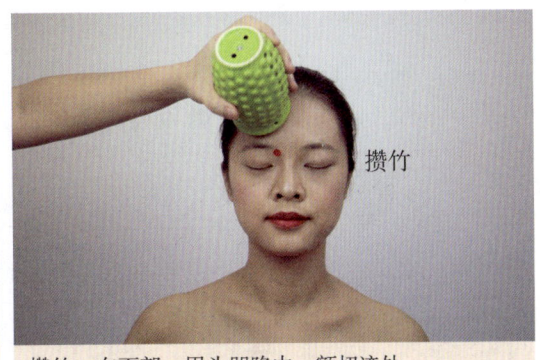

攒竹：在面部，眉头凹陷中，额切迹处。

图6-14　刮拭足太阳膀胱经治疗近视（心阳不足证）的穴位

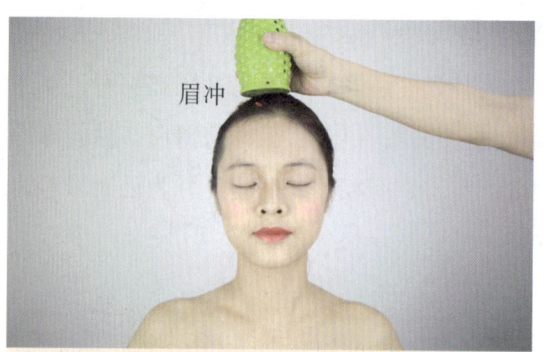

眉冲：在头部，攒竹直上入发际0.5寸，神庭与曲差连线之间。

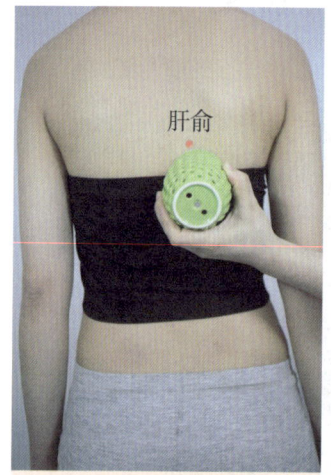

肝俞：在背部，第9胸椎棘突下，后正中线旁开1.5寸。

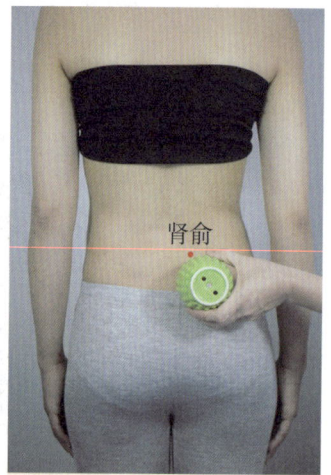

肾俞：在腰部，第2腰椎棘突下，后正中线旁开1.5寸。

图6-14　刮拭足太阳膀胱经治疗近视（心阳不足证）的穴位（续）

（3）刮拭足少阳胆经（头面部）：采用揉刮法刮拭瞳子髎、风池。刮拭的穴位见图6-15。

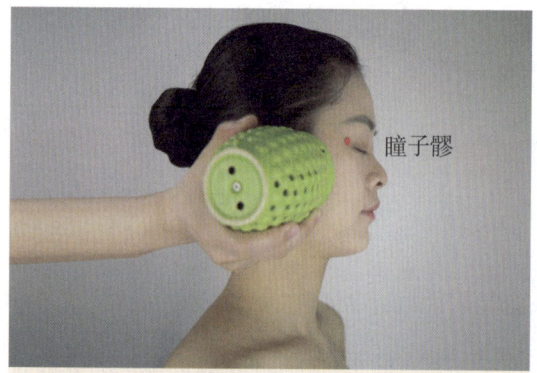

瞳子髎：在头部，目外眦外侧0.5寸的凹陷中。

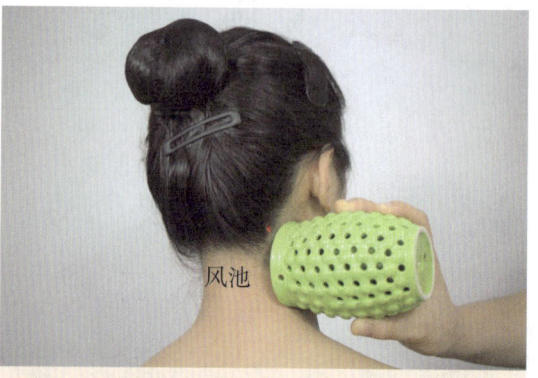

风池：在颈后部，枕骨之下，横平风府，胸锁乳突肌与斜方肌之间的凹陷中。

图6-15　刮拭足少阳胆经（头面部）治疗近视（心阳不足证）的穴位

（4）刮拭手少阳三焦经：采用揉刮法刮拭翳风。刮拭的穴位见图6-16。

（5）刮拭经外奇穴：采用单边刮法刮拭太阳。刮拭的穴位见图6-17。

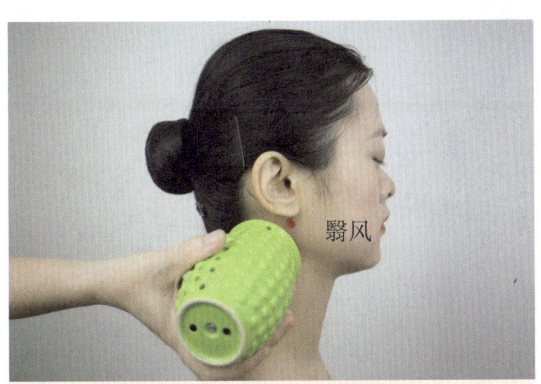

翳风：在颈部，耳垂后方，乳突下端前方的凹陷中。

图6-16　刮拭手少阳三焦经治疗近视（心阳不足证）的穴位

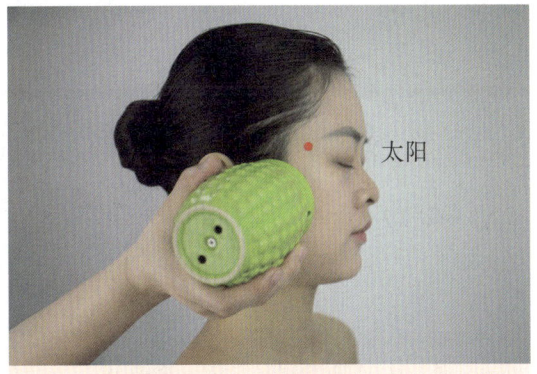

太阳：在头部，眉梢与目外眦之间，向后约一横指的凹陷中。

图6-17　刮拭经外奇穴治疗近视（心阳不足证）的穴位

（6）刮拭手阳明大肠经：采用揉刮法刮拭合谷。刮拭的穴位见图6-18。

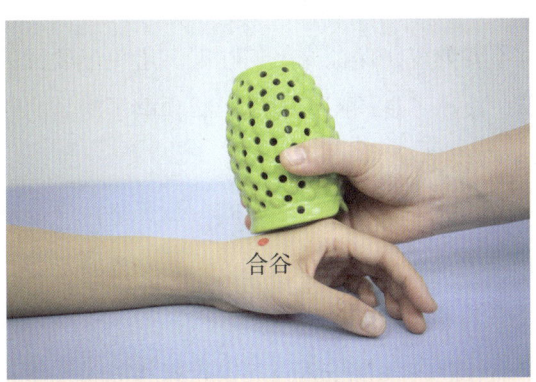

合谷：在手背，第1、第2掌骨间，约平第2掌骨桡侧的中点。

图6-18　刮拭手阳明大肠经治疗近视（心阳不足证）的穴位

（7）刮拭足少阳胆经（下肢）：采用单边刮法刮拭光明至阳辅。刮拭的穴位见图6-19。

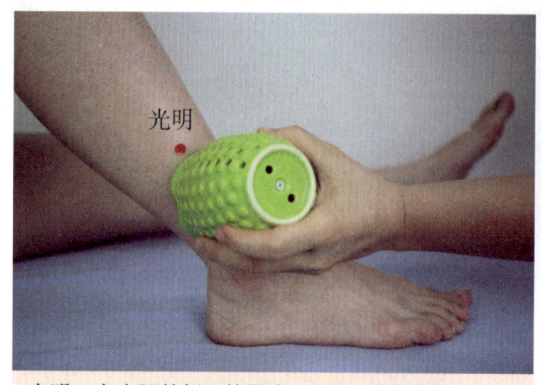
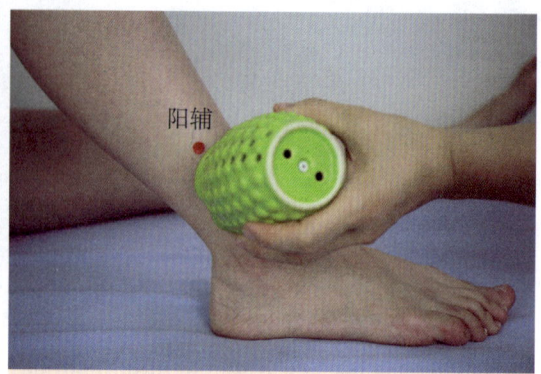

光明：在小腿外侧，外踝尖上5寸，腓骨前缘。　　阳辅：在小腿外侧，外踝尖上4寸，腓骨前缘。

图6-19　刮拭足少阳胆经（下肢）治疗近视（心阳不足证）的穴位

3．辨证施膳

宜食温通心阳之品，如桂枝甘草粥、红参鸡肉汤等。

4．注意事项

（1）生活要规律，不要熬夜，保证充足的睡眠，避免过度疲劳。

（2）注意用眼规范，改掉不良的阅读习惯，减少电子产品的使用时间。长时间用眼后，应放松眼睛，可做眼部保健操。

（3）减少室内静坐时间，增加户外活动时间，每天坚持进行步行、跑步等运动，接触自然光和远眺均有助于放松眼部。

5．疗程疗效

每3天进行1次温通刮痧治疗。治疗4次后，患者近视情况好转。

案例 ❷

患者林某，女性，63岁，因"能近怯远、眼前有黑花飘动1周"就诊。患者近1周出现能近怯远，眼前有黑花飘动。

现症见：能近怯远，眼前有黑花飘动，头晕耳鸣，腰膝酸软，视物易疲劳。纳可，眠差，多梦，二便调。舌淡，苔薄白，脉细弱。

中医诊断：近视（肝肾两虚证）。

西医诊断：近视。

1. 温通刮痧辨证思路

四诊合参,患者年老体虚,肝肾不足,以致光华不能远及,故视近而不能视远;肝肾两虚,精血不足,目窍失养,故眼前有黑花飘动;全身症状如头晕耳鸣、腰膝酸软,以及舌淡,苔薄白,脉细弱等均为肝肾两虚之征象。本病病性属虚,病位在眼部,与肝、肾、脾相关,病变经脉为督脉、足太阳膀胱经、足少阳胆经、手少阳三焦经、任脉、手厥阴心包经、足阳明胃经、足少阴肾经。

2. 温通刮痧操作

1)手法要求 以补法为主,刮拭按压力小,速度慢。重点穴位刮拭2~3分钟。

2)操作流程

(1)刮拭督脉:采用揉刮法刮拭印堂、百会;采用单边刮法刮拭大椎至至阳,顺刮至命门。刮拭的穴位见图6-20。

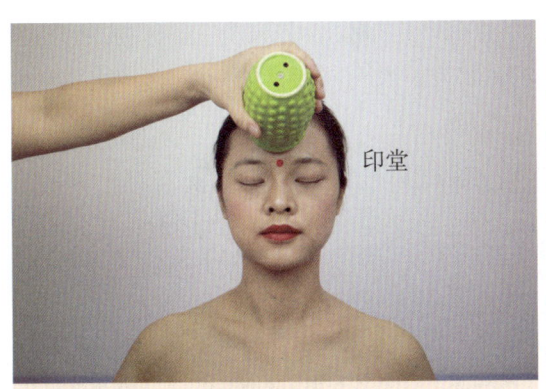

印堂:在头部,两眉毛内侧端中间的凹陷中。

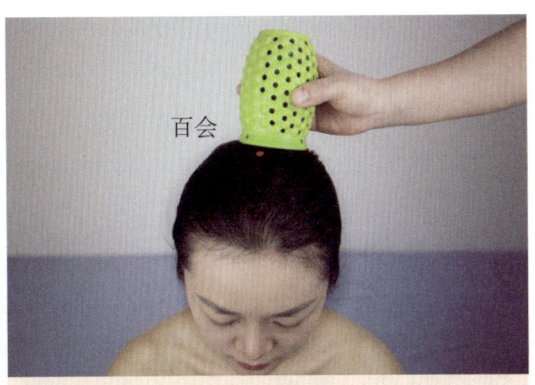

百会:在头部,前发际正中直上5寸。

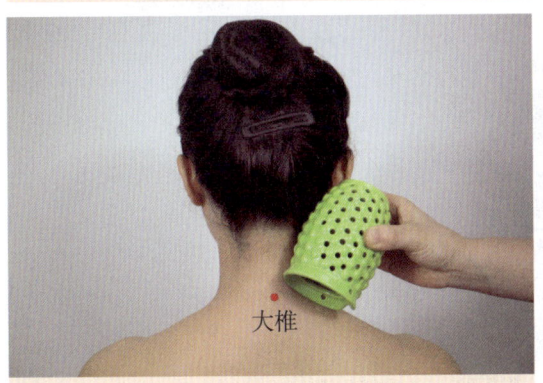

大椎:在颈后部,第7颈椎棘突下凹陷中,后正中线上。

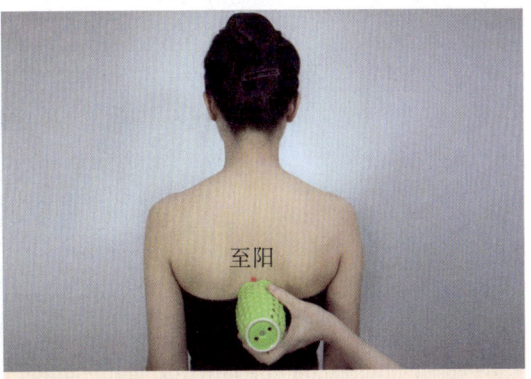

至阳:在背部,第7胸椎棘突下凹陷中,后正中线上。

图6-20 刮拭督脉治疗近视(肝肾两虚证)的穴位

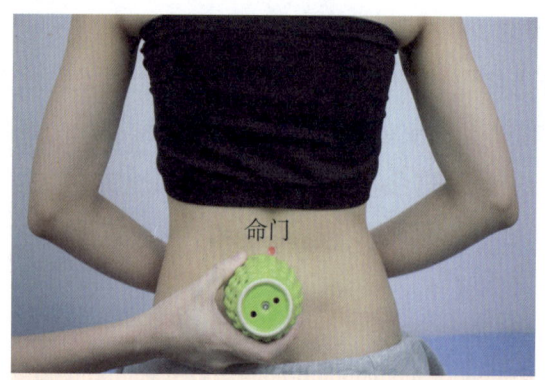

命门：在腰部，第2腰椎棘突下凹陷中，后正中线上。

图6-20　刮拭督脉治疗近视（肝肾两虚证）的穴位（续）

（2）刮拭足太阳膀胱经：采用揉刮法刮拭睛明、攒竹、眉冲，采用单边刮法刮拭肾俞至志室。刮拭的穴位见图6-21。

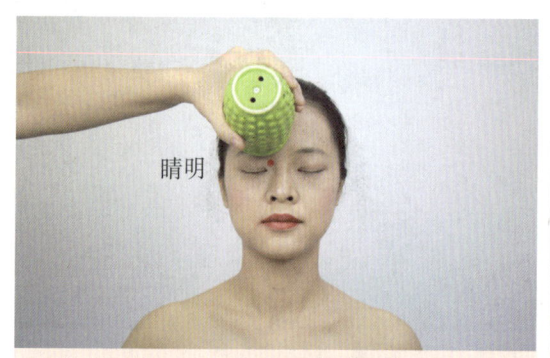

睛明：在面部，目内眦内上方眶内侧壁凹陷中。

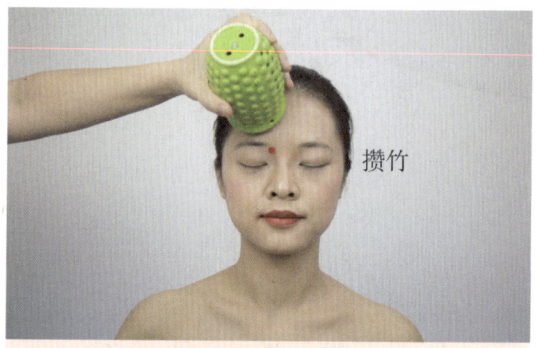

攒竹：在面部，眉头凹陷中，额切迹处。

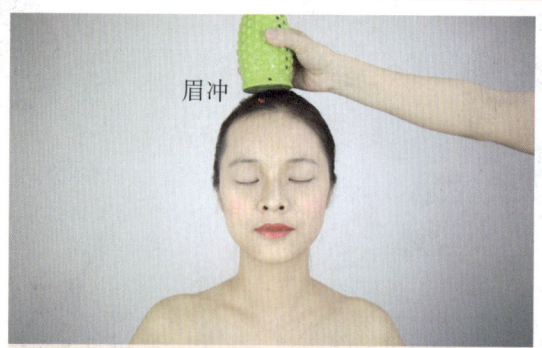

眉冲：在头部，攒竹直上入发际0.5寸，神庭与曲差连线之间。

图6-21　刮拭足太阳膀胱经治疗近视（肝肾两虚证）的穴位

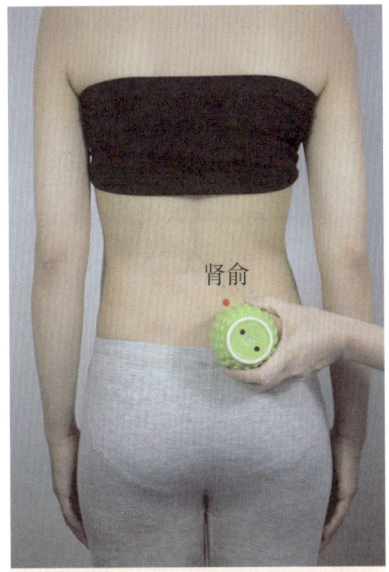 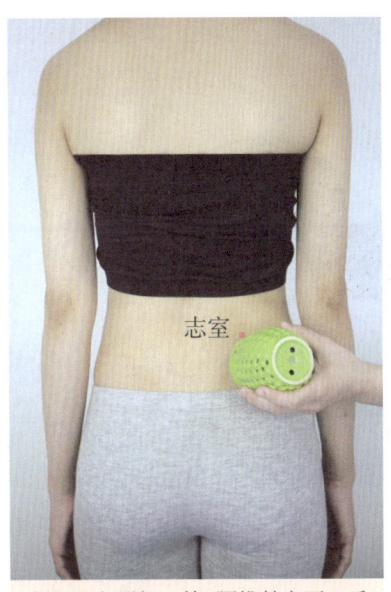

肾俞：在腰部，第2腰椎棘突下，后正中线旁开1.5寸。

志室：在腰部，第2腰椎棘突下，后正中线旁开3寸。

图6-21　刮拭足太阳膀胱经治疗近视（肝肾两虚证）的穴位（续）

（3）刮拭足少阳胆经：采用揉刮法刮拭瞳子髎、风池。刮拭的穴位见图6-22。

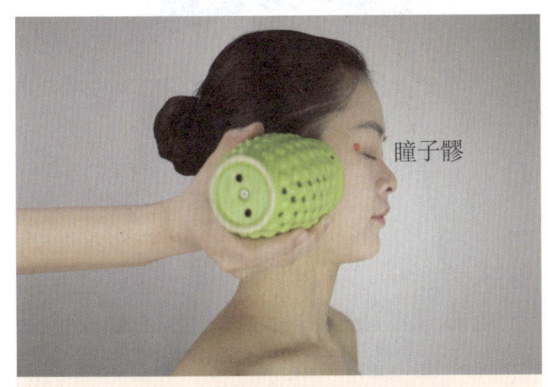 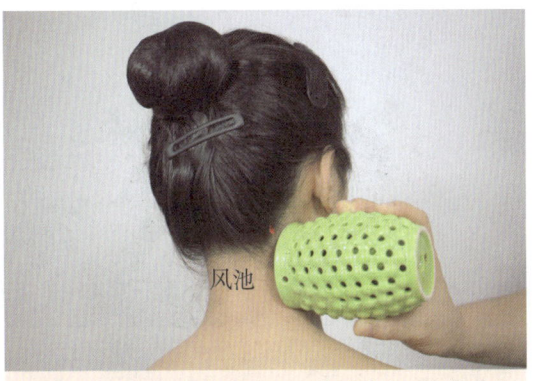

瞳子髎：在头部，目外眦外侧0.5寸的凹陷中。

风池：在颈后部，枕骨之下，横平风府，胸锁乳突肌与斜方肌之间的凹陷中。

图6-22　刮拭足少阳胆经治疗近视（肝肾两虚证）的穴位

（4）刮拭手少阳三焦经：采用揉刮法刮拭翳风。刮拭的穴位见图6-23。

（5）刮拭经外奇穴：采用单边刮法刮拭太阳。刮拭的穴位见图6-24。

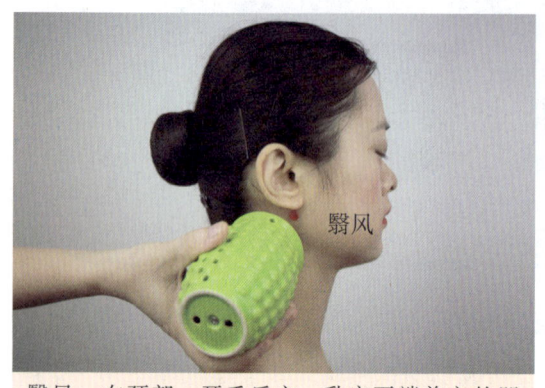
翳风：在颈部，耳垂后方，乳突下端前方的凹陷中。

图6-23 刮拭手少阳三焦经治疗近视（肝肾两虚证）的穴位

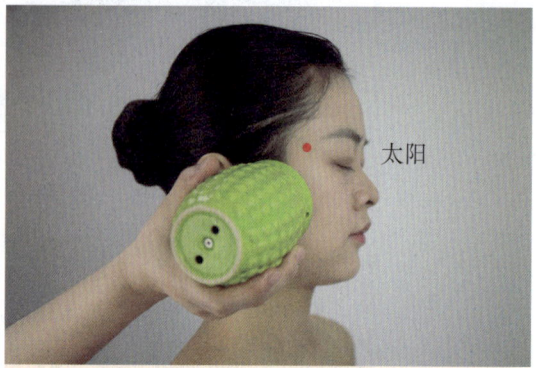
太阳：在头部，眉梢与目外眦之间，向后约一横指的凹陷中。

图6-24 刮拭经外奇穴治疗近视（肝肾两虚证）的穴位

（6）刮拭任脉：采用揉刮法刮拭膻中，采用单边刮法刮拭气海至关元。刮拭的穴位见图6-25。

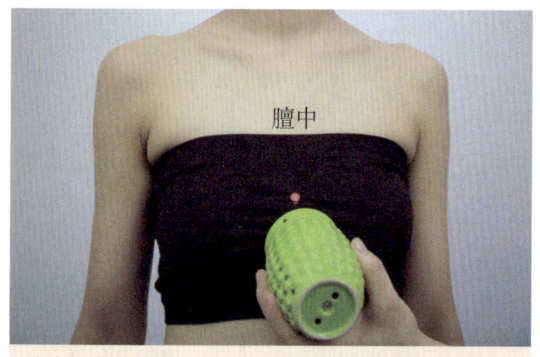
膻中：在前胸部，横平第4肋间隙，前正中线上。

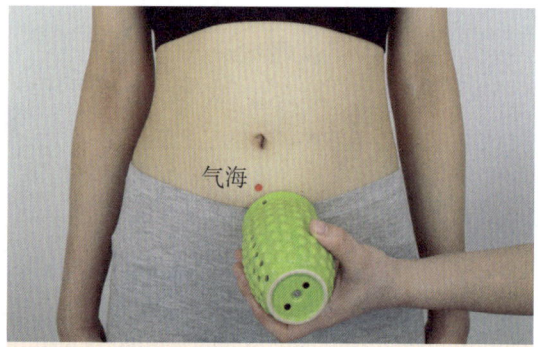
气海：在下腹部，脐中下1.5寸，前正中线上。

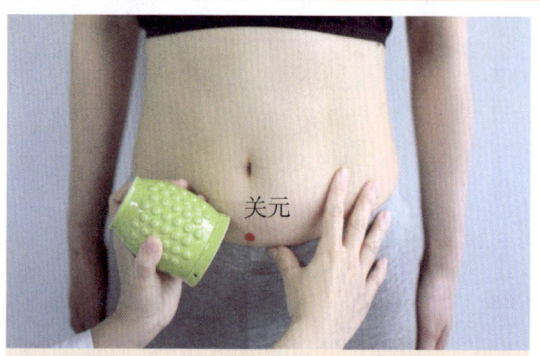
关元：在下腹部，脐中下3寸，前正中线上。

图6-25 刮拭任脉治疗近视（肝肾两虚证）的穴位

（7）刮拭手厥阴心包经：采用揉刮法刮拭内关。刮拭的穴位见图6-26。

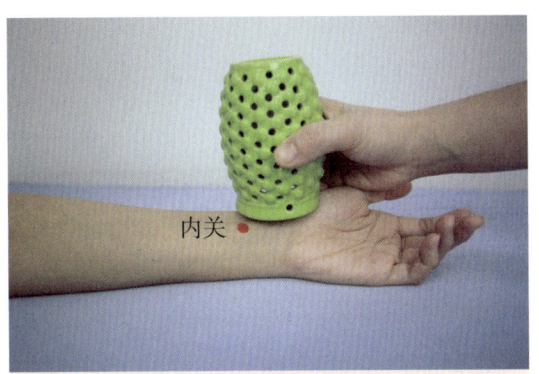

内关：在前臂前侧，腕掌侧远端横纹上2寸，掌长肌腱与桡侧腕屈肌腱之间。

图6-26　刮拭手厥阴心包经治疗近视（肝肾两虚证）的穴位

（8）刮拭足阳明胃经：采用揉刮法刮拭足三里。刮拭的穴位见图6-27。

（9）刮拭足少阴肾经：采用揉刮法刮拭涌泉。刮拭的穴位见图6-28。

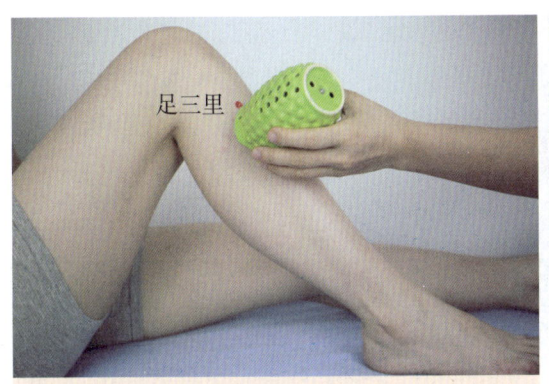

足三里：在小腿外侧，犊鼻下3寸，胫骨前嵴外一横指。

图6-27　刮拭足阳明胃经治疗近视（肝肾两虚证）的穴位

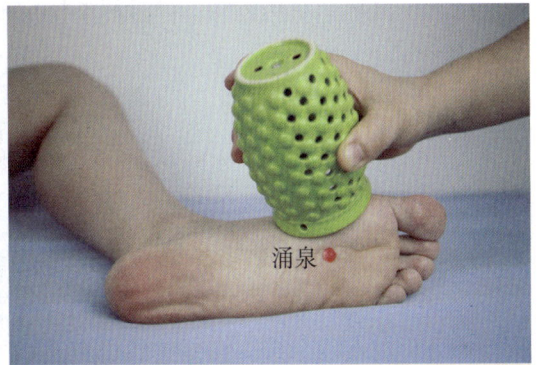

涌泉：在足底，屈足卷趾时足心最凹陷中。

图6-28　刮拭足少阴肾经治疗近视（肝肾两虚证）的穴位

3. 辨证施膳

宜食补益肝肾、生精养血之品，如枸杞子羊肾粥、羊肾芡实粥等药膳，以及核桃、黑木耳、猪肝等食物。

4. 注意事项

（1）生活要规律，不要熬夜，保证充足的睡眠，避免过度疲劳。

（2）注意用眼规范，改掉不良的阅读习惯，减少电子产品的使用时间。长时间用眼后，应放松眼睛，可做眼部保健操。

（3）减少室内静坐时间，增加户外活动时间，每天坚持进行步行、跑步等运动，接触自然光和远眺均有助于放松眼部。

5．疗程疗效

每3天进行1次温通刮痧治疗。治疗4次后，患者近视情况好转。

三、黧黑斑

（一）概述

黧黑斑是指由于皮肤色素沉着而在面部呈现局限性褐色斑的皮肤病。其临床特点是色斑对称分布，大小不一，形状不规则，边缘清楚，表面无鳞屑，无自觉症状，日晒后加重。本病好发于青中年女性，尤以孕妇或经血不调的妇女为多，男性亦可发病。一般夏季加重，冬季减轻。因肝郁气滞引起者称为"肝斑"，因妊娠而发病者称为"妊娠斑"。西医学的黄褐斑属于本病范畴，可参照本病辨证论治。

（二）辨证论治

表6-3总结了黧黑斑各证型的症状特点及对应的温通刮痧基础治疗方案，包括刮痧手法和选用的经络、穴位。实际操作时，可根据患者的具体病情和身体状况进行适当调整。

表6-3　黧黑斑各证型的症状特点及对应的温通刮痧基础治疗方案

证型	症状特点	刮痧手法	经络与穴位
肝气郁结证	颜面有黄褐色斑片，两侧对称，伴月经不调或痛经，经前斑色加深，两乳胀甚，性情急躁易怒，胸胁胀满不舒或疼痛，纳谷不香。舌红，或有瘀斑，苔薄白，脉弦或弦细	以泻法为主，刮拭按压力大，速度快	开穴（艾灸大椎）；刮拭督脉（大椎至长强）、足太阳膀胱经（肝俞至肾俞）、足少阳胆经（肩井）、任脉（膻中，气海至关元）、足少阴肾经（中注至气穴）、手少阴心经（神门）、手厥阴心包经（内关）、足阳明胃经（足三里）、足太阴脾经（血海至三阴交）、足少阴肾经（太溪）、足厥阴肝经（太冲）、面部穴区（承浆至翳风，地仓至听会，水沟至听会，迎香至听会，上迎香至上关，睛明至太阳，攒竹至太阳，印堂至头维，印堂至神庭）、颈部（耳后至锁骨）

续表

证型	症状特点	刮痧手法	经络与穴位
脾虚湿蕴证	颜面有淡褐色斑片，伴神疲乏力，腹胀，纳少，或宿饮内停，或带下清稀。舌淡胖，边有齿痕，苔白腻，脉濡或濡细	以平补平泻法为主，刮拭按压力大，速度慢	开穴（艾灸大椎）；刮拭督脉（大椎至长强）、足太阳膀胱经（心俞至膈俞，肝俞至胆俞，殷门到昆仑）、足太阴脾经（血海到三阴交）、面部穴区（承浆至翳风，地仓至听会，水沟至听会，迎香至听会，上迎香至上关，睛明至太阳，攒竹至太阳，印堂至神庭）、颈部（耳后至锁骨）
肾精亏损证	颜面有灰黑色斑片，无光泽，伴腰膝酸软，头晕耳鸣，神疲乏力，失眠多梦，心悸。舌红，少苔，脉沉细	以补法为主，刮拭按压力小，速度慢	开穴（艾灸大椎）；刮拭足厥阴肝经（期门至章门，太冲）、足少阴肾经（中注至气穴，太溪）、足太阴脾经（血海至三阴交）、面部穴区（承浆至翳风，地仓至听会，水沟至听会，迎香至听会，上迎香至上关，睛明至太阳，攒竹至太阳，印堂至神庭）、颈部（耳后至锁骨）
肾阳不足证	颜面有黄褐色或灰褐色斑片，伴形寒肢冷，腰膝酸冷，夜尿频清。舌淡，苔薄白，脉沉缓		开穴（艾灸大椎）；刮拭督脉（大椎至长强）、足太阳膀胱经（心俞至膈俞，肝俞至胆俞）、足少阳胆经（肩井）、任脉（膻中）、足厥阴肝经（期门至章门，太冲）、面部穴区（承浆至翳风，地仓至听会，水沟至听会，迎香至听会，上迎香至上关，睛明至太阳，印堂至头维）、颈部（耳后至锁骨）

（三）典型案例

案例 ❶

患者李某，女性，50岁，因"颜面黄褐色斑片1年"就诊。患者近1年颜面出现黄褐色斑片，伴形寒肢冷，腰膝酸冷，夜尿频清。

现症见：颜面有黄褐色斑片，形寒肢冷，腰膝酸冷。纳可，眠一般，多梦，夜尿频清，大便有排不尽感。舌淡，苔薄白，脉沉细缓。平素月经周期不规律。

中医诊断：黧黑斑（肾阳不足证）。

西医诊断：黄褐斑。

1. 温通刮痧辨证思路

四诊合参，患者肾阳虚衰，阳虚内寒，不能温煦面部肌肤，气血运行不畅，颜面失养，故生黧黑斑；全身症状如形寒肢冷、腰膝酸冷、夜尿频清，以及舌淡，苔薄白，脉沉细缓等均为肾阳不足之征象。本病病性属虚，病位在面部，与肾、肝、脾相关，病变经脉为督脉、足太阳膀胱经、足少阳胆经、任脉、足厥阴肝经。

2. 温通刮痧操作

1）手法要求　以补法为主，刮拭按压力小，速度慢。重点穴位刮拭2～3分钟。

2）操作流程

（1）开穴：艾灸大椎1～2分钟。开穴的穴位见图6-29。

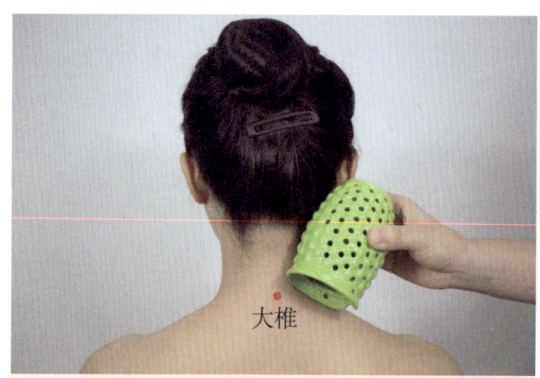

大椎：在颈后部，第7颈椎棘突下凹陷中，后正中线上。

图6-29　开穴治疗黧黑斑（肾阳不足证）的穴位

（2）刮拭督脉：采用单边刮法刮拭大椎至长强，再采用滚刮法刮拭大椎至长强。刮拭的穴位见图6-30。

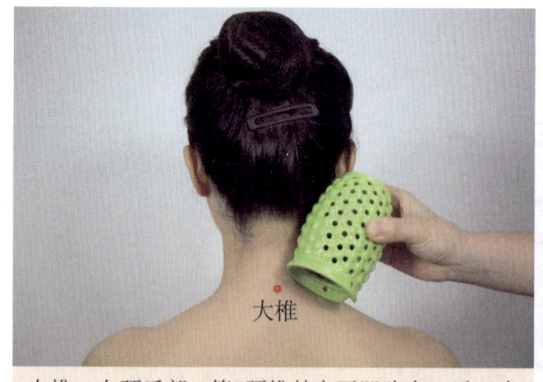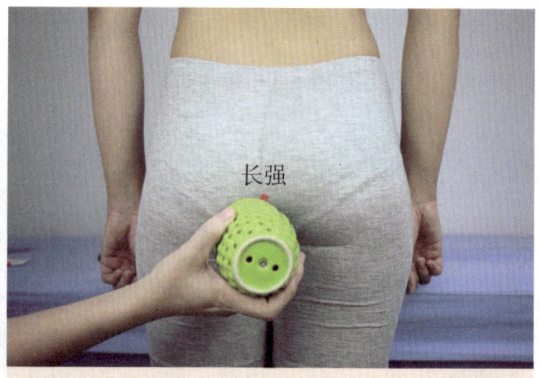

大椎：在颈后部，第7颈椎棘突下凹陷中，后正中线上。

长强：在会阴部，尾骨下方，尾骨端与肛门连线的中点处。

图6-30　刮拭督脉治疗黧黑斑（肾阳不足证）的穴位

（3）刮拭足太阳膀胱经：采用单边刮法刮拭心俞至膈俞，肝俞至胆俞，重点揉刮肝俞。刮拭的穴位见图6-31。

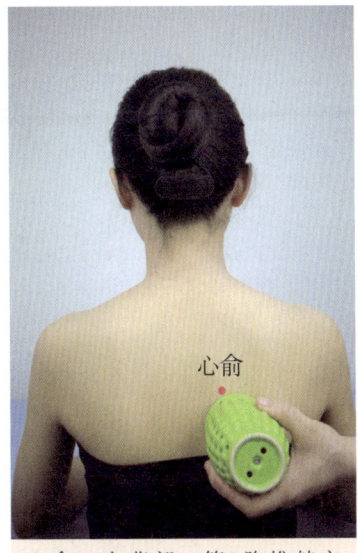

心俞：在背部，第5胸椎棘突下，后正中线旁开1.5寸。

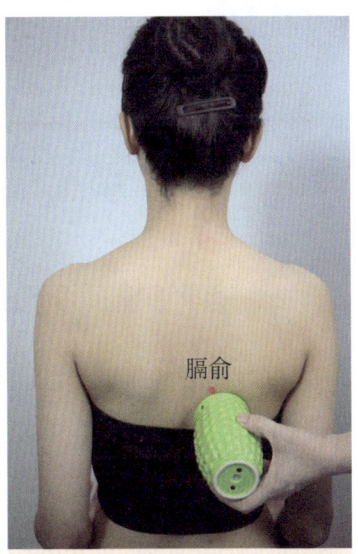

膈俞：在背部，第7胸椎棘突下，后正中线旁开1.5寸。

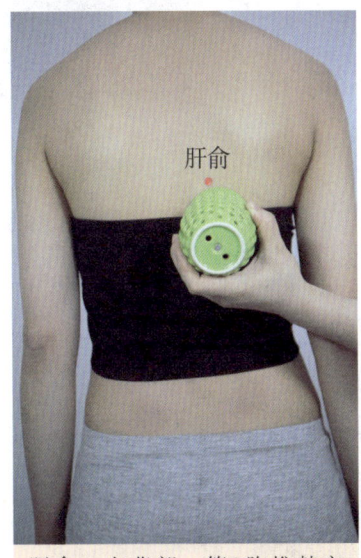

肝俞：在背部，第9胸椎棘突下，后正中线旁开1.5寸。

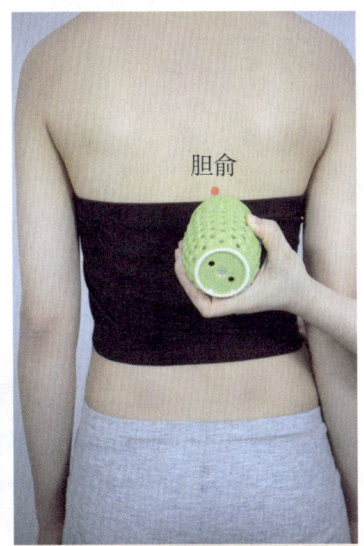

胆俞：在背部，第10胸椎棘突下，后正中线旁开1.5寸。

图6-31　刮拭足太阳膀胱经治疗黧黑斑（肾阳不足证）的穴位

（4）刮拭足少阳胆经：采用揉刮法刮拭肩井。刮拭的穴位见图6-32。

（5）刮拭任脉：采用揉刮法刮拭膻中。刮拭的穴位见图6-33。

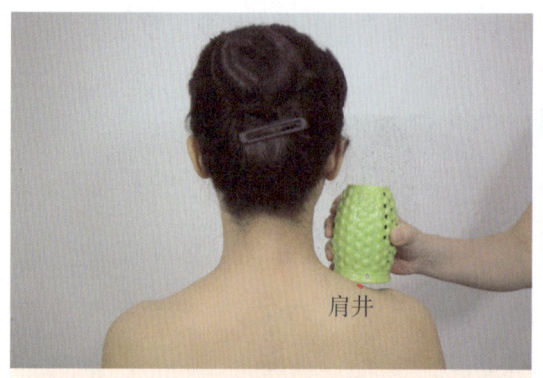

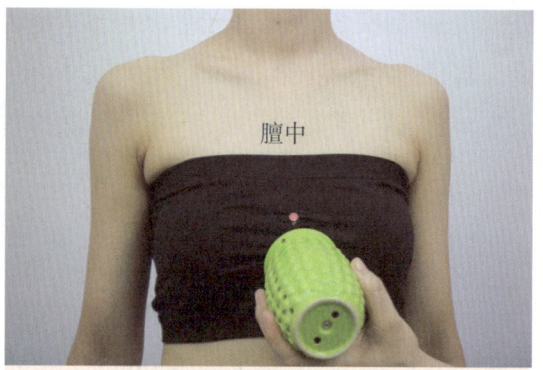

肩井：在肩上，第7颈椎棘突与肩峰最外侧点连线的中点。

膻中：在前胸部，横平第4肋间隙，前正中线上。

图6-32 刮拭足少阳胆经治疗黧黑斑（肾阳不足证）的穴位

图6-33 刮拭任脉治疗黧黑斑（肾阳不足证）的穴位

（6）刮拭足厥阴肝经：采用单边刮法刮拭期门至章门，采用揉刮法刮拭太冲。刮拭的穴位见图6-34。

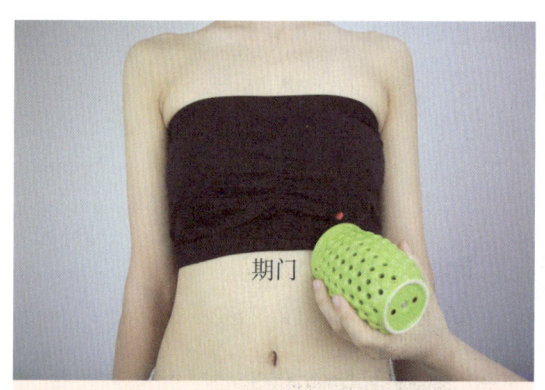

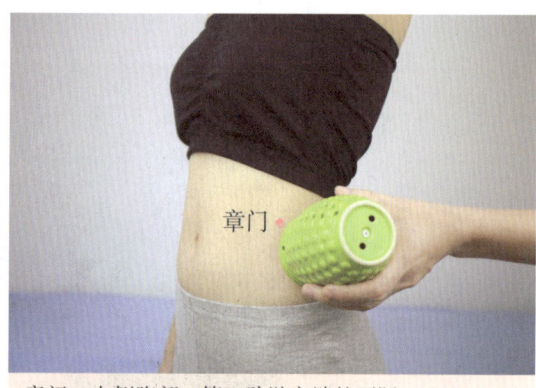

期门：在前胸部，第6肋间隙，前正中线旁开4寸。

章门：在侧腹部，第11肋游离端的下际。

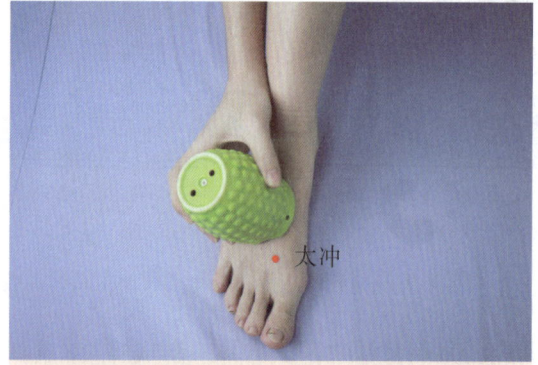

太冲：在足背，第1、第2跖骨间，跖骨底结合部前方的凹陷中。

图6-34 刮拭足厥阴肝经治疗黧黑斑（肾阳不足证）的穴位

（7）刮拭面部穴区：①采用单边刮法刮拭承浆至翳风，重点揉刮翳风；②采用单边刮法刮拭地仓至听会，重点揉刮地仓；③采用单边刮法刮拭水沟至听会；④采用单边刮法刮拭迎香至听会；⑤采用单边刮法刮拭上迎香至上关，重点揉刮上迎香、上关；⑥采用单边刮法刮拭睛明至太阳，重点揉刮睛明、太阳；⑦采用单边刮法刮拭印堂至头维，重点揉刮印堂、头维。刮拭的穴位见图6-35。

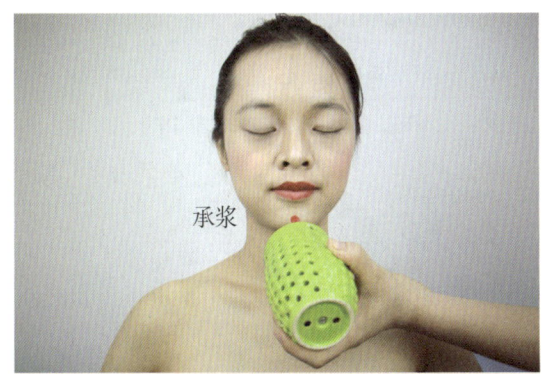

承浆：在面部，颏唇沟的正中凹陷中。

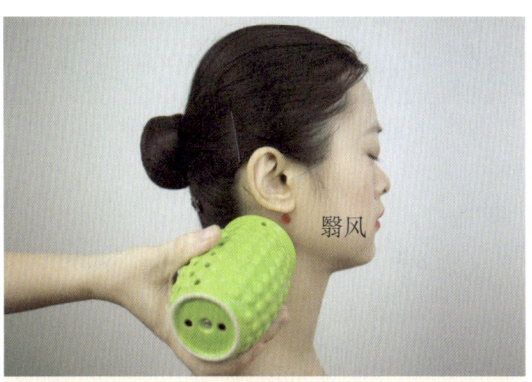

翳风：在颈部，耳垂后方，乳突下端前方的凹陷中。

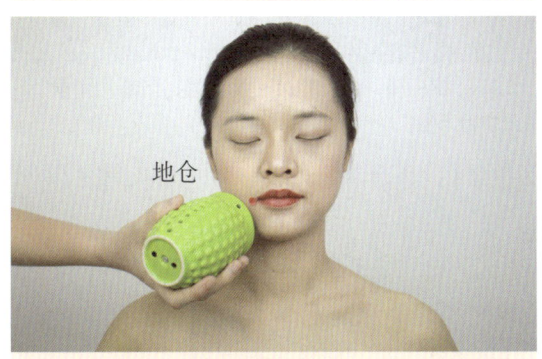

地仓：在面部，口角旁开0.4寸。

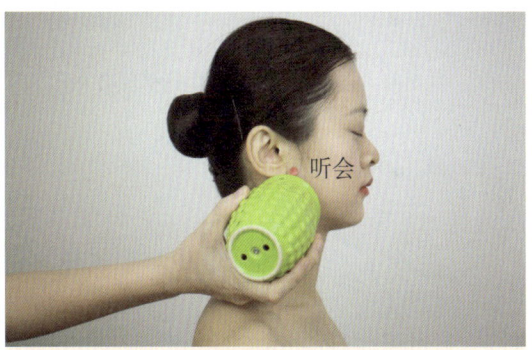

听会：在面部，耳屏间切迹与下颌骨髁突之间的凹陷中。

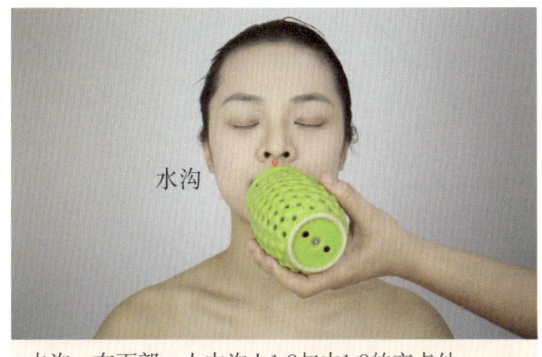

水沟：在面部，人中沟上1/3与中1/3的交点处。

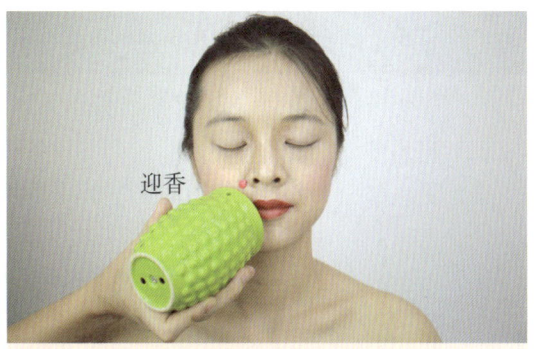

迎香：在面部，鼻翼外缘中点旁，鼻唇沟中。

图6-35　刮拭面部治疗黧黑斑（肾阳不足证）的穴位

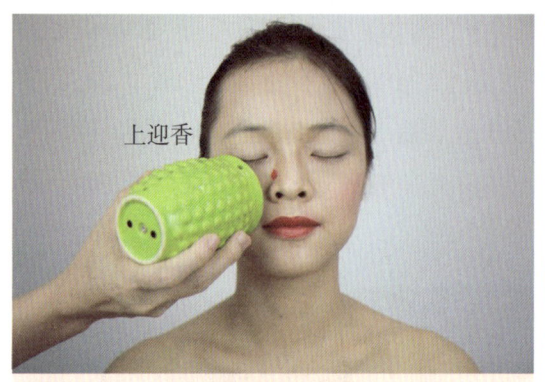

上迎香：在面部，鼻翼软骨与鼻甲的交界处。

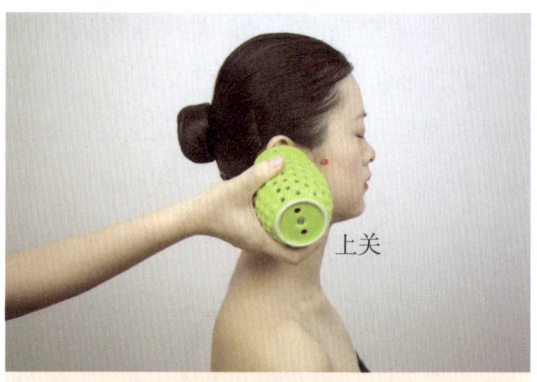

上关：在面部，颧弓上缘中央的凹陷中。

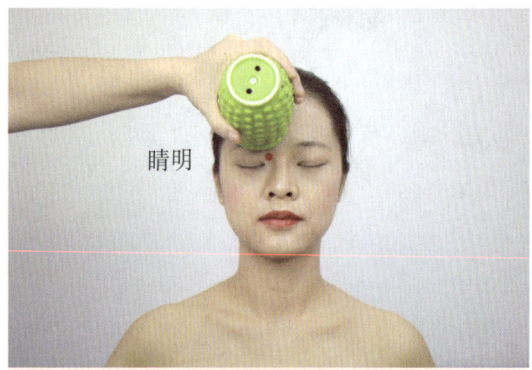

睛明：在面部，目内眦内上方眶内侧壁凹陷中。

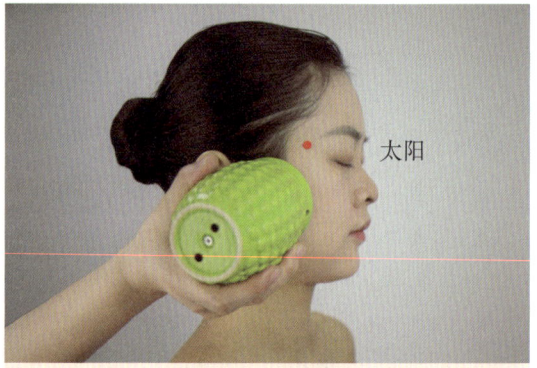

太阳：在头部，眉梢与目外眦之间，向后约一横指的凹陷中。

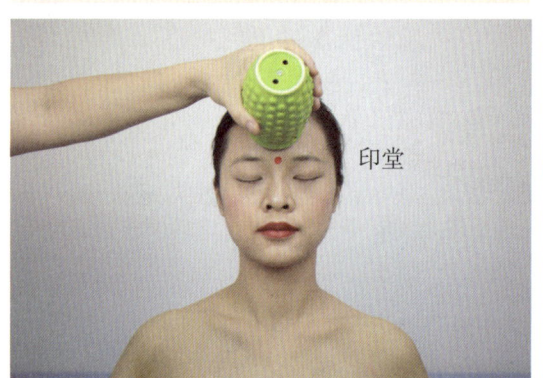

印堂：在头部，两眉毛内侧端中间的凹陷中。

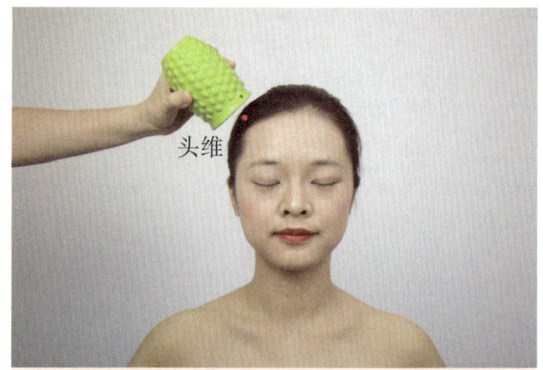

头维：在头部，额角发际直上0.5寸，头正中线旁开4.5寸。

图6-35 刮拭面部治疗黧黑斑（肾阳不足证）的穴位（续）

（8）刮拭颈部：采用单边刮法刮拭耳后至锁骨，向下疏通颈部淋巴。

3. 辨证施膳

宜食补肾助阳之品，如巴戟天炖猪腰、核桃黑芝麻粥、菟丝子茶等药膳，以及羊肉、黄鳝等食物。

4. 注意事项

（1）保持心情愉快，使体内分泌的激素处于动态平衡的状态。

（2）在选择外用护肤品或化妆品时，避免使用含有酒精或其他刺激性物质的产品。

（3）出门前做好防晒措施，避免因紫外线刺激而诱发或加重黧黑斑。

（4）平时加强锻炼，均衡饮食，避免熬夜，以提高自身的免疫力。

5. 疗程疗效

每3天进行1次温通刮痧治疗，连续治疗3次为1个疗程，月经期暂停治疗。第3个疗程结束后，患者颜面黄褐色斑片变淡，手足、腰膝转暖。

案例 ❷

患者张某，女性，63岁，因"颜面黄褐色斑片进行性加重2个月"就诊。患者近2个月颜面黄褐色斑片进行性加重，伴急躁易怒，胸胁胀满。

现症见：颜面有黄褐色斑片，两侧对称，急躁易怒，胸胁胀满。纳谷不香，失眠，小便偏黄，大便偏硬。舌红，苔薄白，脉弦。平素月经不调，经前斑色加深，两乳胀甚。

中医诊断：黧黑斑（肝气郁结证）。

西医诊断：黄褐斑。

1. 温通刮痧辨证思路

四诊合参，患者情志失和，肝气郁结，气机不畅，气郁化热，熏蒸于面，灼伤阴血，而生黧黑斑；经前气血瘀滞，经气不疏，故斑色加深；全身症状如急躁易怒、胸胁胀满，以及舌红，苔薄白，脉弦等均为肝气郁结之征象。本病病性属实，病位在面部，与肝、肾、脾相关，病变经脉为督脉、足太阳膀胱经、足少阳胆经、任脉、足少阴肾经、手少阴心经、手厥阴心包经、足阳明胃经、足太阴脾经、足少阴肾经、足厥阴肝经。

2. 温通刮痧操作

1）手法要求　以泻法为主，刮拭按压力大，速度快。重点穴位刮拭2~3分钟。

2）操作流程

（1）开穴：艾灸大椎1～2分钟。开穴的穴位见图6-36。

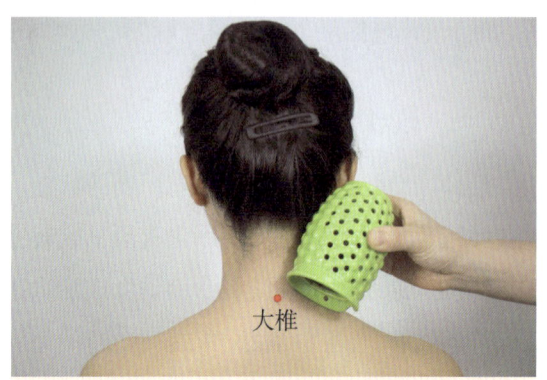

大椎：在颈后部，第7颈椎棘突下凹陷中，后正中线上。

图6-36　开穴治疗黧黑斑（肝气郁结证）的穴位

（2）刮拭督脉：采用单边刮法刮拭大椎至长强，再采用滚刮法刮拭大椎至长强。刮拭的穴位见图6-37。

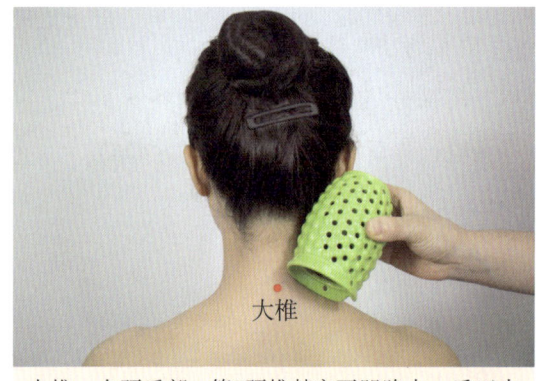 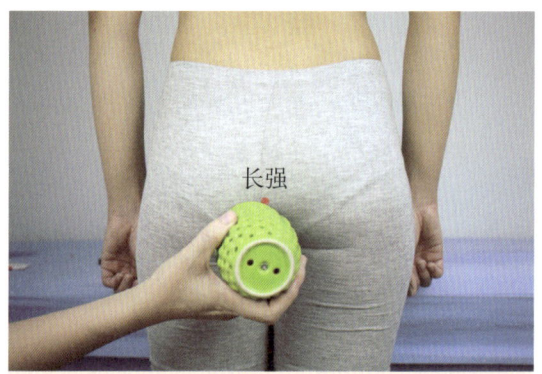

大椎：在颈后部，第7颈椎棘突下凹陷中，后正中线上。

长强：在会阴部，尾骨下方，尾骨端与肛门连线的中点处。

图6-37　刮拭督脉治疗黧黑斑（肝气郁结证）的穴位

（3）刮拭足太阳膀胱经：采用单边刮法刮拭肝俞至胆俞，顺刮至肾俞，重点揉刮肝俞、胆俞、肾俞。刮拭的穴位见图6-38。

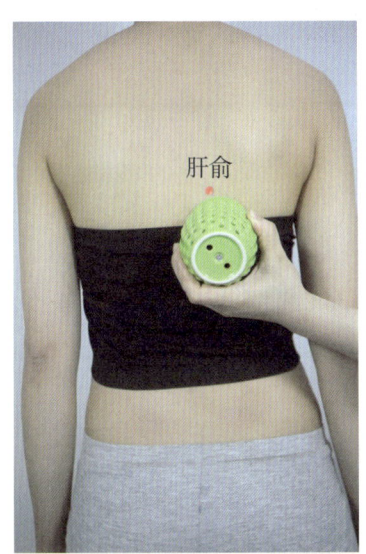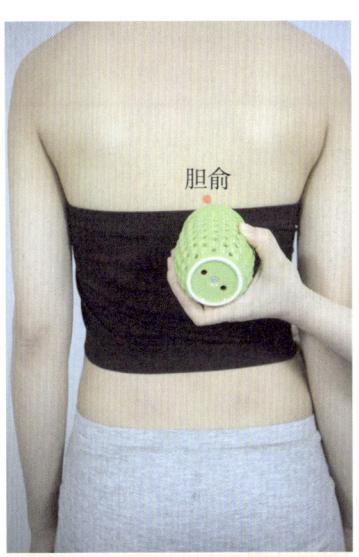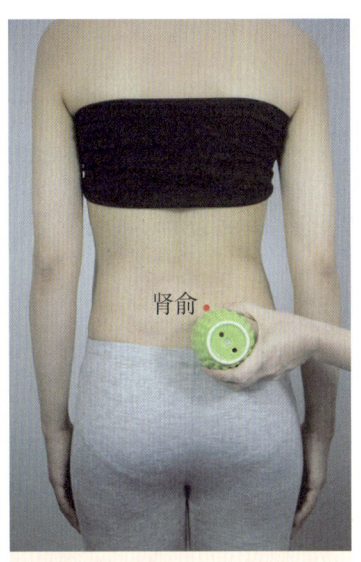

肝俞：在背部，第9胸椎棘突下，后正中线旁开1.5寸。

胆俞：在背部，第10胸椎棘突下，后正中线旁开1.5寸。

肾俞：在腰部，第2腰椎棘突下，后正中线旁开1.5寸。

图6-38　刮拭足太阳膀胱经治疗黧黑斑（肝气郁结证）的穴位

（4）刮拭足少阳胆经：采用揉刮法刮拭肩井。刮拭的穴位见图6-39。

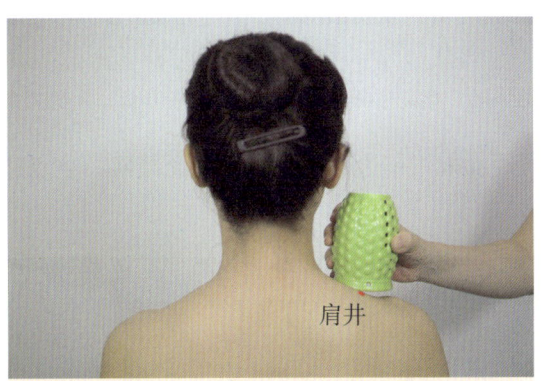

肩井：在肩上，第7颈椎棘突与肩峰最外侧点连线的中点。

图6-39　刮拭足少阳胆经治疗黧黑斑（肝气郁结证）的穴位

（5）刮拭任脉：采用揉刮法刮拭膻中；采用单边刮法刮拭气海至关元，重点揉刮气海、关元。刮拭的穴位见图6-40。

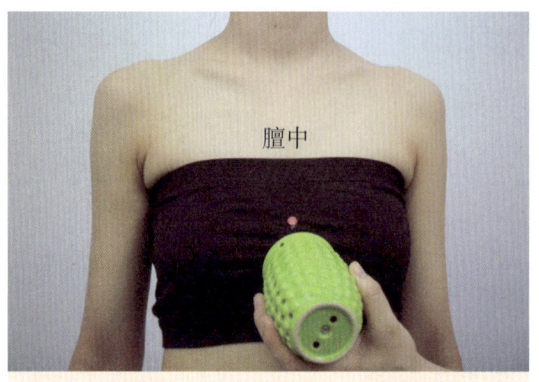
膻中：在前胸部，横平第4肋间隙，前正中线上。

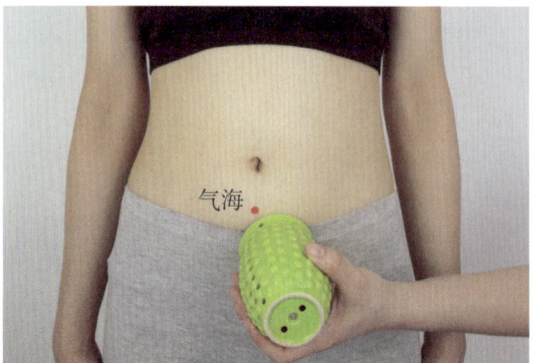
气海：在下腹部，脐中下1.5寸，前正中线上。

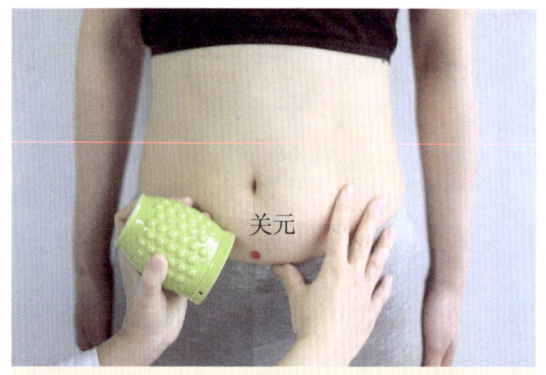
关元：在下腹部，脐中下3寸，前正中线上。

图6-40　刮拭任脉治疗黧黑斑（肝气郁结证）的穴位

（6）刮拭足少阴肾经：采用单边刮法刮拭中注至气穴，重点揉刮中注、气穴。刮拭的穴位见图6-41。

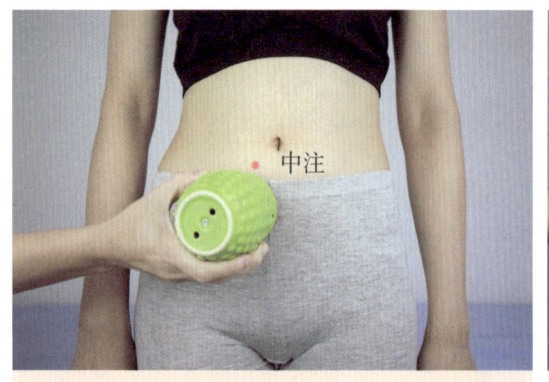
中注：在下腹部，脐中下1寸，前正中线旁开0.5寸。

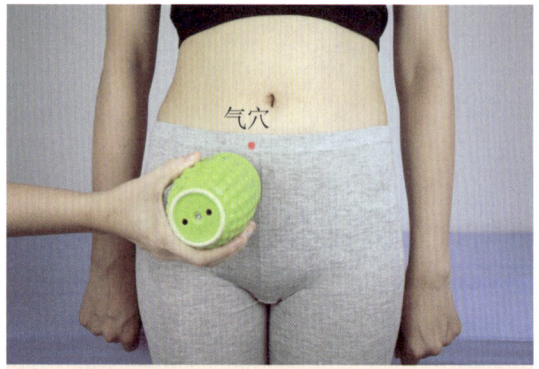
气穴：在下腹部，脐中下3寸，前正中线旁开0.5寸。

图6-41　刮拭足少阴肾经治疗黧黑斑（肝气郁结证）的穴位

（7）刮拭手少阴心经：采用揉刮法刮拭神门。刮拭的穴位见图6-42。

（8）刮拭手厥阴心包经：采用揉刮法刮拭内关。刮拭的穴位见图6-43。

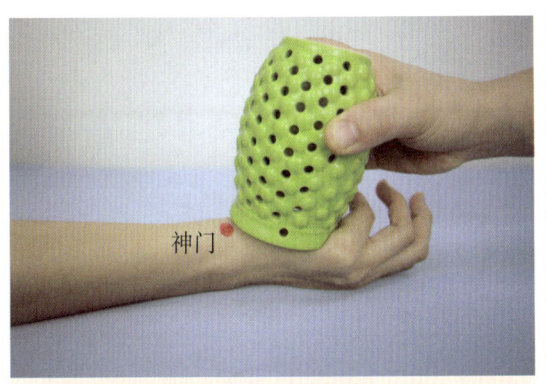

神门：在腕前内侧，腕掌侧远端横纹尺侧端，尺侧腕屈肌腱的桡侧缘。

图6-42 刮拭手少阴心经治疗黧黑斑（肝气郁结证）的穴位

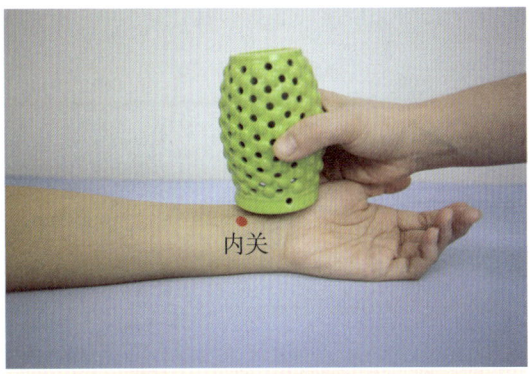

内关：在前臂前侧，腕掌侧远端横纹上2寸，掌长肌腱与桡侧腕屈肌腱之间。

图6-43 刮拭手厥阴心包经治疗黧黑斑（肝气郁结证）的穴位

（9）刮拭足阳明胃经：采用揉刮法刮拭足三里。刮拭的穴位见图6-44。

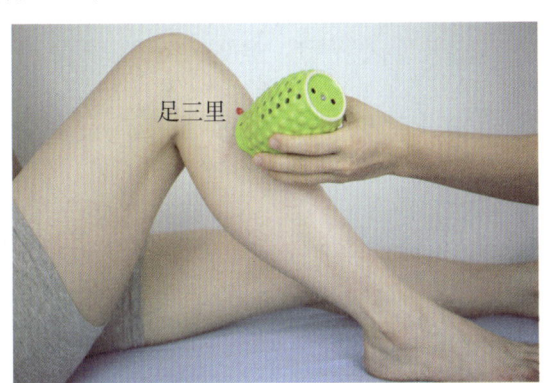

足三里：在小腿外侧，犊鼻下3寸，胫骨前嵴外一横指。

图6-44 刮拭足阳明胃经治疗黧黑斑（肝气郁结证）的穴位

（10）刮拭足太阴脾经：采用单边刮法刮拭血海至三阴交，重点揉刮三阴交。刮拭的穴位见图6-45。

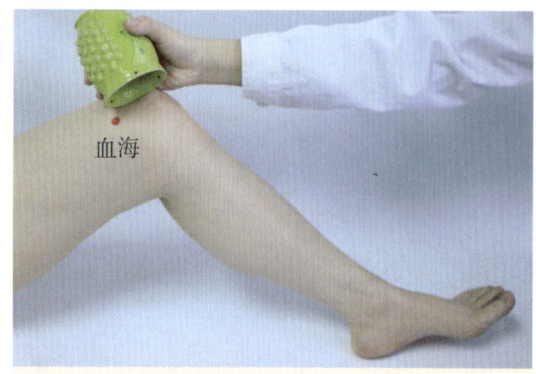

血海：在大腿内侧，髌底内侧端上2寸，股内侧肌隆起处。

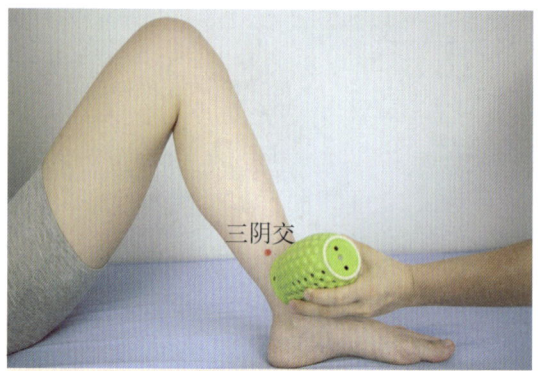

三阴交：在小腿内侧，内踝尖上3寸，胫骨内侧缘后际。

图6-45　刮拭足太阴脾经治疗鼍黑斑（肝气郁结证）的穴位

（11）刮拭足少阴肾经：采用揉刮法刮拭太溪。刮拭的穴位见图6-46。

（12）刮拭足厥阴肝经：采用揉刮法刮拭太冲。刮拭的穴位见图6-47。

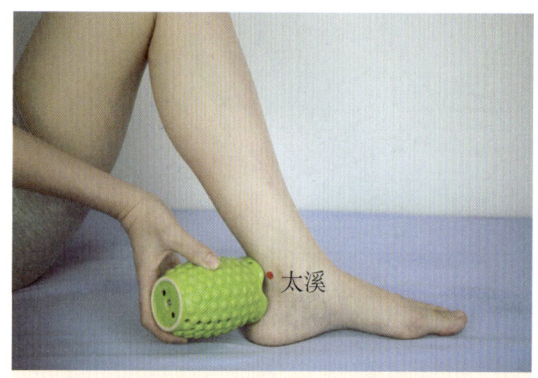

太溪：在踝后内侧，内踝尖与跟腱之间的凹陷中。

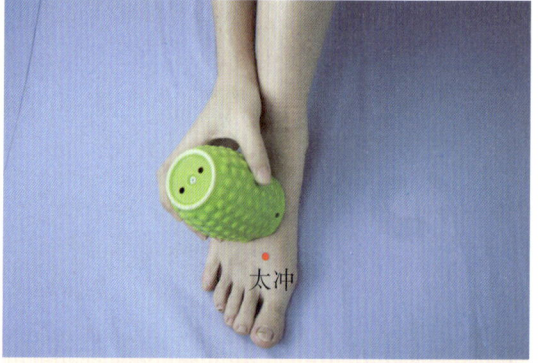

太冲：在足背，第1、第2跖骨间，跖骨底结合部前方的凹陷中。

图6-46　刮拭足少阴肾经治疗鼍黑斑（肝气郁结证）的穴位

图6-47　刮拭足厥阴肝经治疗鼍黑斑（肝气郁结证）的穴位

（13）刮拭面部穴区：①采用单边刮法刮拭承浆至翳风，重点揉刮承浆、翳风；②采用单边刮法刮拭地仓至听会，重点揉刮地仓、听会；③采用单边刮法刮拭水沟至听会；④采用单边刮法刮拭迎香至听会，重点揉刮迎香；⑤采用单边刮法刮拭上迎香至上关，重点揉刮上迎香；⑥采用单边刮法刮拭睛明至太阳，重点揉刮睛明、太阳；⑦采用单边刮法刮拭攒竹至太阳，重点揉刮攒竹、太阳；⑧采用单边刮法刮拭印堂至头维，重点揉刮印堂、头维。⑨采用单边刮法刮拭印堂至神庭，重点揉刮印堂、神庭。刮拭的穴位见图6-48。

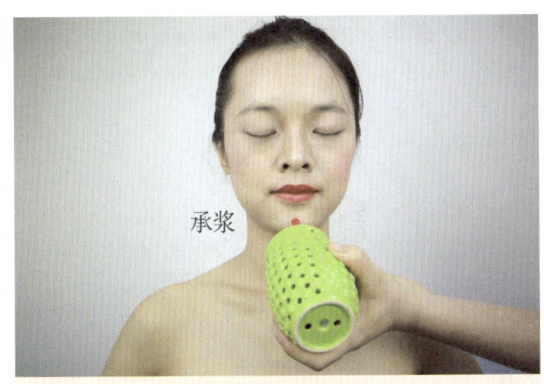

承浆：在面部，颏唇沟的正中凹陷中。

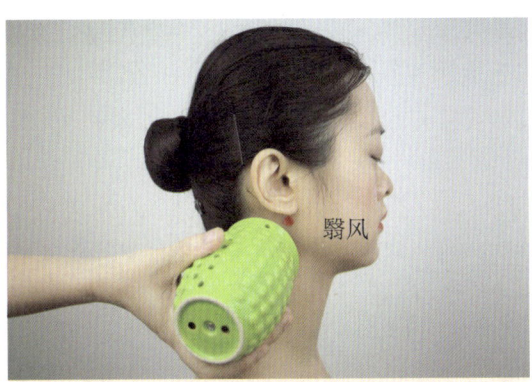

翳风：在颈部，耳垂后方，乳突下端前方的凹陷中。

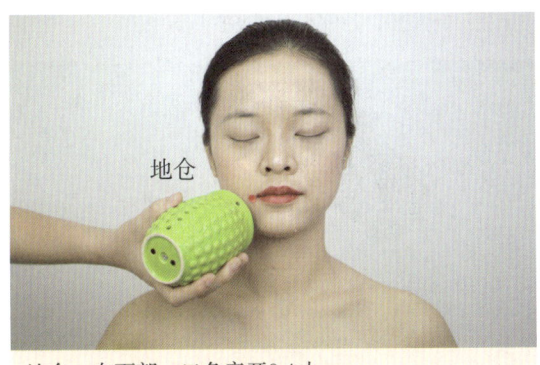

地仓：在面部，口角旁开0.4寸。

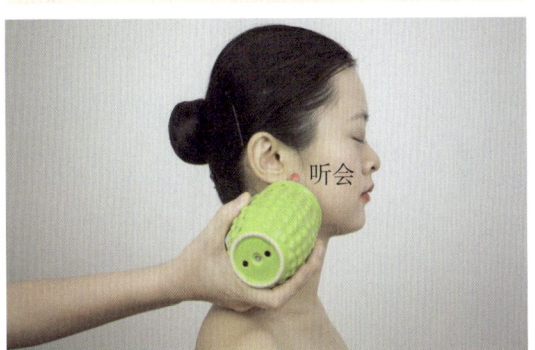

听会：在面部，耳屏间切迹与下颌骨髁突之间的凹陷中。

图6-48　刮拭面部治疗黧黑斑（肝气郁结证）的穴位

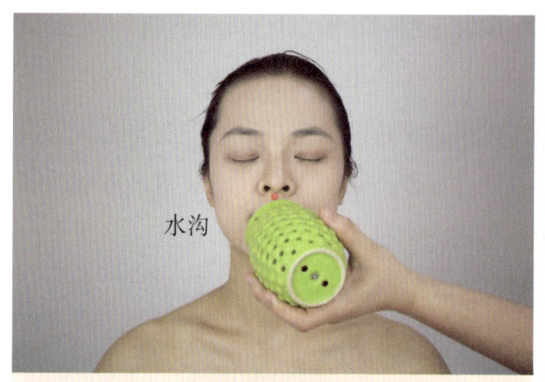
水沟：在面部，人中沟上1/3与中1/3的交点处。

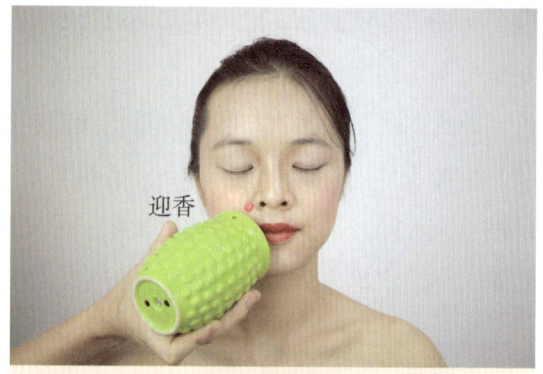
迎香：在面部，鼻翼外缘中点旁，鼻唇沟中。

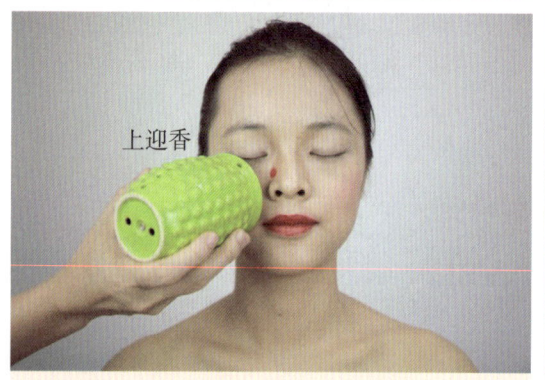
上迎香：在面部，鼻翼软骨与鼻甲的交界处。

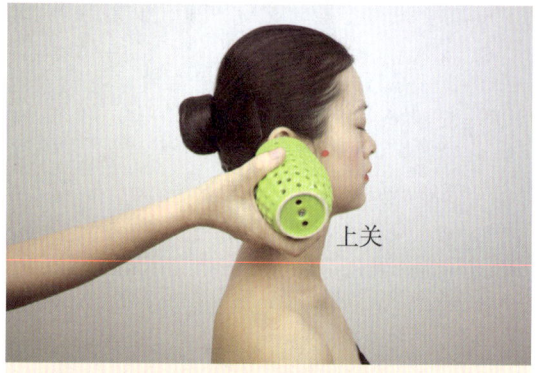
上关：在面部，颧弓上缘中央的凹陷中。

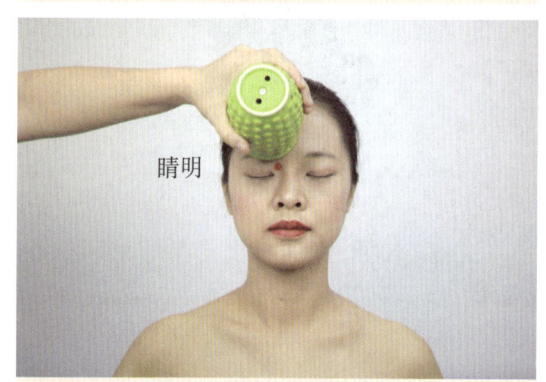
睛明：在面部，目内眦内上方眶内侧壁凹陷中。

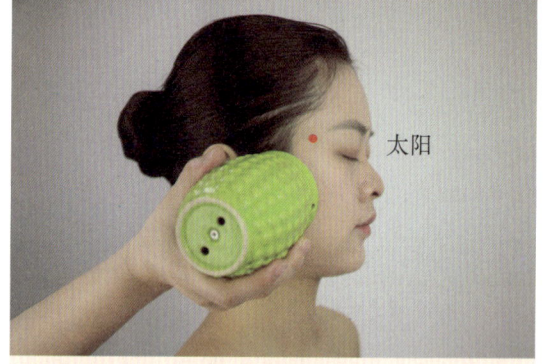
太阳：在头部，眉梢与目外眦之间，向后约一横指的凹陷中。

图6-48 刮拭面部治疗黧黑斑（肝气郁结证）的穴位（续）

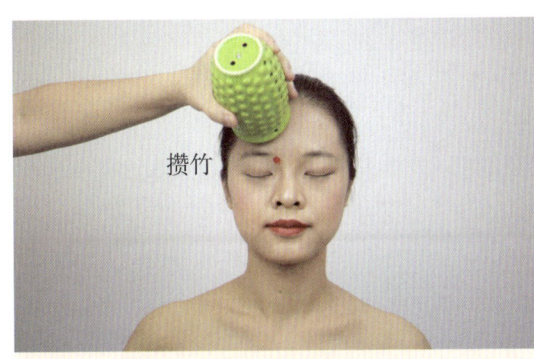
攒竹：在面部，眉头凹陷中，额切迹处。

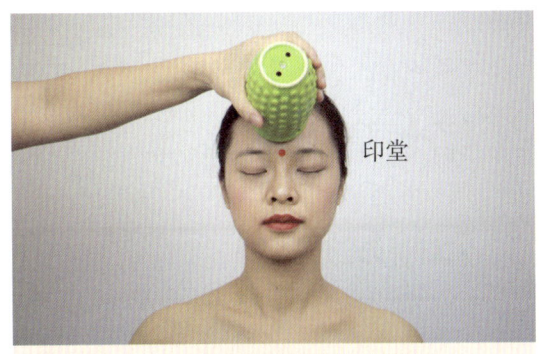
印堂：在头部，两眉毛内侧端中间的凹陷中。

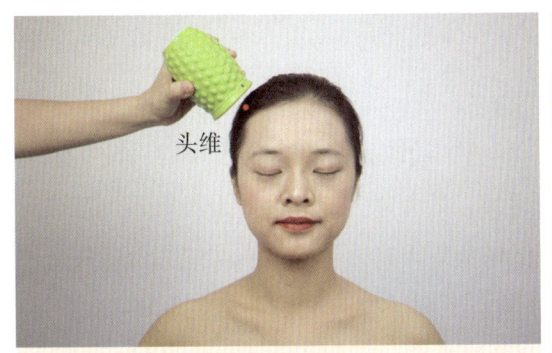
头维：在头部，额角发际直上0.5寸，头正中线旁开4.5寸。

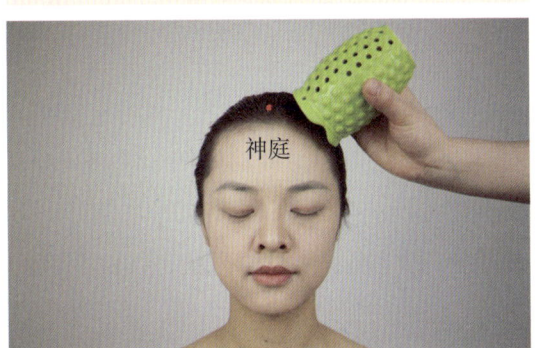
神庭：在头部，前发际正中直上0.5寸。

图6-48 刮拭面部治疗黧黑斑（肝气郁结证）的穴位（续）

（14）刮拭颈部：采用单边刮法刮拭耳后至锁骨，向下排颈部淋巴。

3. 辨证施膳

宜食疏肝解郁之品，如陈皮玫瑰花茶、青皮瘦肉粥、郁金丹参饮等。

4. 注意事项

（1）保持心情愉快，使体内分泌的激素处于动态平衡的状态。

（2）在选择外用护肤品或化妆品时，避免使用含有酒精或其他刺激性物质的产品。

（3）出门前做好防晒措施，避免因紫外线刺激而诱发或加重黧黑斑。

（4）平时加强锻炼，均衡饮食，避免熬夜，以提高自身的免疫力。

5. 疗程疗效

每3天进行1次温通刮痧治疗，连续治疗3次为1个疗程，月经期暂停治疗。第3个疗程结束后，患者颜面黄褐色斑片变淡，情绪好转。

第七章 妇科疾病

一、月经不调

（一）概述

月经不调是以月经的周期、经期、经量、经色、经质异常为主要表现的病证，包括月经先期、月经后期、月经先后无定期、经期延长、月经过多、月经过少等。多由寒热湿邪侵袭、情志失调、房劳过度、饮食不节、劳倦伤身等因素，导致脏腑功能失常，气血不和，直接或间接地损伤冲、任、督、带，以及胞宫、胞脉、胞络，进而引发肾-天癸-冲任-胞宫轴的功能失调所致。西医学与月经相关的异常症状或疾病属于本病范畴，可参照本病辨证论治。

（二）辨证论治

表7-1总结了月经不调各证型的症状特点及对应的温通刮痧基础治疗方案，包括刮痧手法和选用的经络、穴位。实际操作时，可根据患者的具体病情和身体状况进行适当调整。

表7-1 月经不调各证型的症状特点及对应的温通刮痧基础治疗方案

证型	症状特点	刮痧手法	经络与穴位
脾气虚证	月经先期，经量多，经色淡红，质清稀，神疲肢倦，气短懒言，下腹空坠，纳少。舌淡红，苔薄白，脉细弱	以补法为主，刮拭按压力小，速度慢	刮拭足太阳膀胱经（脾俞至肾俞）、任脉（中脘至关元）、足阳明胃经（足三里至上巨虚）、足太阴脾经（三阴交、太白）、足少阴肾经（然谷）
肾气虚证	月经先期，或延后，或先后无定，经量或多或少，经色淡暗，质清稀，腰膝酸软，头晕耳鸣，面色晦暗，有暗斑。舌淡暗，苔白润，脉沉细		刮拭足太阳膀胱经（膈俞至肝俞，脾俞至肾俞）、任脉（气海、关元）、足太阴脾经（血海至三阴交）

续表

证型	症状特点	刮痧手法	经络与穴位
阳盛血热证	月经先期，经量多，经色深红或紫红，质黏稠，心烦，面红，口干，小便短黄，大便燥结。舌红，苔黄，脉数或滑数	以泻法为主，刮拭按压力大，速度快	刮拭督脉（大椎）、足太阳膀胱经（膈俞至肝俞，脾俞至肾俞）、腰骶部（重刮）、任脉（关元）、经外奇穴（子宫）、足阳明胃经（足三里）、足太阴脾经（三阴交）
肝郁血热证	月经先期，经量多或少，经色深红或紫红，质稠，经行不畅，或有块，下腹胀痛，胸闷胁胀，乳房胀痛，烦躁易怒，口苦咽干。舌红，苔薄黄，脉弦数		刮拭督脉（大椎）、足太阳膀胱经（膈俞、肝俞）、任脉（关元）、足太阴脾经（血海至三阴交）、足厥阴肝经（行间）
阴虚血热证	月经先期，经量少或多，经色红，质稠，两颧潮红，手足心热，咽干口燥。舌红，少苔，脉细数	以平补平泻法为主，刮拭按压力大，速度慢	刮拭足太阳膀胱经（肝俞至肾俞）、任脉（气海至中极）、经外奇穴（子宫）、足太阴脾经（血海至三阴交）、足少阴肾经（大钟、照海）

（三）典型案例

案例 ❶

患者梁某，女性，14岁，因"月经提前、经量少半年"就诊。患者近半年每月月经均提前5～7天，经量少，经色暗，经期2～3天，现口服药物治疗，效果欠佳。

现症见：面色红，面部、背部多发痤疮，口干口渴，白带色黄量多。纳一般，眠一般，小便正常，大便干。舌红，少苔，脉细数。平素喜食辛辣食物。

中医诊断：月经先期（阴虚血热证）。

西医诊断：月经频发。

1. 温通刮痧辨证思路

四诊合参，患者为阴虚体质，又过食辛辣，以致阴液亏损，虚热内生，热伏冲任，血海不宁，则月经先期而下；舌红，少苔，脉细数均为阴虚血热之征象。本病病性属虚实夹杂，病位在胞宫，与脾、肾相关，病变经脉为足太阳膀胱经、任脉、足太阴脾经、足少阴肾经。

2. 温通刮痧操作

1）手法要求　以平补平泻法为主，刮拭按压力大，速度慢。重点穴位刮拭2～3分钟。

2）操作流程

（1）刮拭足太阳膀胱经：采用单边刮法刮拭肝俞至肾俞。刮拭的穴位见图7-1。

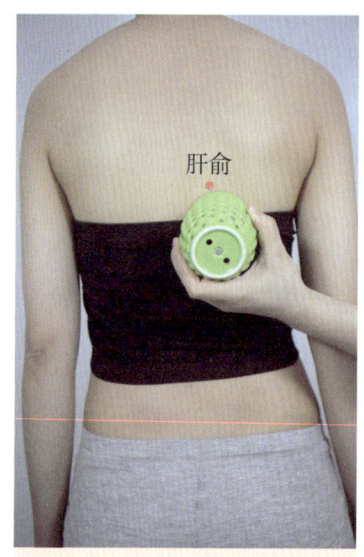 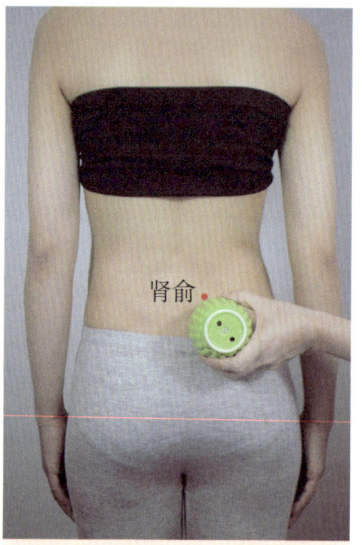

肝俞：在背部，第9胸椎棘突下，后正中线旁开1.5寸。　　肾俞：在腰部，第2腰椎棘突下，后正中线旁开1.5寸。

图7-1　刮拭足太阳膀胱经治疗月经先期（阴虚血热证）的穴位

（2）刮拭任脉：采用单边刮法刮拭气海至中极，重点揉刮气海、关元、中极。刮拭的穴位见图7-2。

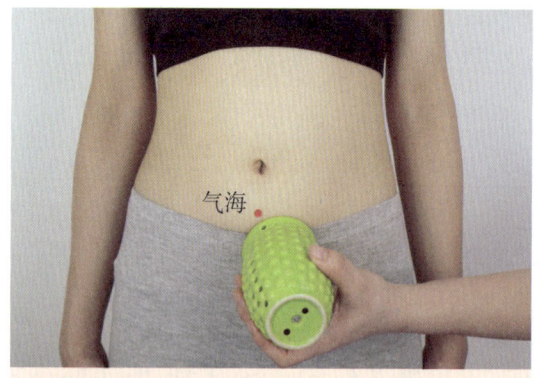 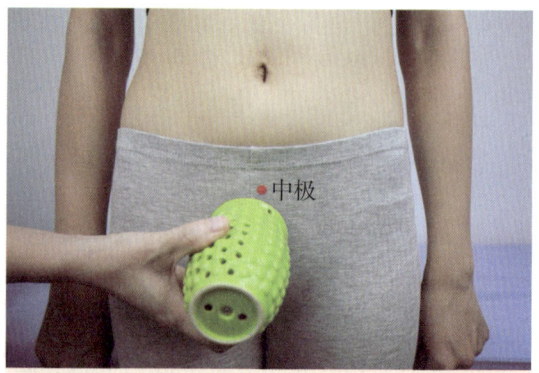

气海：在下腹部，脐中下1.5寸，前正中线上。　　中极：在下腹部，脐中下4寸，前正中线上。

图7-2　刮拭任脉治疗月经先期（阴虚血热证）的穴位

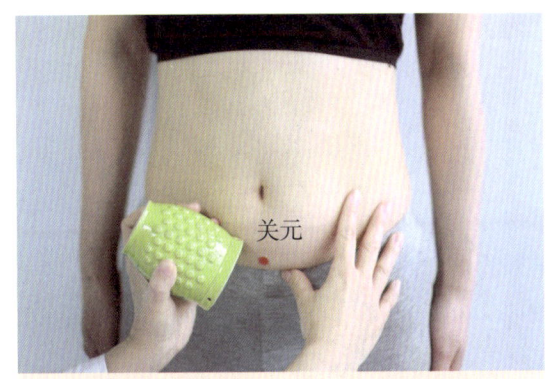

关元：在下腹部，脐中下3寸，前正中线上。

图7-2　刮拭任脉治疗月经先期（阴虚血热证）的穴位（续）

（3）刮拭经外奇穴：采用揉刮法重刮子宫20～30次。刮拭的穴位见图7-3。

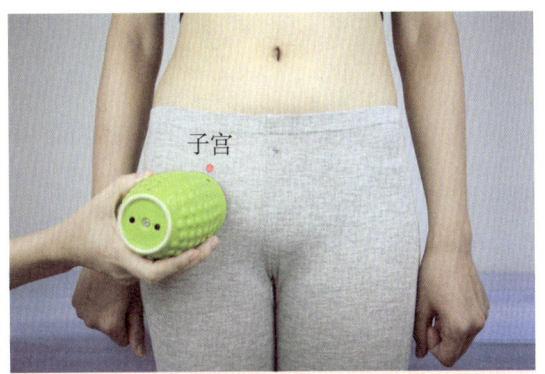

子宫：在下腹部，脐中下4寸，前正中线旁开3寸。

图7-3　刮拭经外奇穴治疗月经先期（阴虚血热证）的穴位

（4）刮拭足太阴脾经：采用单边刮法刮拭血海至三阴交。刮拭的穴位见图7-4。

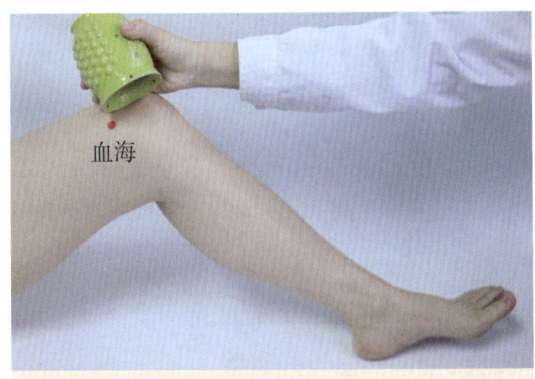

血海：在大腿内侧，髌底内侧端上2寸，股内侧肌隆起处。

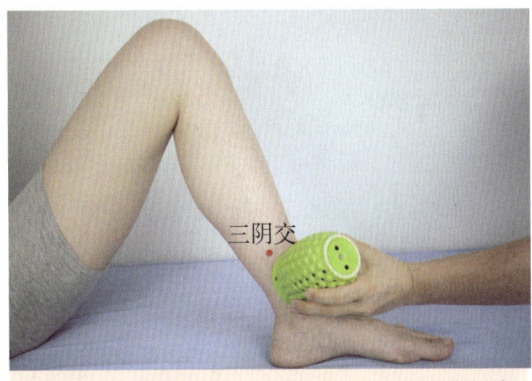

三阴交：在小腿内侧，内踝尖上3寸，胫骨内侧缘后际。

图7-4　刮拭足太阴脾经治疗月经先期（阴虚血热证）的穴位

（5）刮拭足少阴肾经：采用揉刮法刮拭大钟、照海。刮拭的穴位见图7-5。

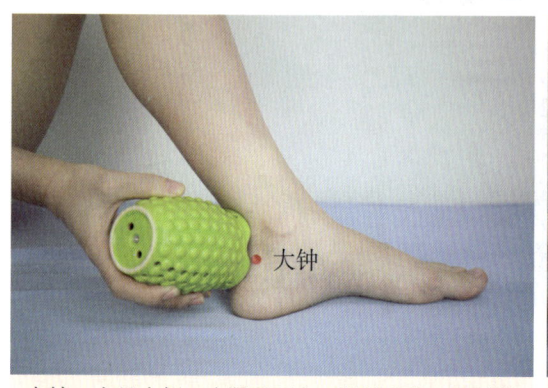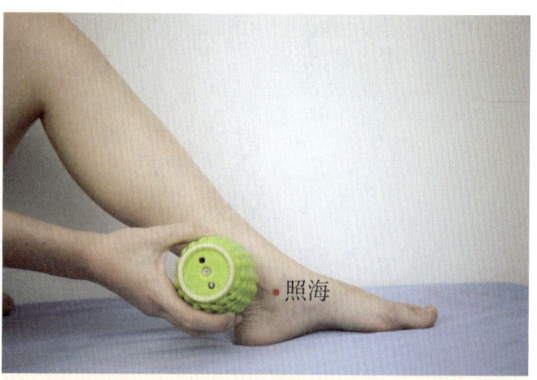

大钟：在足内侧，内踝后下方，跟骨上缘，跟腱附着部内侧前缘凹陷中。

照海：在足内侧，内踝尖下1寸，内踝下缘边际凹陷中。

图7-5 刮拭足少阴肾经治疗月经先期（阴虚血热证）的穴位

3．辨证施膳

宜食清热凉血、养阴调经之品，如生地藕节饮、芹菜炒茜草根、生地木耳汤等。

4．注意事项

（1）月经期间避免受凉，注意保暖，防寒避湿。

（2）月经期间要多注意休息，避免过度劳累，严禁剧烈运动。

（3）平时可多吃含铁的食物，以免经期或经后出现贫血。忌烟酒。

（4）多饮水，保持大便通畅，减少骨盆充血。

5．疗程疗效

每周进行1次温通刮痧治疗，连续治疗3次为1个疗程，月经期暂停治疗。第3个疗程结束后，患者无须药物调节，月经即可正常而至，经量增多，经期5～6天。

> **案例 ❷**
>
> 患者李某，女性，31岁，因"月经量多半年"就诊。患者近半年月经量明显增多，经色淡红，质清稀，行经时下腹空坠，月经周期偶有提前，经期正常，现口服药物治疗，效果一般。
>
> 现症见：神疲肢倦，气短懒言。纳少，眠差，小便调，大便稀溏。舌淡红，苔薄白，脉细弱。
>
> 中医诊断：月经过多（脾气虚证）。
>
> 西医诊断：功能失调性子宫出血。

1. 温通刮痧辨证思路

四诊合参，患者脾气虚弱，统血无权，冲任不固，故月经量多、周期提前；脾气虚，火失温煦，则经色淡红，质清稀；脾虚中气不足，故神疲肢倦，气短懒言，下腹空坠；脾失健运，则纳少、便溏；舌淡红，苔薄白，脉细弱均为脾气虚之征象。本病病性属虚，病位在胞宫，与脾、胃、肾相关，病变经脉为足太阳膀胱经、任脉、足阳明胃经、足太阴脾经、足少阴肾经。

2. 温通刮痧操作

1）手法要求　以补法为主，刮拭按压力小，速度慢。重点穴位刮拭2～3分钟。

2）操作流程

（1）刮拭足太阳膀胱经：采用单边刮法刮拭脾俞至肾俞。刮拭的穴位见图7-6。

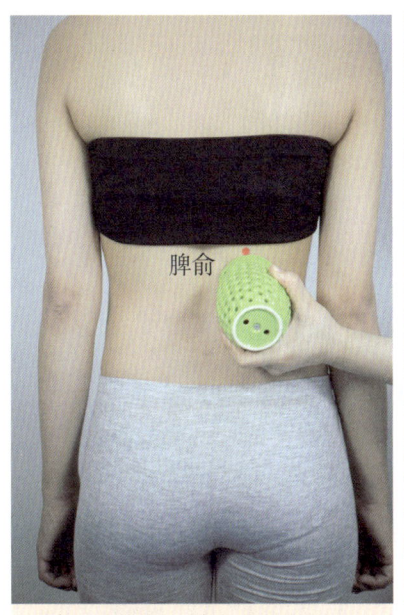 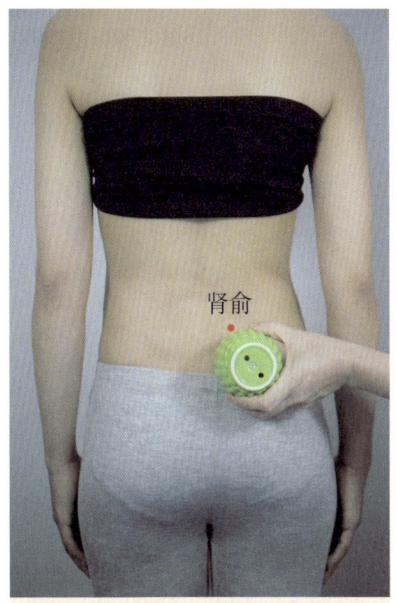

脾俞：在背部，第11胸椎棘突下，后正中线旁开1.5寸。　　肾俞：在腰部，第2腰椎棘突下，后正中线旁开1.5寸。

图7-6　刮拭足太阳膀胱经治疗月经过多（脾气虚证）的穴位

（2）刮拭任脉：采用单边刮法刮拭中脘至关元，重点揉刮中脘、气海、关元。刮拭的穴位见图7-7。

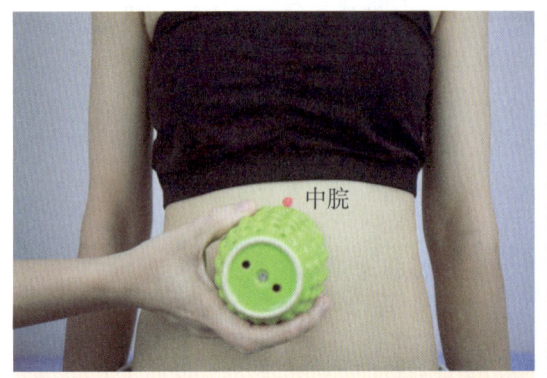

中脘：在上腹部，脐中上4寸，前正中线上。

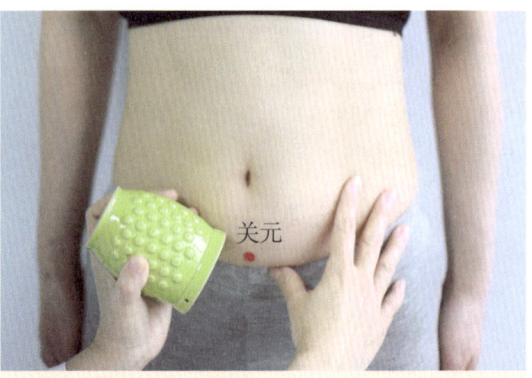

关元：在下腹部，脐中下3寸，前正中线上。

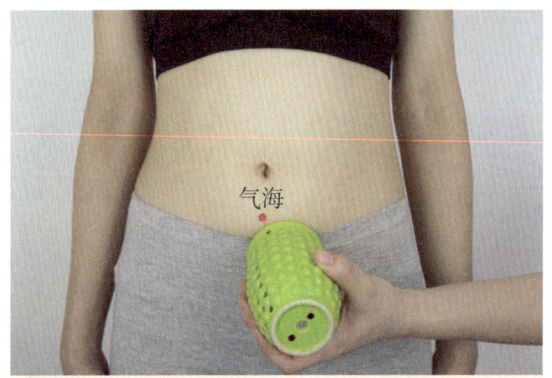

气海：在下腹部，脐中下1.5寸，前正中线上。

图7-7　刮拭任脉治疗月经过多（脾气虚证）的穴位

（3）刮拭足阳明胃经：采用单边刮法刮拭足三里至上巨虚。刮拭的穴位见图7-8。

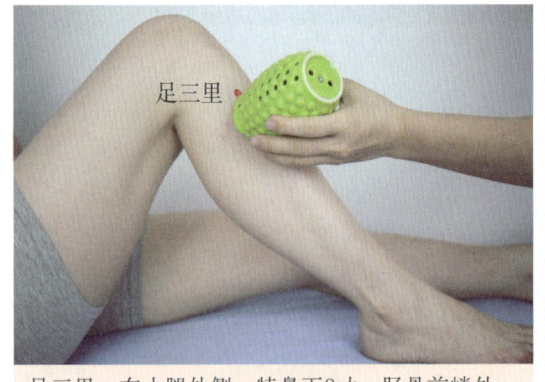

足三里：在小腿外侧，犊鼻下3寸，胫骨前嵴外一横指。

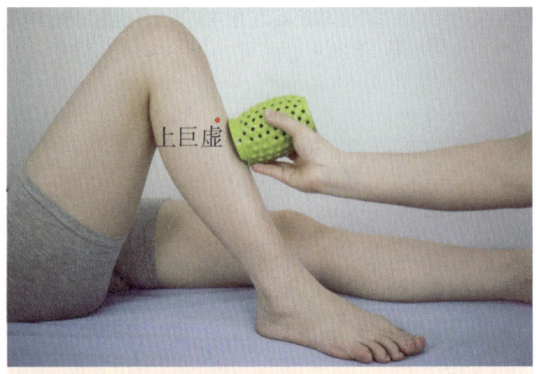

上巨虚：在小腿外侧，犊鼻下6寸，胫骨前嵴外一横指。

图7-8　刮拭足阳明胃经治疗月经过多（脾气虚证）的穴位

（4）刮拭足太阴脾经：采用揉刮法刮拭三阴交、太白。刮拭的穴位见图7-9。

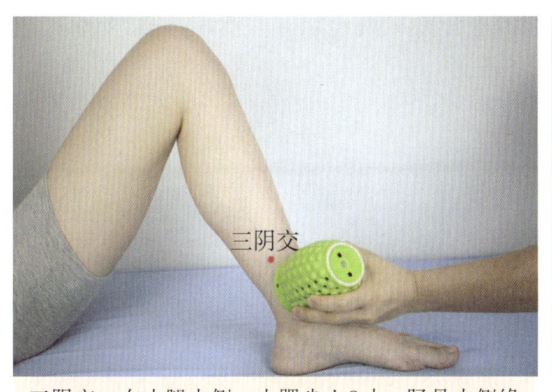
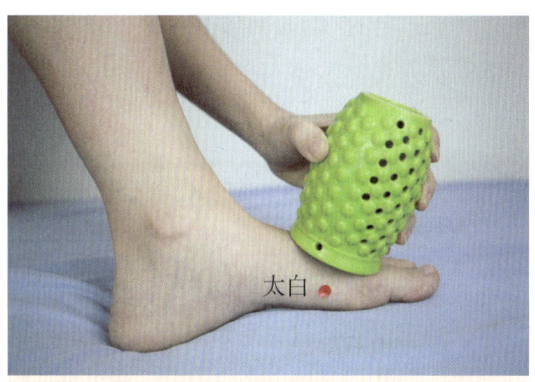

三阴交：在小腿内侧，内踝尖上3寸，胫骨内侧缘后际。

太白：在足内侧，第1跖趾关节近端，赤白肉际凹陷中。

图7-9　刮拭足太阴脾经治疗月经过多（脾气虚证）的穴位

（5）刮拭足少阴肾经：采用揉刮法刮拭然谷。刮拭的穴位见图7-10。

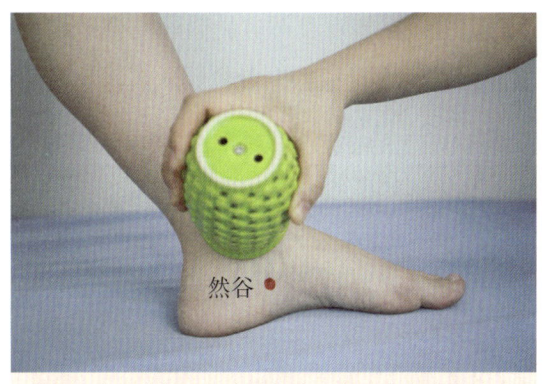

然谷：在足内侧，足舟骨粗隆下方，赤白肉际处。

图7-10　刮拭足少阴肾经治疗月经过多（脾气虚证）的穴位

3．辨证施膳

宜食益气补脾之品，如山药芡实粥、黄芪党参粳米粥、白术猪肚汤等。月经期经量过多时，可食用仙鹤草炖鸡肉汤，以补虚收敛止血。

4．注意事项

（1）月经期间避免受凉，注意保暖，防寒避湿。

（2）月经期间要多注意休息，避免过度劳累，严禁剧烈运动。

（3）平时可多吃含铁的食物，以免经期或经后出现贫血。忌食生冷寒凉之品。忌烟酒。

（4）多饮水，保持大便通畅，减少骨盆充血。

5. 疗程疗效

每周进行1次温通刮痧治疗，连续治疗3次为1个疗程，月经期暂停治疗。第3个疗程结束后，患者月经正常而至，经量明显减少。

二、痛经

（一）概述

痛经，又称经行腹痛，是指妇女正值经期或经行前后，出现周期性下腹疼痛，或痛引腰骶，甚至剧痛晕厥，影响正常工作及生活的疾病。主要病机为冲任、胞宫气血阻滞，不通则痛；或冲任、胞宫失于濡养，不荣则痛。痛经是妇科最常见疾病，青年女性多见，病程较长，易迁延不愈，反复发作。西医学的原发性痛经和子宫内膜异位症、子宫腺肌病等引起的继发性痛经属于本病范畴，可参照本病辨证论治。

（二）辨证论治

表7-2总结了痛经各证型的症状特点及对应的温通刮痧基础治疗方案，包括刮痧手法和选用的经络、穴位。实际操作时，可根据患者的具体病情和身体状况进行适当调整。

表7-2 痛经各证型的症状特点及对应的温通刮痧基础治疗方案

证型	症状特点	刮痧手法	经络与穴位
气滞血瘀证	经前或经期下腹胀痛，拒按，经量少，行而不畅，经色紫暗有块，块下痛暂减，乳房胀痛，胸闷不舒。舌紫暗，或有瘀点，苔薄白，脉弦	以泻法为主，刮拭按压力大，速度快	刮拭督脉（中枢至长强）、足太阳膀胱经（脾俞至八髎）、任脉（神阙至中极）、足阳明胃经（归来）、足厥阴肝经（期门）、手少阴心经（内关）、足少阳胆经（光明）、足太阴脾经（地机）
寒凝血瘀证	经行下腹冷痛，得热则舒，经量少，经色紫暗有块，形寒肢冷。舌暗，苔白，脉沉紧		刮拭足太阳膀胱经（肝俞至肾俞，八髎）、任脉（气海至中极）、足阳明胃经（水道至归来）、足太阴脾经（血海至三阴交）
湿热瘀阻证	经前或经期下腹灼热胀痛，拒按，经色暗红，质稠有块，平素带下量多色黄，或平时下腹痛，经前和经来疼痛加剧，或伴低热起伏，小便黄赤。舌紫红，苔黄而腻，脉弦数		刮拭足太阳膀胱经（膈俞，肝俞至肾俞）、任脉（气海至中极）、足阳明胃经（水道至归来）、足少阴肾经（四满至大赫，复溜，涌泉）、足太阴脾经（血海至三阴交）、足厥阴肝经（阴包至太冲）

续表

证型	症状特点	刮痧手法	经络与穴位
阳虚内寒证	经期或经后下腹冷痛，喜按，得热则舒，经量少，经色暗淡，腰膝酸软，小便清长。舌淡胖，苔白润，脉迟无力	以补法为主，刮拭按压力小，速度慢	刮拭督脉（命门至腰阳关）、足太阳膀胱经（脾俞至八髎）、任脉（神阙至中极）、足阳明胃经（足三里）、足太阴脾经（三阴交）、足少阴肾经（阴谷）
气血虚弱证	经期或经后下腹隐隐作痛，喜按或下腹及阴部空坠不适，经量少，经色淡，质清稀，面色无华，头晕心悸，神疲乏力。舌淡，苔薄，脉细无力		刮拭督脉（命门至腰阳关）、足太阳膀胱经（肝俞至肾俞，八髎）、任脉（气海至中极）、带脉、手厥阴心包经（天池至中冲）
肝肾亏虚证	经期或经后下腹绵绵作痛，经量少，经色暗淡，质稀薄，腰膝酸软，头晕耳鸣。舌淡红，苔薄，脉沉细		刮拭督脉（命门至腰阳关）、足太阳膀胱经（肝俞至肾俞）、任脉（神阙至中极）、足太阴脾经（血海至三阴交）、足厥阴肝经（中都至太冲）、足少阴肾经（阴包至太溪）

（三）典型案例

案例 ❶

患者李某，女性，16岁，因"反复痛经半年，加重半天"就诊。患者近半年反复出现痛经，未予重视，只在疼痛时服用止痛药。本次月经来潮前半天患者因淋雨受寒，下腹疼痛进行性加重，难以忍受，伴恶心呕吐，乏力，遂至医院就诊，门诊予肌内注射黄体酮注射液及静脉滴注注射用间苯三酚等对症处理，痛经仍未能缓解。

现症见：神清，精神差，乏力，恶心呕吐，下腹疼痛，经色暗红，经量适中，无恶寒发热。纳差，眠一般，二便调。舌暗，舌下络脉青紫，苔薄，脉弦紧。平素月经周期欠规律，周期30～50天不等，经色暗红，经量适中。

中医诊断：痛经（寒凝血瘀证）。

西医诊断：原发性痛经。

1. 温通刮痧辨证思路

四诊合参，患者月经期淋雨受寒，寒主收引、凝滞，血脉凝结，阻滞冲任二脉，不通则痛,故痛经;肝寒气逆犯胃,胃失和降,故恶心呕吐;舌暗,舌下络脉青紫,苔薄,脉弦紧均为寒凝血瘀之征象。本病病性属实,病位在胞宫,与肾、脾、胃相关,病变经脉为足太阳膀胱经、任脉、足阳明胃经、足太阴脾经。

2. 温通刮痧操作

1)手法要求　以泻法为主,刮拭按压力大,速度快。重点穴位刮拭2～3分钟。

2)操作流程

(1)刮拭足太阳膀胱经:采用单边刮法刮拭肝俞至肾俞,采用揉刮法刮拭八髎。刮拭的穴位见图7-11。

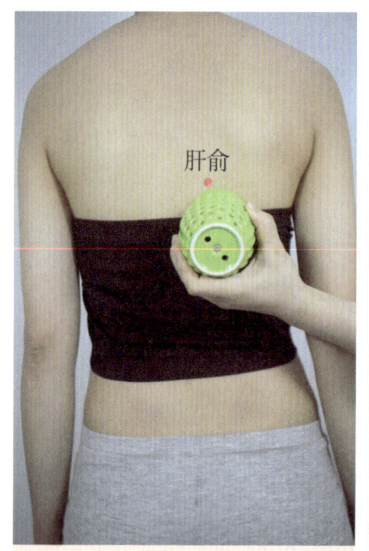
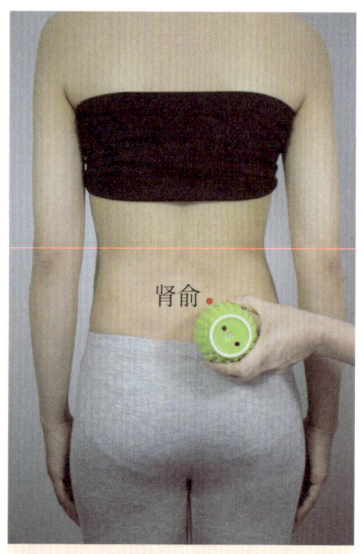

肝俞:在背部,第9胸椎棘突下,后正中线旁开1.5寸。

肾俞:在腰部,第2腰椎棘突下,后正中线旁开1.5寸。

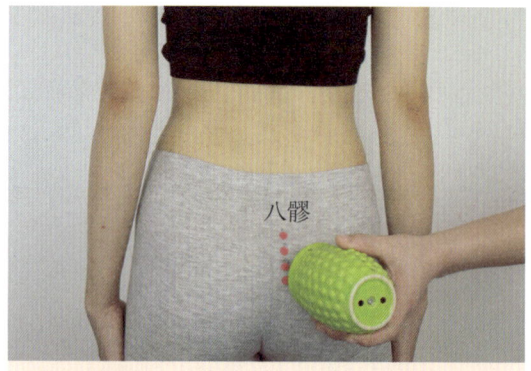

八髎:在骶部,上髎、次髎、中髎、下髎分别正对第1、第2、第3、第4骶后孔中,左右共8穴。

图7-11　刮拭足太阳膀胱经治疗痛经(寒凝血瘀证)的穴位

（2）刮拭任脉：采用单边刮法刮拭气海至中极，重点揉刮气海、关元、中极。刮拭的穴位见图7-12。

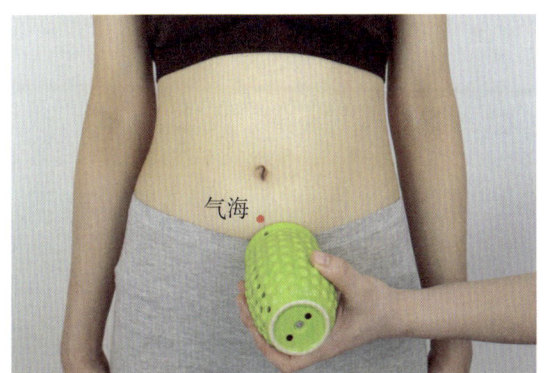
气海：在下腹部，脐中下1.5寸，前正中线上。

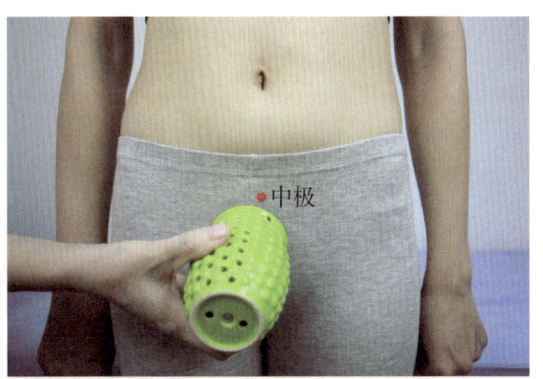
中极：在下腹部，脐中下4寸，前正中线上。

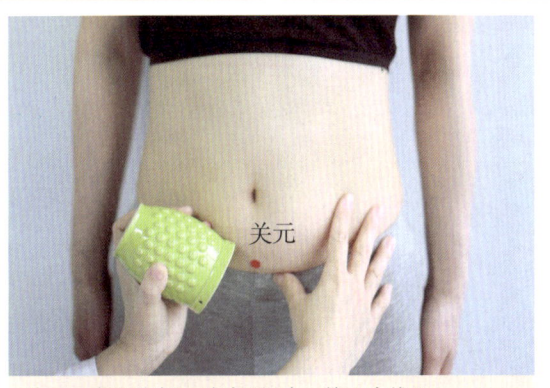
关元：在下腹部，脐中下3寸，前正中线上。

图7-12　刮拭任脉治疗痛经（寒凝血瘀证）的穴位

（3）刮拭足阳明胃经：采用单边刮法刮拭水道至归来。刮拭的穴位见图7-13。

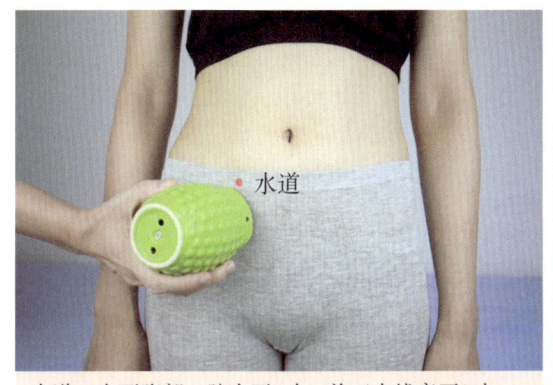
水道：在下腹部，脐中下3寸，前正中线旁开2寸。

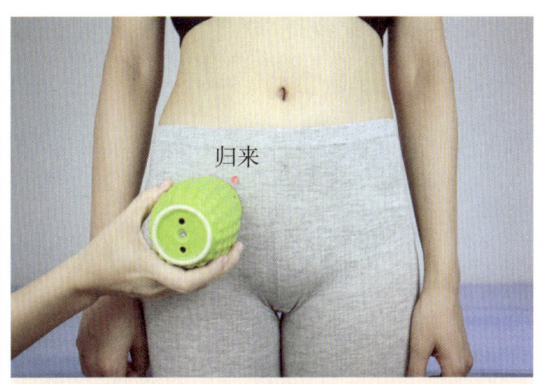
归来：在下腹部，脐中下4寸，前正中线旁开2寸。

图7-13　刮拭足阳明胃经治疗痛经（寒凝血瘀证）的穴位

（4）刮拭足太阴脾经：采用单边刮法刮拭血海至阴陵泉，顺刮至三阴交，重点揉刮血海、三阴交。刮拭的穴位见图7-14。

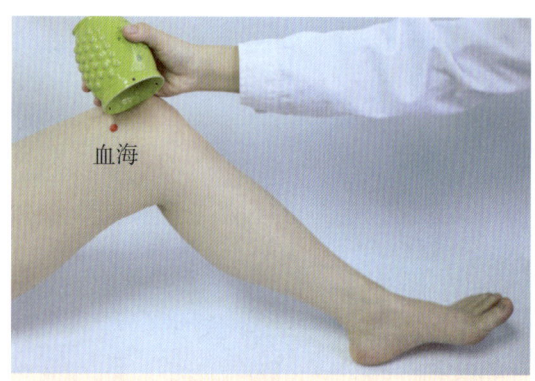

血海：在大腿内侧，髌底内侧端上2寸，股内侧肌隆起处。

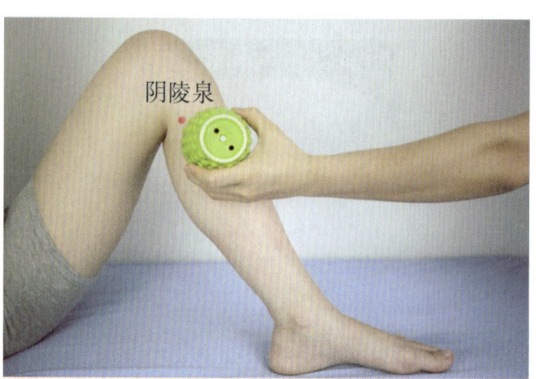

阴陵泉：在小腿内侧，胫骨内侧髁下缘与胫骨内侧缘之间的凹陷中。

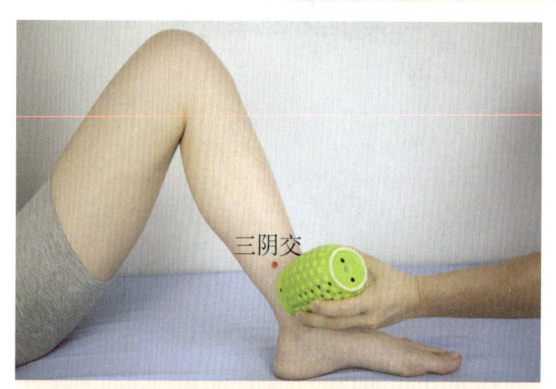

三阴交：在小腿内侧，内踝尖上3寸，胫骨内侧缘后际。

图7-14　刮拭足太阴脾经治疗痛经（寒凝血瘀证）的穴位

3. 辨证施膳

宜食温经散寒、行气活血止痛之品，如桂枝艾叶生姜红糖汤、香附当归瘦肉汤、当归椒姜炖羊肉等。

4. 注意事项

（1）忌食生冷、酸味等食物，以免凝滞、收敛气血，加重痛经。

（2）月经期间应注意生活起居和腹部、足部的保暖，禁止游泳、涉水，防止寒邪侵袭。

5. 疗程疗效

月经前7~10天，每3天进行1次温通刮痧治疗（实际操作中，可根据痧象的消退情况，适当缩短治疗间隔），连续治疗3次为1个疗程，月经期暂停治疗。因患者痛经难忍，故第1次治疗是在月经期进行，治疗后患者痛经稍缓解。第3个疗程结束后，患者痛经明显缓解，无须服用止痛药，月经周期稳定在30天。

案例 ❷

患者周某，女性，36岁，因"痛经多年"就诊。患者常年痛经，经期下腹隐隐作痛，喜按，月经量少，经色淡红，质清稀，月经周期延后，经期缩短，常觉乏力，心悸，腰部酸痛。

现症见：神清，精神疲惫，面色苍白，乏力，少气懒言，心悸，腰部酸痛，头晕耳鸣，出汗多。纳差，失眠多梦，二便调。舌淡，苔白，脉细。

中医诊断：痛经（气血虚弱证）。

西医诊断：原发性痛经。

1. 温通刮痧辨证思路

四诊合参，患者乏力、少气懒言、出汗多为气虚之象；面色苍白、失眠多梦、心悸为血虚之象；气血不足，胞脉空虚，经期或行经后气血亏虚益甚，故冲任、胞宫失于濡养而发为痛经；舌淡，苔白，脉细均为气血虚弱之征象。本病病性属虚，病位在胞宫，与心、脾、肾相关，病变经脉为督脉、足太阳膀胱经、任脉、带脉、手厥阴心包经。

2. 温通刮痧操作

1）手法要求　以补法为主，刮拭按压力小，速度慢。重点穴位刮拭2~3分钟。

2）操作流程

（1）刮拭督脉：采用单边刮法刮拭命门至腰阳关。刮拭的穴位见图7-15。

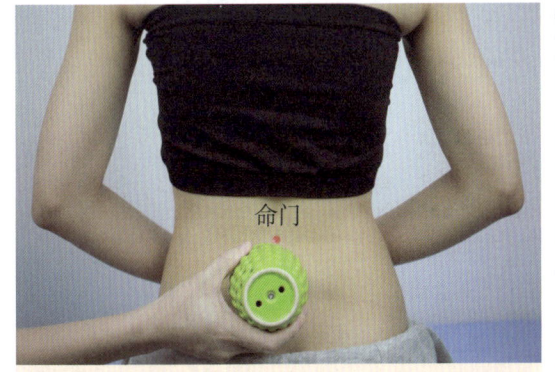
命门：在腰部，第2腰椎棘突下凹陷中，后正中线上。

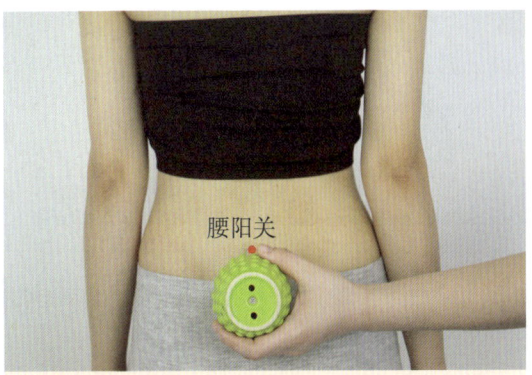
腰阳关：在腰部，第4腰椎棘突下凹陷中，后正中线上。

图7-15　刮拭督脉治疗痛经（气血虚弱证）的穴位

（2）刮拭足太阳膀胱经：采用单边刮法刮拭肝俞至肾俞，采用揉刮法刮拭八髎。刮拭的穴位见图7-16。

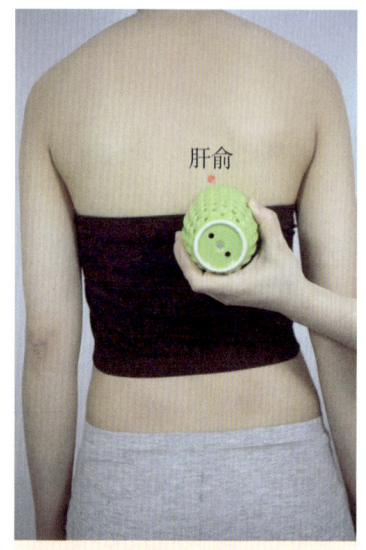
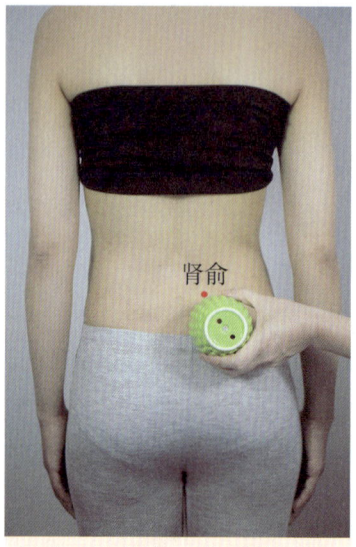
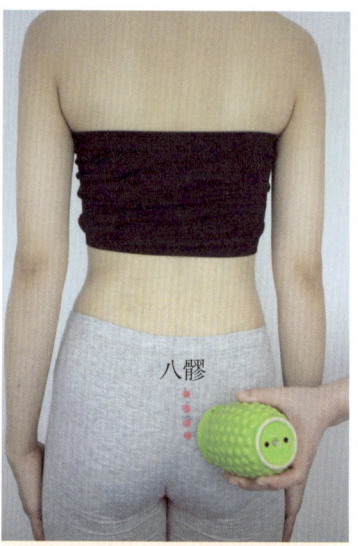

肝俞：在背部，第9胸椎棘突下，后正中线旁开1.5寸。

肾俞：在腰部，第2腰椎棘突下，后正中线旁开1.5寸。

八髎：在骶部，上髎、次髎、中髎、下髎分别正对第1、第2、第3、第4骶后孔中，左右共8穴。

图7-16　刮拭足太阳膀胱经治疗痛经（气血虚弱证）的穴位

（3）刮拭任脉：采用单边刮法刮拭气海至中极，重点揉刮关元。刮拭的穴位见图7-17。

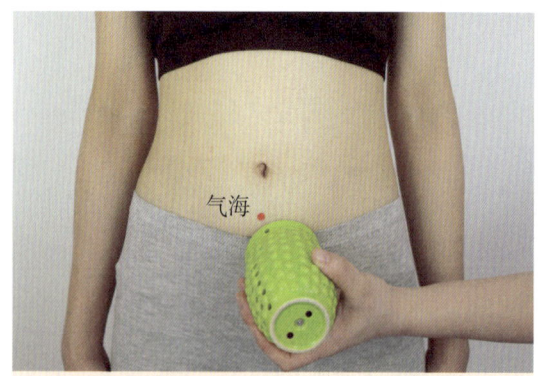
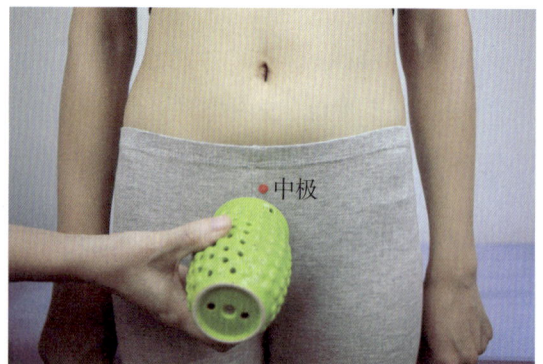

气海：在下腹部，脐中下1.5寸，前正中线上。

中极：在下腹部，脐中下4寸，前正中线上。

图7-17　刮拭任脉治疗痛经（气血虚弱证）的穴位

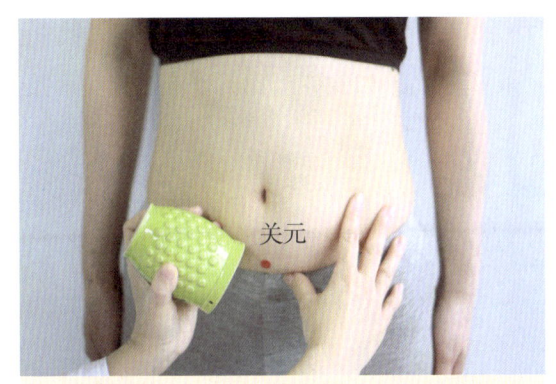

关元：在下腹部，脐中下3寸，前正中线上。

图7-17 刮拭任脉治疗痛经（气血虚弱证）的穴位（续）

（4）刮拭带脉：采用揉刮法刮拭脐周带脉。

（5）刮拭手厥阴心包经：采用单边刮法刮拭天池至中冲，重点揉刮曲泽、内关。刮拭的穴位见图7-18。

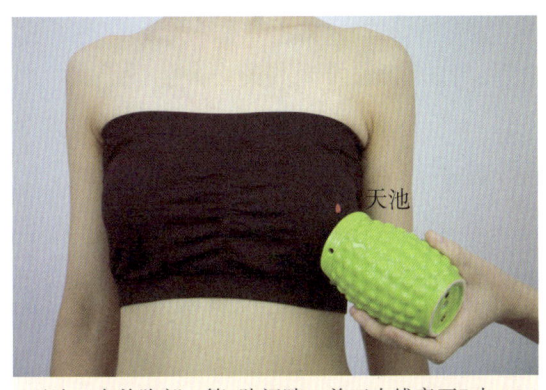

天池：在前胸部，第4肋间隙，前正中线旁开5寸。

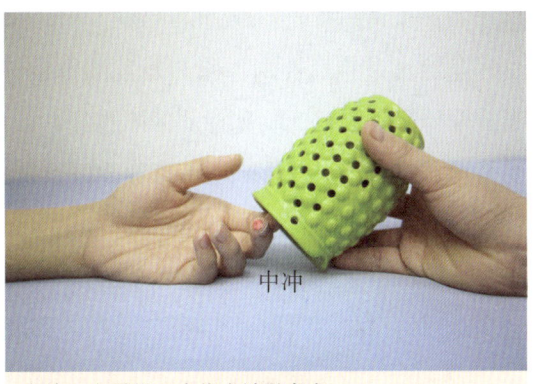

中冲：在手指，中指末端最高点。

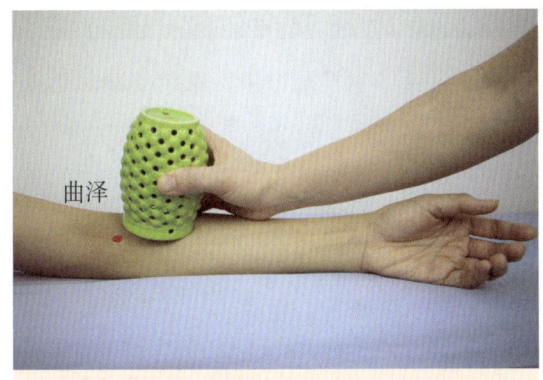

曲泽：在肘前侧，肘横纹上，肱二头肌肌腱的尺侧缘凹陷中。

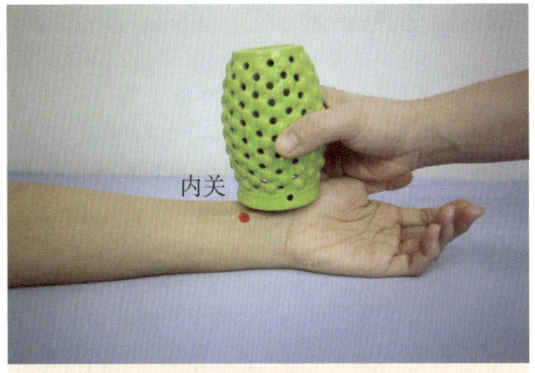

内关：在前臂前侧，腕掌侧远端横纹上2寸，掌长肌腱与桡侧腕屈肌腱之间。

图7-18 刮拭手厥阴心包经治疗痛经（气血虚弱证）的穴位

3. 辨证施膳

宜食益气补血、调经止痛之品，如党参当归羊肉汤、黄芪阿胶炖鸡肉汤等。

4. 注意事项

（1）忌食生冷、酸味等食物，以免凝滞、收敛气血，加重痛经。

（2）月经期间应注意生活起居和腹部、足部的保暖，禁止游泳、涉水，防止寒邪侵袭。

5. 疗程疗效

月经前7～10天，每3天进行1次温通刮痧治疗（实际操作中，可根据痧象的消退情况，适当缩短治疗间隔），连续治疗3次为1个疗程，月经期暂停治疗。第3个疗程结束后，患者痛经明显缓解，经量增多，面色红润，眠可，无腰酸、耳鸣等。

三、盆腔炎

（一）概述

盆腔炎是指女性内生殖器及其周围结缔组织、盆腔腹膜发生的炎症，包括子宫、卵巢、输卵管等炎症，临床特征为下腹痛，或伴发热、带下增多、月经不调等。本病病因主要是湿邪为患，湿邪影响任带二脉，以致带脉失约，任脉不固，从而形成本病。

（二）辨证论治

表7-3总结了盆腔炎各证型的症状特点及对应的温通刮痧基础治疗方案，包括刮痧手法和选用的经络、穴位。实际操作时，可根据患者的具体病情和身体状况进行适当调整。

表7-3　盆腔炎各证型的症状特点及对应的温通刮痧基础治疗方案

证型	症状特点	刮痧手法	经络与穴位
湿热蕴结证	下腹隐痛或刺痛拒按，痛连腰骶，行经或劳累时疼痛加重，带下量多，色黄质黏稠，胸闷纳呆，口干不欲饮，小便黄赤，大便溏或秘结。舌红，苔黄腻，脉弦数或滑数	以泻法为主，刮拭按压力大，速度快	刮拭足太阳膀胱经（脾俞至肾俞，顺刮至志室；次髎）、任脉（气海至关元）、带脉、足太阴脾经（血海至三阴交）
气滞血瘀证	下腹胀痛或刺痛，经行疼痛加重，血块排出则痛减，经量多夹血块，带下量多，婚久不孕，经前情志抑郁，乳房胀痛。舌暗紫，或有瘀斑、瘀点，苔薄，脉弦涩		刮拭足太阳膀胱经（脾俞至次髎）、任脉（气海至中极）、带脉、足阳明胃经（足三里至丰隆）、足太阴脾经（血海至三阴交）、足厥阴肝经（阴包至太冲）、足少阴肾经（太溪）

续表

证型	症状特点	刮痧手法	经络与穴位
寒湿凝滞证	下腹冷痛或坠胀，经行腹痛加重，喜热恶寒，得热痛减，月经后期，经量少，经色暗，带下量多，色白清稀，婚久不孕，神疲乏力，腰骶冷痛，小便频数。舌淡暗，苔白腻，脉沉迟	以泻法为主，刮拭按压力大，速度快	刮拭足太阳膀胱经（脾俞至肾俞，顺刮至志室；次髎）、任脉（气海至关元）、足少阴肾经（中注至横骨，太溪）、足太阴脾经（血海至三阴交）；刮拭后艾灸腰腹部
肾虚血瘀证	下腹疼痛或有结块，经期疼痛加重，经量多或少，经色紫暗有块，带下量多，腰膝酸软，头晕耳鸣，口干不欲饮。舌暗，或有瘀斑、瘀点，苔薄，脉弦细	以平补平泻法为主，刮拭按压力大，速度慢。出痧后即以补法为主，刮拭按压力小，速度慢	刮拭督脉（百会至风府，大椎至命门）、足太阳膀胱经（脾俞至次髎）、足少阳胆经（风池）、任脉（气海至关元）、足少阴肾经（中注至横骨，太溪）、足太阴脾经（阴陵泉至三阴交）、足厥阴肝经（中都至太冲）
气虚血瘀证	下腹疼痛或有结块，痛连腰骶，行经加重，经量多，经色暗有块，带下量多，神疲乏力，食少纳呆。舌暗淡，或有瘀斑、瘀点，苔白，脉弦细无力	以平补平泻法为主，刮拭按压力适中，速度适中	刮拭足太阳膀胱经（肝俞至肾俞、任脉（气海至关元）、足阳明胃经（天枢至归来）、足太阴脾经（阴陵泉至三阴交）

（三）典型案例

患者李某，女性，41岁，因"下腹部隐痛伴腰部酸痛1个月"就诊。患者近1个月反复出现下腹部隐痛，伴腰部酸痛，活动后加剧，带下量多，色黄，质稠，气味臭秽。

现症见：下腹部隐痛，腰部酸痛，活动后加剧，带下量多，色黄，质稠，气味臭秽，胃脘胀闷。纳差，眠一般，小便短赤，大便干结。舌红，苔黄腻，脉滑数。既往曾行剖宫产术。

中医诊断：盆腔炎（湿热蕴结证）。

西医诊断：盆腔炎。

1. 温通刮痧辨证思路

四诊合参，患者湿热内侵，损伤任带二脉，故带下量多，色黄，臭秽难闻；湿热蕴结，阻滞胞脉，故下腹部和腰部疼痛；湿热伤津，则小便短赤，大便干结；舌红，苔黄腻，脉滑数均为湿热蕴结之征象。本病病性属实，病位在肾、脾，病变经脉为足太阳膀胱经、任脉、带脉、足太阴脾经。

2. 温通刮痧操作

1) 手法要求　以泻法为主，刮拭按压力大，速度快。重点穴位刮拭2～3分钟。

2) 操作流程

（1）刮拭足太阳膀胱经：采用单边刮法刮拭脾俞至肾俞，顺刮至志室；采用揉刮法刮拭次髎。刮拭的穴位见图7-19。

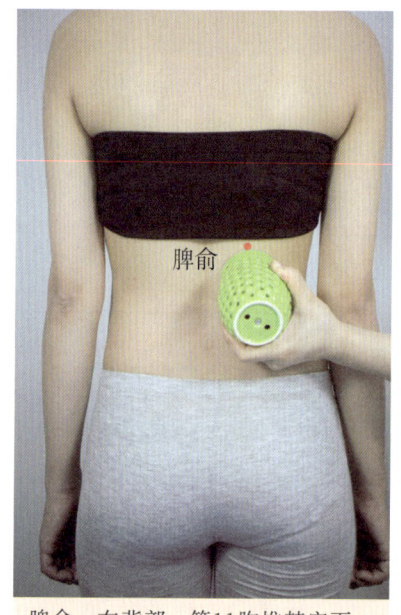
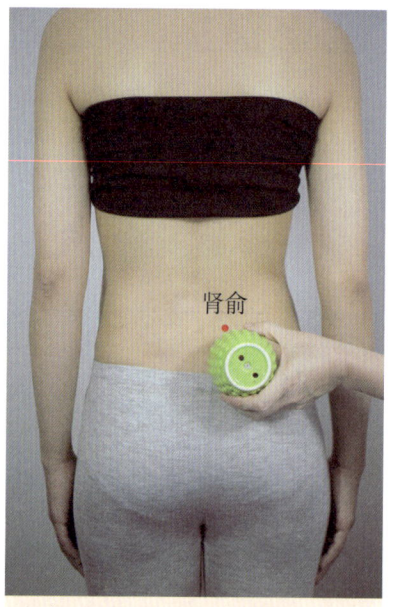

脾俞：在背部，第11胸椎棘突下，后正中线旁开1.5寸。

肾俞：在腰部，第2腰椎棘突下，后正中线旁开1.5寸。

图7-19　刮拭足太阳膀胱经治疗盆腔炎（湿热蕴结证）的穴位

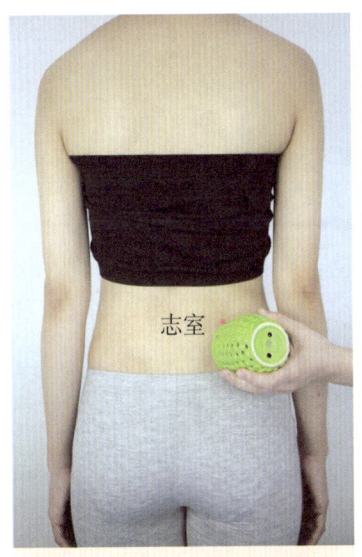
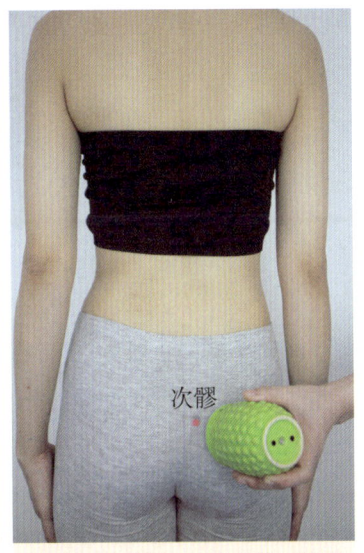

志室：在腰部，第2腰椎棘突下，后正中线旁开3寸。

次髎：在骶部，正对第2骶后孔中。

图7-19　刮拭足太阳膀胱经治疗盆腔炎（湿热蕴结证）的穴位（续）

（2）刮拭任脉：采用单边刮法刮拭气海至关元，重点揉刮气海、关元。刮拭的穴位见图7-20。

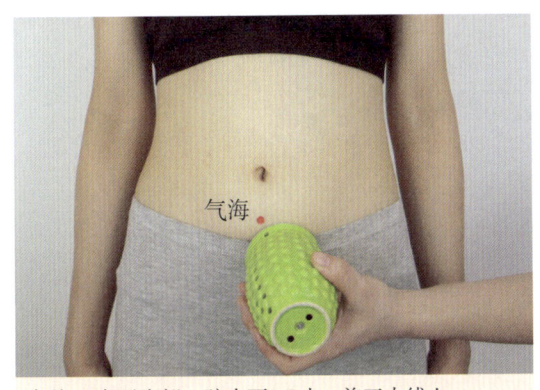
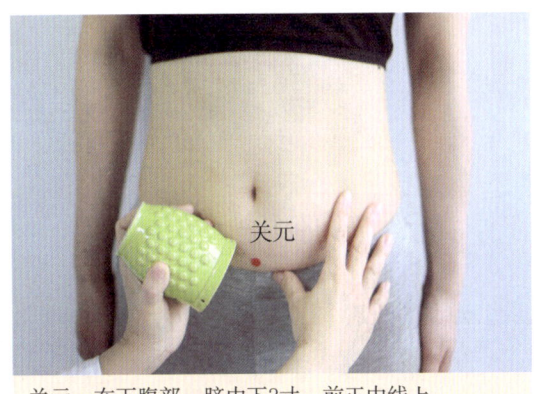

气海：在下腹部，脐中下1.5寸，前正中线上。

关元：在下腹部，脐中下3寸，前正中线上。

图7-20　刮拭任脉治疗盆腔炎（湿热蕴结证）的穴位

（3）刮拭带脉：采用揉刮法刮拭脐周带脉。

（4）刮拭足太阴脾经：采用单边刮法刮拭血海至阴陵泉，顺刮至三阴交，重点揉刮血海、三阴交。刮拭的穴位见图7-21。

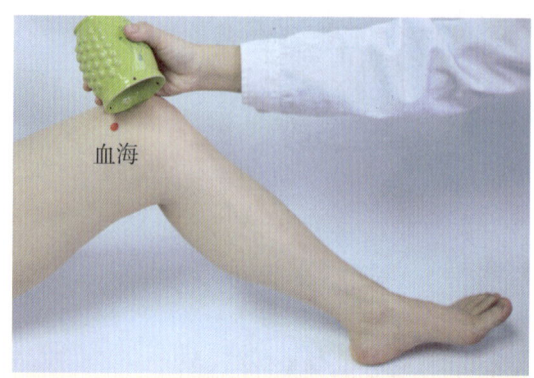

血海：在大腿内侧，髌底内侧端上2寸，股内侧肌隆起处。

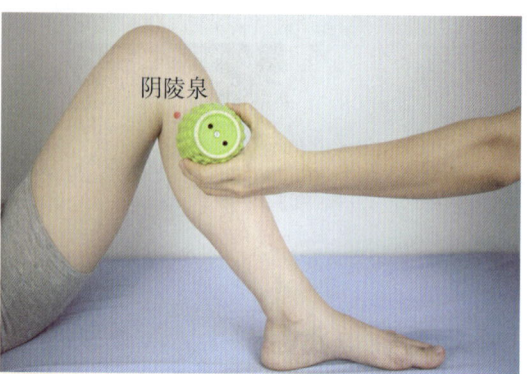

阴陵泉：在小腿内侧，胫骨内侧髁下缘与胫骨内侧缘之间的凹陷中。

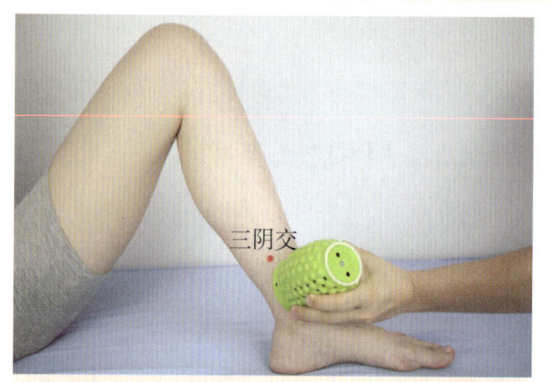

三阴交：在小腿内侧，内踝尖上3寸，胫骨内侧缘后际。

图7-21　刮拭足太阴脾经治疗盆腔炎（湿热蕴结证）的穴位

3．辨证施膳

宜食清热利湿之品，如白果、莲子、芡实、薏苡仁等。

4．注意事项

（1）治疗期间应避免性生活。

（2）注意经期卫生，月经期间和月经干净后3天内禁房事、盆浴、游泳。

（3）忌食辛辣、煎炸之品和海腥发物。忌烟酒。

5．疗程疗效

每周进行1次温通刮痧治疗，连续治疗3次为1个疗程，月经期暂停治疗。第3个疗程结束后，患者下腹部隐痛消失，腰部酸痛缓解，白带量、色、质、气味均正常。

四、绝经前后诸证

（一）概述

妇女在经断前后，出现烘热汗出，烦躁易怒，潮热面红，失眠健忘，精神倦怠，头晕耳鸣，心悸，腰背酸痛，手足心热，或伴月经紊乱等与绝经有关的症状，称为绝经前后诸证。本病的发生与妇女经断前后的生理特点密切相关。七七之年，肾气渐衰，天癸渐竭，冲任二脉逐渐亏虚，月经将断而至绝经，在此生理转折时期，受身体内外环境的影响，如体质阴阳有所偏衰，素性抑郁，宿有痼疾，或家庭、社会环境等影响，易出现肾阴阳平衡失调而导致发病。西医学的围绝经期综合征属于本病范畴，可参照本病辨证论治。

（二）辨证论治

表7-4总结了绝经前后诸证各证型的症状特点及对应的温通刮痧基础治疗方案，包括刮痧手法和选用的经络、穴位。实际操作时，可根据患者的具体病情和身体状况进行适当调整。

表7-4 绝经前后诸证各证型的症状特点及对应的温通刮痧基础治疗方案

证型	症状特点	刮痧手法	经络与穴位
肾阴虚证	经断前后，月经紊乱，经量少或多，经色鲜红，头晕耳鸣，腰酸腿软，烘热汗出，五心烦热，失眠多梦，口燥咽干，或皮肤瘙痒。舌红，少苔，脉细数	以补法为主，刮拭按压力小，速度慢	刮拭督脉（百会至大椎，命门至腰阳关）、足太阳膀胱经（心俞至肾俞）、任脉（膻中、气海、关元）
肾阳虚证	经断前后，月经不调，经量少或多，经色淡红，质稀，带下量多，头晕耳鸣，腰痛如折，腹冷阴坠，形寒肢冷，精神萎靡，面色晦暗，小便频数或失禁。舌淡，苔白滑，脉沉细而迟		刮拭督脉（百会至大椎，命门至腰阳关）、足太阳膀胱经（心俞至肾俞）、任脉（膻中、气海、关元）、足太阴脾经（阴陵泉至三阴交）
肾阴阳俱虚证	经断前后，月经紊乱，经量少或多，乍寒乍热，烘热汗出，头晕耳鸣，健忘，腰背痛。舌淡，苔薄，脉沉弱		刮拭督脉（百会、风府、大椎至至阳，命门）、足太阳膀胱经（肾俞）、任脉（关元）、足少阴肾经（复溜、太溪）

（三）典型案例

患者郑某，女性，49岁，因"月经量多、淋漓不止3个月"就诊。患者近3个月月经量多，淋漓不止，伴腰部冷痛。

现症见：面色晦暗，月经淋漓不止，经色淡红，腰部冷痛，四肢不温，怕冷，不敢吹空调，时感心慌、胸闷、乏力。纳一般，眠差，小便频数，夜尿多，大便溏。舌胖淡，苔白腻，脉细弱。

中医诊断：绝经前后诸证（肾阳虚证）。

西医诊断：围绝经期综合征。

1. 温通刮痧辨证思路

四诊合参，患者经断前后，肾阳亏虚，冲任失司，故月经不调，经量多，淋漓不止；肾阳虚惫，命门火衰，阳气不能外达，经脉失于温煦，故腰部冷痛，四肢不温，怕冷；膀胱气化失常，关门不固，故小便频数，夜尿多；火不暖土，累及脾阳，故大便溏；舌胖淡，苔白腻，脉细弱均为肾阳虚之征象。本病病性属虚，病位在肾、脾，病变经脉为督脉、足太阳膀胱经、任脉、足太阴脾经。

2. 温通刮痧操作

1）手法要求 以补法为主，刮拭按压力小，速度慢。重点穴位刮拭2～3分钟。

2）操作流程

（1）刮拭督脉：采用单边刮法刮拭百会至大椎，命门至腰阳关。刮拭的穴位见图7-22。

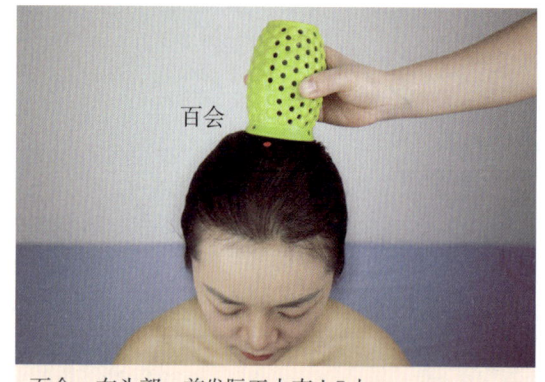

百会：在头部，前发际正中直上5寸。

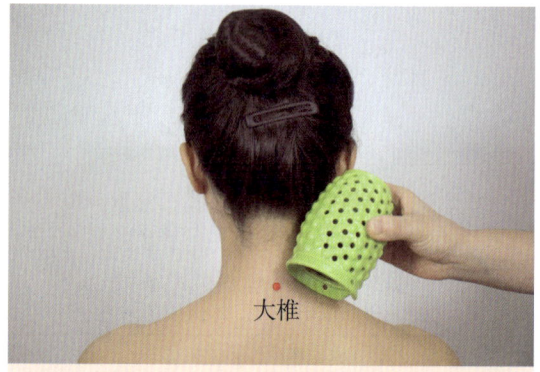

大椎：在颈后部，第7颈椎棘突下凹陷中，后正中线上。

图7-22 刮拭督脉治疗绝经前后诸证（肾阳虚证）的穴位

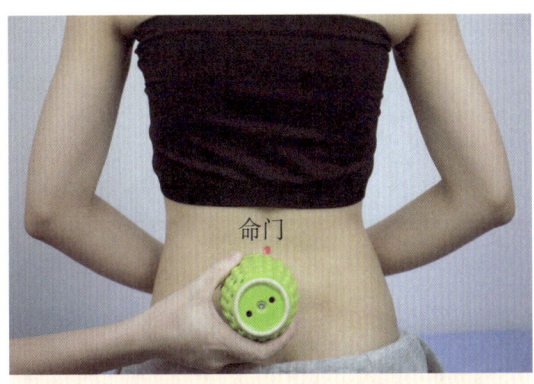
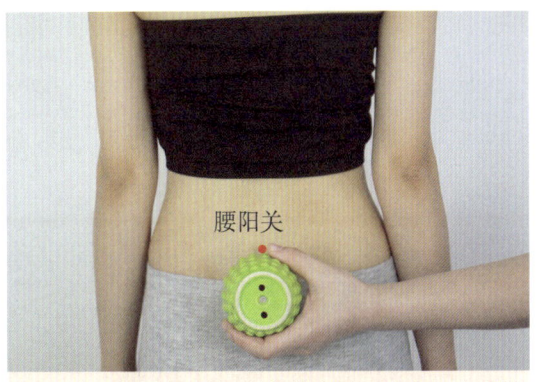

命门：在腰部，第2腰椎棘突下凹陷中，后正中线上。

腰阳关：在腰部，第4腰椎棘突下凹陷中，后正中线上。

图7-22 刮拭督脉治疗绝经前后诸证（肾阳虚证）的穴位（续）

（2）刮拭足太阳膀胱经：采用单边刮法刮拭心俞至肝俞，顺刮至肾俞，重点揉刮肾俞。刮拭的穴位见图7-23。

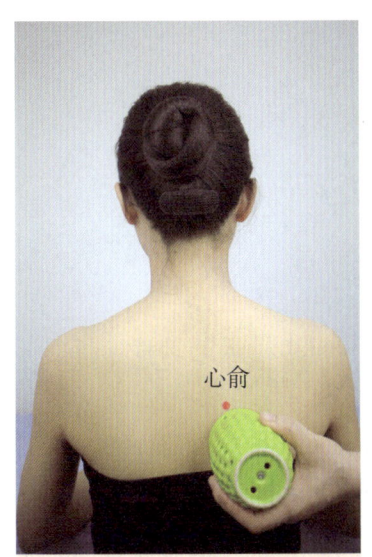
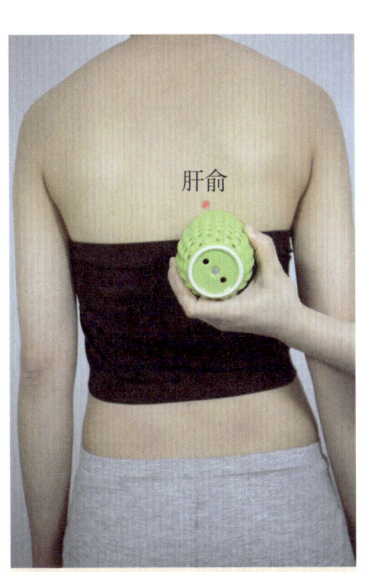
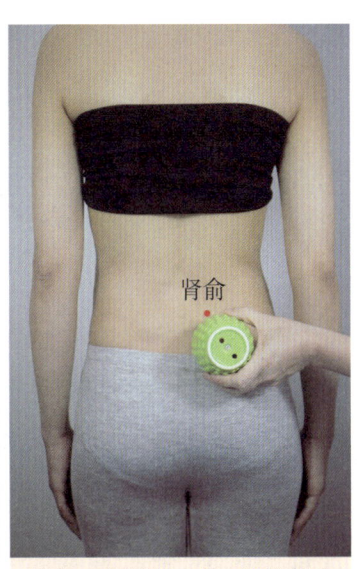

心俞：在背部，第5胸椎棘突下，后正中线旁开1.5寸。

肝俞：在背部，第9胸椎棘突下，后正中线旁开1.5寸。

肾俞：在腰部，第2腰椎棘突下，后正中线旁开1.5寸。

图7-23 刮拭足太阳膀胱经治疗绝经前后诸证（肾阳虚证）的穴位

（3）刮拭任脉：采用揉刮法刮拭膻中、气海、关元。刮拭的穴位见图7-24。

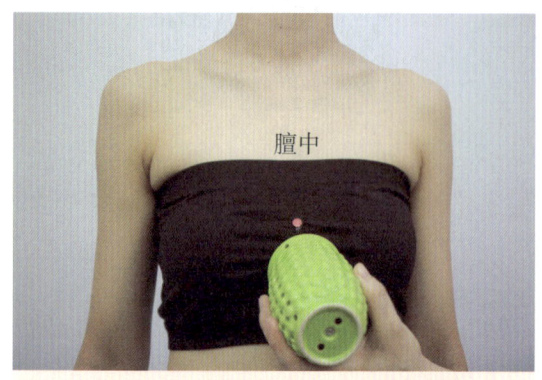

膻中：在前胸部，横平第4肋间隙，前正中线上。

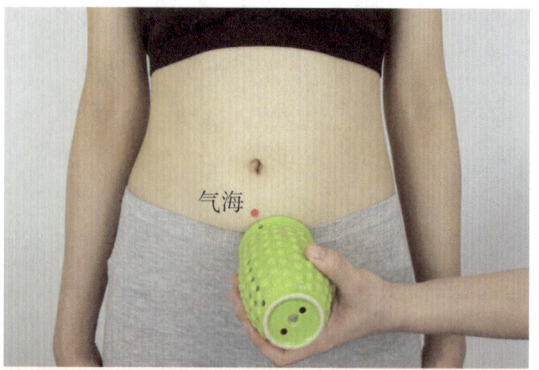

气海：在下腹部，脐中下1.5寸，前正中线上。

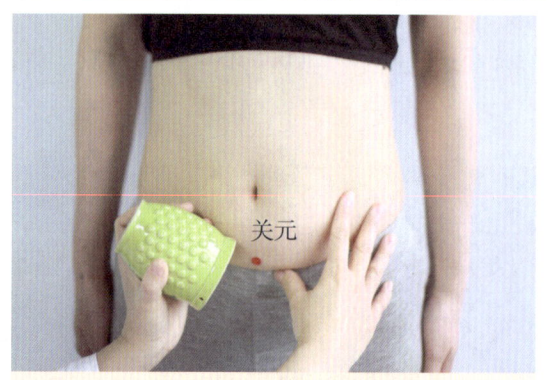

关元：在下腹部，脐中下3寸，前正中线上。

图7-24　刮拭任脉治疗绝经前后诸证（肾阳虚证）的穴位

（4）刮拭足太阴脾经：采用单边刮法刮拭阴陵泉至三阴交，重点揉刮三阴交。刮拭的穴位见图7-25。

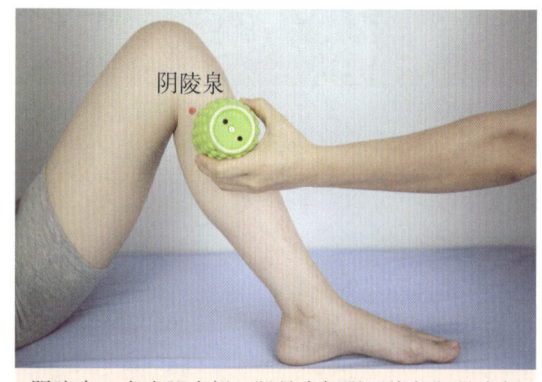

阴陵泉：在小腿内侧，胫骨内侧髁下缘与胫骨内侧缘之间的凹陷中。

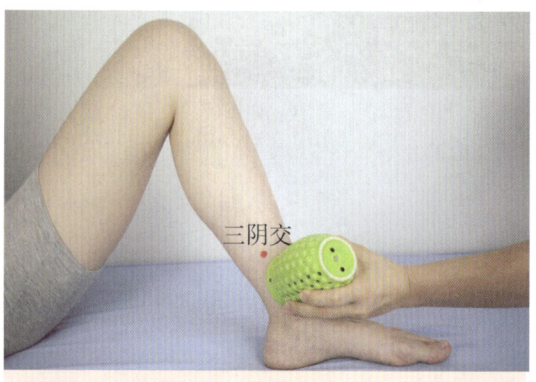

三阴交：在小腿内侧，内踝尖上3寸，胫骨内侧缘后际。

图7-25　刮拭足太阴脾经治疗绝经前后诸证（肾阳虚证）的穴位

3. 辨证施膳

宜食温肾壮阳之品，如海马核桃瘦肉汤、韭菜炒黄鳝、巴戟天炖牛肉等。

4. 注意事项

（1）注意劳逸结合，保持心情舒畅。

（2）勤锻炼，选择合适的运动。

（3）保持外阴清洁，勤换内裤。

5. 疗程疗效

每周进行1次温通刮痧治疗，连续治疗3次为1个疗程，月经期暂停治疗。因患者仍有月经淋漓不止，故第1个疗程是在月经期进行，治疗后患者出血停止，体力、面色好转。第3个疗程结束后，患者月经量减少，已无淋漓不止，面色红润，四肢暖和，睡眠好转，夜尿减少，大便成形。

参考文献

[1] 施洪飞, 方泓. 中医食疗学[M]. 北京: 中国中医药出版社, 2016.

[2] 沈雪勇. 经络腧穴学[M]. 北京: 中国中医药出版社, 2016.

[3] 徐桂华, 张先庚. 中医临床护理学: 中医特色[M]. 2版. 北京: 人民卫生出版社, 2017.

[4] 黄山, 何玲, 张容超. 临床中医适宜技术[M]. 北京: 中国中医药出版社, 2020.

[5] 张宁宁. 膀胱经刮痧对儿童肺炎退热疗效及内生致热原水平影响的研究[D]. 北京: 北京中医药大学, 2020.

[6] 卢启明. 刮痧对小儿肺炎喘嗽（风热闭肺型）发热症状的疗效观察[D]. 广州: 广州中医药大学, 2021.

[7] 张秀勤. 张秀勤精准刮痧[M]. 南京: 江苏凤凰科学技术出版社, 2021.

[8] 彭小苑, 黎小霞. 实用温通刮痧疗法[M]. 广州: 广东科技出版社, 2021.

[9] 李梦星, 李素云. 中医特色疗法治疗慢性阻塞性肺疾病稳定期的研究进展[J]. 中国民间疗法, 2022, 30（8）: 112-116.

[10] 王红霞, 姚玉红, 韩炎艳. 中医特色护理技术规范[M]. 郑州: 郑州大学出版社, 2022.

[11] 王绍霞, 陈武进. 实用中医适宜技术[M]. 北京: 中国中医药出版社, 2023.

[12] 佘延芬, 杨继军. 刮痧疗法[M]. 北京: 中国中医药出版社, 2018.

[13] 侯咪红, 俞益君, 刘燕, 等. 温通刮痧在痰瘀内阻型高血压患者中的应用效果研究[J]. 护理与康复, 2023, 22（7）: 19-22.

[14] 方泽佳, 赖慧晶, 邹鹏, 等. 改良温通刮痧法治疗慢性阻塞性肺疾病外寒内饮证的临床疗效[J]. 循证护理, 2023, 9（9）: 1640-1645.

[15] 刘佳佳. 温通刮痧在痰湿壅盛型原发性高血压患者中的应用研究[D]. 南昌: 南昌大学, 2024.

[16] 宋美英, 王瑛, 宋雅媚, 等. 温通刮痧疗法联合中草药助眠香囊治疗慢性失眠的临床研究[J]. 实用中西医结合临床, 2024, 24（11）: 1-5.

[17] 王居易. 经络医学概论[M]. 北京: 中国中医药出版社, 2016.